AF549942

Gerti Heindler-Weinlich

Geschädigtes Blut
als Ursache von Blutstase und Schmerzen
aus der Sicht der Traditionellen Chinesischen Medizin

血损 是 血淤 与 疼痛 的 原因 之一
xuè sŭn shì xuèyū yù téng tòng de yuányīn zhīyī

从传 统 中医学 之观点
cóngchuán tŏng zhōng yīxué zhē guāndiăn

4521 Schiedlberg/Austria, Waidern 42
E-Mail: verlag@bacopa.at, office@bacopa.at
www.bacopa.at

printed in the European Union

ISBN: 978-3-902735-36-2
1. Auflage, 2016

Gerti Heindler-Weinlich

Geschädigtes Blut
als Ursache von Blutstase und Schmerzen
aus der Sicht der Traditionellen Chinesischen Medizin

血损 是 血淤 与 疼痛 的 原因 之一

xuè sŭn shì xuèyū yù téng tòng de yuányīn zhīyī

从传 统 中医学 之观点

cóngchuán tŏng zhōng yīxué zhē guāndiăn

BACOPA VERLAG

«Die Umwelt, der Lebensstil und der Geist
bestimmen gemeinsam
die Qualität der menschlichen Existenz.»

«Gesundheit und Wohlbefinden
könnt Ihr nur erlangen,
wenn Euer Geist in der Mitte ruht,
wenn Ihr Eure Energie nicht vergeudet
und den Fluss von qì und Blut konstant haltet,
wenn Ihr Euch den jahreszeitlichen Veränderungen
und den jährlichen makrokosmischen Einflüssen anpasst
und vorbeugend Euer Selbst nährt.»

(Die Essenz des Neijing)

Inhalt

Einleitung 前言 *(qián yán)* 12

1 Verschiedene Wege zur Erforschung der Ursache von Krankheiten
不同 道路 考察 原因 的 病 *(bù tóng dào lù kǎochá yuányīn de bìng)* **17**

2. Einführung in die Traditionelle Chinesische Medizin (TCM)
中国 传统 医学 介绍 *(zhōngguó chuántǒng yīxué jièshào)* **21**

2.1 *dào* 道 (dào) 26

2.2 Yin und Yang 阴 和 阳 *(yīn hé yáng)* 27

2.3 Die Fünf Wandlungsphasen 五行 *(wǔ xíng)* 30

2.3.1 Die Gesetze der Fünf Wandlungsphasen 五行 法则 *(wǔ xíng fǎzé)* 33

3. Körpermeridiane / Leitbahnsystem 经络系统 *(jīng luò xì tǒng)* **35**

4. Die vier Diagnoseverfahren in der TCM
处理 方法 的 四 诊 断 在 中医 *(chǔlǐ fāngfǎ de sì zhěn duàn zaì zhōngyì)*. **37**

4.1 Anamnese und Befragung
询问 主 诉病症 与 患病 史 *(xúnwèn zhǔ sùbìng zhèng yǔ huànbìngshǐ)* 37

4.2 Beobachtung und Inspektion 观察与 检查 *(guānchá yǔ jiànchā)* 38

4.3 Auskultation und Palpation 听诊 与 触诊 *(tīngzhěn yǔ chùzhěn)* 38

4.4 Puls- und Zungendiagnose 诊脉 与 舌诊 *(zhěnmaì yǔ shézhěn)* 39

5. Gemeinsames Kriterium östlicher und westlicher Medizin im Hinblick auf die Ursachen von Blutstase
从 东 西方 医学 准则 看 血瘀 的 原因 *(cóng dōng xī fāng yīxué zhǔnzé kàn xuèyū de yuányīn)*. . . . **43**

5.1 Die Bedeutung des Blutes in der westlichen Medizin
血液 在 西医 的 意义 *(xuèyè zaì xīyī de yìyì)*. 44

5.2 Die Bedeutung des Blutes in der TCM
血液 在 中 医 的 意义 *(xuèyè zài zhōngyī de yìyì)* 46

5.2.1 Körperflüssigkeiten 津液 *(jīn yè)*. 47

5.2.2 Die Nierenessenz 肾精 *(shènjīng)* 49

5.2.3 Zwei Arten von Essenz 中医 的 两 种 精 *(zhōngyī de liǎng zhǒng jīng)* 51

5.2.4 *shén*, die geistige Qualität des Blutes
神，血液 的 精 神 质量 *(shén, xuèyè de jīng shēn zhì liàng)*. 52

6. Die Unterscheidung von *qì* und Blut 辨别 气 和 血 *(biànbié qì hé xuè)* **57**

7. Verschiedene Störungen des Blutes und des *qì* 气 血 阻 滞 *(qì xuè zū zhì)*. **67**

7.1 Blutstase 血淤 *(xuèyū)* 69

7.2 Leber-*qì*-Stagnation 肝氣滞 *(gān qì zhì)*. 73

7.3 Leere 虚 (xū) 76

7.4 Blut-Leere 血虚 *(xuèxū)* 77

7.5 Leber-*Yīn*-Leere 肝阴虚 *(gān yīn xū)*. 77

7.6 Leere-Hitze 虚热 *(xūrè)* 78

8. Klinische und Systematische Krankheitszeichen der Blutstase
血瘀 的 临窗 表 现 和 全身 症状 *(xuè yū de lín chuáng biǎoxiàn hé quánshēn zhèngzhuàng)*. **78**

8.1 Klinische Krankheitszeichen 临床 表现 *(línchuáng biǎo xiàn)* 78

8.2 Systematische Krankheitszeichen 全身症状 *(quànshēn zhèngzhuāng)* 80

9. Verschiedene Faktoren, welche das Blut schädigen
血液 受 损 的 各 种 原因 *(xuèyè shòu sǔn de gè zhǒng yuányīn)* **82**

9.1 Geschädigtes Blut durch kosmologische Störeinflüsse
外邪 导致 血损 *(wàixié dǎo zhì xuè sǔn)*. 83

9.1.1 Medizinische Texte aus dem Grundlagenwerk des Gelben Kaisers
出自 皇帝 内径 中 的 医学 文本 *(chūzì huángdì neìjīng zhōng de yīxué wénběn)* 85

9.1.2 Empfehlungen zum Schutz vor kosmologischen Störeinflüssen
如何 防范外邪 *(rúhé fáng fān wài xié)* 88

9.1.3 Wie denkt die westliche Medizin darüber?
西方 医学 理论 如何 认为 呢? *(xī fāng yī xué lǐ lùn rǔhé rén wéi ma?)* 90

9.2 Geschädigtes Blut durch Blutverluste bei starker Menstruation, Geburten, Verletzungen, Unfällen, Operationen, Blutspenden 因大量 失血 引起 的 血损,月经, 分娩, 受伤, 意外 伤害, 手术, 或 是 捐血 *(yīn dàliàng shīxuè yǐnqǐ de xuè sǔn yuèjīng, fēnmiǎn, shòushāng, yìwaì, shānghài, shǒushù, huò shì juānxuè)* 92

9.3 Geschädigtes Blut durch unterdrückte Emotionen und Stress
紧张 与 情 绪 压力 者 血 损 *(jǐn zhàng yǔ qīng xù yālì zhè xuè sǔn)* 94

9.3.1 Stress 压力 *(yālì)*. 95

9.3.2 Unterdrückte Emotionen 压抑 情绪 *(yāyì qíng xù)*. 98

9.3.3 Die Bedeutung der sieben Emotionen für unsere Gesundheit
中医 七 钟 情绪 对 之于 健康 意义 *(zhōngyī qī zhǒng qíng xù dùi zhī yú jiānkāng yìyì)* 99

9.4 Geschädigtes Blut durch Überanstrengung/Überarbeitung
过度 营养引起 的 血 损 *(guò dù píláo yǐnqǐ de xuè sǔn)* 104

9.5 Geschädigtes Blut durch Überernährung/Fülle 营养 过剩 或 饮食 过量 引起 的 血损 *(yíng yǎng guòshèng huò yǐnshí guòliàng yǐnqǐ de xuè sǔn)* 106

9.5.1 Fülle 过盛 *(guòshèng)* 106

9.5.2 Bluthochdruck 高血压 *(gāo xuè yā)* 107

9.5.3 Übergewicht 肥胖病 *(féi pàng bìng)* 109

9.5.4 Ursachen von Fülle 过盛 的 原因 *(guòshèng de yuányīn)* 110

9.5.5 Folgen der Überernährung 营养 过剩 的 后果 *(yíngyǎng guòshèng de hòuguǒ)* 111

9.6 Geschädigtes Blut durch Ernährungsgewohnheiten
经由 饮食 习惯 的 血 损 *(jīngyóu yǐnshí xíguàn de xuè sǔn)* 112

9.7 Geschädigtes Blut durch ungesunde Lebensweise
不良 的 生活 习惯 引起 的 血 损 *(bù liáng de shēnghuó xí guàn yǐn qǐ de xuè sǔn)* 114

10. Die Suche nach den Ursachen von RLS 探索 不安腿 的 原因 *(tànsuó bùāntuǐ de yuányīn)* **116**

11. Ursachen von RLS aus der Sicht der westlichen Medizin
从 西医 观点 看 不安腿 的 原因 *(cóng xīyī guān diǎn kàn bùāntuǐ de yuányīn)* **118**

11.1 Das idiopathische RLS 源 发 性 不安腿 *(yuán fāxìng bùāntuǐ)* 120

11.2 Das symptomatische RLS 不安腿 的 症状 *(bùāntuǐ de zhèngzhuàng)* 120

11.3 Ungleichgewicht von Yin und Yang als Ursache von Blutstase und RLS
阴阳 失调 是 血瘀 与 不安腿 的 原因 之一
(yīnyáng shītiáo shì xuèyū yǔ bùāntuǐ de yuányīn zhīyī) 123

11.4 RLS eine Erbkrankheit? 不安腿 是 遗传 性 疾病 吗?
(bùāntuǐ shì yíchuán xìng jíbìng ma?) 124

11.5 Die Nierenerkrankung als eine mögliche Ursache von RLS
肾脏病 可能 为 不安腿 的 原因 之一
(shènzàng bìng kěnáng wéi bùāntuǐ de yuányīn zhīyī) 126

12. Anamnese von Natalie 娜墙莉 的 病史 *(nàtālì de bìngshǐ)* **127**

13. Die Entstehung von Schmerzen aus der Sicht der TCM 从 中医 观点 看 疼痛 的 发生 *(cóng zhōngyī guāndiǎn kàn téngtòng de fāshēng)* **132**

13.1 Die Bedeutung des Leberorgans für die Entstehung von Blutstase und RLS
肝脏之于血瘀与不安腿发生 的意义 *(gānzàng zhī yú xuè yū yǔ bùāntuǐ fāshēng de yìyì)* 132

13.2 Das *bì*-Syndrom 痹症 *(bìzhèng)* 135

13.3 Schmerzen durch Windkrankheiten 风邪痛 *(fēng xié tòng)* 138

13.4 Der Wind als Ursache körperlicher Störungen 风 是 扰乱 身体 的 外邪 之一 *(fēng shì rǎoluàn shēntǐ de wài xié zhī yī)* 139

13.5 Kombination kosmologischer Störeinflüsse 交 杂 性气 候 也 是 干 扰 身体 的 外邪 *(jiāo zá xíng qìhóu yé shè gān rǎo shēntǐ de wài xié)* 144

13.6 Empfehlungen zum Schutz gegen Wind 防风 保护 的 建议 *(fángfēng bǎohù de jiànyì)* . . 151

14. Mangel-/Leere-Erkrankungen 虚症 *(xūzhèng)* **152**

14.1 Alterskrankheiten 老年病 *(lǎo nián bìng)* 155

14.1.1 Senilität 衰老 *(shuāilǎo)* 155

14.1.2 Altersflecke 老年斑 *(lǎoniánbān)* 157

14.1.3 Demenz 失智症 *(shī zhì zhèng)* 159

14.1.4 Multiple Sklerose (MS) 多发性硬化 *(duō fā xìng yìng huà)* 168

14.1.5 Diabetes mellitus II 糖尿病 *(táng niào bìng)* 174

14.1.6 *wěi*-Zustände / Schlaffheitssyndrom / Muskelschwund 萎症 *(wěi zhèng)* / 肌萎缩 *(jī wěi suō)* 177

15. Hitzezeichen durch *Yin*-Mangel 阴虚 引起 所致 的 表热 *(yīn xū yǐnqǐ suò zhì de biǎo rè)* **180**

16. Bluthitze 血热 *(xuè rè)* **180**

17. Kältezeichen 寒 证 征 象 *(hán zhèng zhēng xiàng)* **183**

18. Hitze- und Kältezeichen 热 象 与 寒 象 *(rè xiàng yǔ hán xiàng)* **184**

19. Zusammenfassung der Ursachen einer Blutstase 总结引起 血瘀 的 原因 *(zǒngjié yǐnqǐ xuè yū de yuányīn)* **185**

19.1 Schulmedizinisch definierte Krankheiten in Verbindung mit Blutstase 西医 对 血瘀 病症 的 解释 *(xīyī duì xuè yū bìng zhèng de jiěshì)* 188

20. Die Behandlung der mit einer Blutstase und Leber-*qì*-Stagnation verbundenen Krankheiten 血瘀 与 干气滞 病症 的 治疗 方法 *(xuèyū yǔ gānqì zhì bìng zhèng de zhìliáo fāngfǎ)* **189**

20.1 Die Behandlung mit Kräutern 药草 治疗 *(yàocǎo zhìliáo)* 189

20.2 Die Behandlung mit Akupunktur 针灸治疗 *(zhēnjiǔ zhìliáo)* 200

20.3 Die Behandlung mit Ernährung 食疗 *(shíliáo)* 203

20.3.1 Nahrungsempfehlungen bei Leber-*yin*-Mangel und Blut-Leere
肝阴虚 和 血虚 的 保养 食物 *(gānyīnxū hé xuèxū de bǎoyǎng shíwù)* 211

20.3.2 Nahrungsempfehlungen bei Blut-Hitze
血热症 的 保养 食物 *(xuèrè zhèng de bǎoyǎng shíwù)* 214

20.3.3 Nahrungsempfehlungen bei *qì*-Stagnation und Blut-Stase
气滞 血瘀 者 的 保养 食物 *(qì zhì xuèyū zhě de bǎoyǎng shíwù)*. 216

21. Die Arzt-Patient-Beziehung 医病 关系 *(yī bìng guānxì)* **220**

Schluss 结语 *(jiéyǔ)*. **235**

Anhang 附录 *(fùlù)* **247**

Literatur 文献 *(wénxiàn)*. 248

Liste der chinesischen Begriffe 中文 术语 列表 *(zhōngwén shùyǔ lièbiǎo)* 253

Erklärung der vier chinesischen Grundtöne und der Aussprache
中文原音的 四 声调 说明 与发音
(zhōngwēn yuányīn de sì shēngdiào shuōmíng yǔ fāyīn) 272

Abbildung 1 – Die Fünf Wandlungsphasen 五行 *(wǔ xíng)*. 274

Abbildung 2 – Ursachen einer Lungenkrankheit 肺病 的 原因 *(fèibìng de yuányīn)*. 275

Abbildung 3 – Kosmologische Störeinflüsse im Kontrollzyklus der Interaktionen
der Fünf Wandlungsphasen 外邪 干扰五行 之间 的 周期 循环
(wàixié gànrǎo wǔ xíng zhī jiān de zhōu qī xún huán). 276

Index 索引 *(suǒ yǐn)* 277

Über die Autorin 322

Einleitung 前言 *(qiányán)*

Der Begriff «Blutstase» ist in unseren Breitengraden nicht sehr geläufig. Der Begriff «Blutstauung» ist als solcher eher bekannt. Den meisten Menschen, welche unter einer Blutstase leiden, werden von ihren Ärzten Blutverdünner verschrieben, die aber die Ursache nicht beheben. Denn die tieferen Ursachen ihrer Beschwerden sind ihnen nicht bekannt. Die westliche Medizin muss sich daher mit einer langen Liste von Symptomen der Beschwerden ihrer PatientInnen begnügen, die aber nicht immer für die Ursachenfindung hilfreich sind.

Blutstasen können Schmerzen und verschiedene Krankheiten auslösen. Bei Verletzungen durch Unfälle, Operationen, bei Arteriosklerose, Bluthochdruck, Erkrankungen der Herzkranzgefäße, Restless-Legs-Syndrom (RLS), Multiple Sklerose (MS) aber auch bei seniler Demenz, Diabetes (siehe Kapitel 14ff) und Schlaganfall muss von einer Blutstase ausgegangen werden.
Bevor sich eine Blutstase manifestiert, existiert im menschlichen Körper eine *qì*-Leere (Siehe Kapitel 7.1), aus der sich dann eine Blutstase entwickelt.

In diesem Buch werde ich nicht nur die Ursachen der Blutstase erläutern, sondern auch am Beispiel des Restless-Legs-Syndroms (RLS) auf dessen Ursache eingehen, da mir die Symptome plausibel genug erscheinen, die damit verbundene Blutstase deutlich zu machen.

Im Rahmen unserer Psychotherapie- und TCM-Praxis, die ich zusammen mit meinem Mann, Dr. Erich Heindler, in Zürich führe, hatten wir Gelegenheit auch mit RLS-Patienten zu arbeiten und in persönlichen Gesprächen deren typische Symptome ihrer Missempfindungen zu erfahren. Auch gibt es einige Personen aus meinem Bekanntenkreis, die RLS haben. Das hat auch dazu beigetragen, mich näher mit dieser Krankheit zu befassen und zur Ergründung der Ursachen das Verhalten der Betroffenen genauer zu beobachten. Ich studierte daher zunächst die in der Literatur angegebenen Symptome bzw. Missempfindungen von RLS, die ich in meinem Buch kurz vorstellen werde. Aber die in der Literatur der westlichen Medizin angegebenen Ursachen für RLS hatten mich nicht überzeugt. Aufgrund meines Wissens über krankmachende Faktoren in der TCM glaubte ich nicht, dass diese «Krankheit» nur auf neurologischen Störungen beruhen soll. Ich wollte daher wissen, was hinter diesen Behauptungen steht. Auf diesem Hintergrund hat es mich interessiert, was die TCM im Hinblick auf die Ursachen von RLS beizutragen hat.

Ich habe zunächst alle mir geschilderten Missempfindungen gesammelt und die Patienten gemäß den chinesischen Diagnoseverfahren untersucht und befragt. Auch hat mich interessiert, wie sich die RLS-Betroffenen bei klimatischen Störeinflüssen verhalten, wie sie leben, wie sie sich ernähren, ihr Trink- und Essverhalten, wie sie arbeiten, ihr Verhältnis von Aktivität und Ruhepausen, wie sie mit ihren Emotionen, mit ihrer Kraft, mit ihren Mitmenschen usw. umgehen. Bei den Bekannten hatte ich mehr Einblick in ihre Lebensweise, sodass ich genauere Angaben in Hinblick auf die Missempfindungen und deren Ursachen erhalten habe. Ich habe dabei nicht nur festgestellt, dass die mir geschilderten Symptome auf gleichen Verhaltensweisen der Betroffenen beruhen, sondern ich habe mit Staunen festgestellt, dass die von den RLS-Betroffenen angegebenen Missempfindungen und Schmerzen mit Beschwerdebildern aus der TCM korrespondieren.

Ich habe mich auch mit den Krankheiten Neuropathie und Polyneuropathie beschäftigt, welche eine ähliche Symptomatik aufweisen.

Dann habe ich die Ursachen von Erkrankungen durch Fülle und Mangel, Kälte und Hitze, Nässe und Trockenheit, wie sie in der TCM beschrieben werden, herangezogen und deren Symptome bei Blutmangel, Blutstase, Leber-*qì*-Stagnation, Erschöpfung des Blutes, Bluthitze usw. mit den Missempfindungen der RLS-Betroffenen und mit den Symptomen bei Polyneuropathie verglichen.

Danach habe ich einen Patientenfragebogen mit über 100 Fragen erstellt, die sowohl die Symptome bei RLS als auch die Symptome der verschiedenen Krankheiten des Blutes erfassen und mit der Zungen- und Pulsdiagnose der Patienten verglichen. Wie ich noch zeigen werde, hat sich meine Vermutung, dass diesen oben genannten Beschwerdebildern eine gemeinsame Ursache bzw. Wurzel zugrunde liegen muss, durch ein Buch von Gunther R. Neeb, «Das Blutstasesyndrom» bestätigt, auf das ich anlässlich eines TCM-Kongresses in Wien im Jahre 2007 gestoßen bin.

In meinem Buch stelle ich in Bezug auf das Restless Legs-Syndrom das westliche und das östliche Medizinsystem einander gegenüber. Auf der Suche nach den Ursachen von RLS vertreten beide Systeme in ihrem Denken zwei völlig unterschiedliche Auffassungen, die sich aber in Bezug auf ein bestimmtes Kriterium verbinden. Dies könnte die Behandlung von RLS beeinflussen.

In der Suche nach den Ursachen einer Krankheit hat die westliche Medizin einen eher **materiell quantitativen** Zugang, die Traditionelle Chinesische Medizin (TCM) hingegen einen **qualitativen, ganzheitlichen.** Die beiden Medizinsysteme schließen einander nicht aus. Beide leisten dazu ihren Beitrag, den ich in meinem Buch kurz beschreiben werde.

In meinen Studien über die Ursachen von RLS habe ich ein gemeinsames Kriterium gefunden, welches auch die westliche Medizin interessieren und so einen Dialog mit der östlichen Medizin fördern könnte. Es handelt sich hier um das **Blut**.

Während die westliche Medizin die Ursachen von RLS neurologisch betrachtet, sieht die östliche Medizin die Ursache von RLS und ähnlicher Krankheiten im Blut, welches durch klimatische Störeinflüsse wie Wind, Hitze, Kälte, Nässe, Feuchtigkeit und Trockenheit, aber auch durch unterdrückte Emotionen, Stress, Über- und Unterernährung, Blutverluste, Überanstrengung, ungesunde Lebensweise usw. geschädigt wird. Die Schädigung des Blutes zeigt sich in verschiedenen Störungen wie z.B. Blutstase (Blutstauungen) und Leber-*qì*-Stagnation, welche auch bei der Entstehung von RLS eine bedeutende Rolle spielen.

Wie sich die kosmologischen Störeinflüsse und die Ernährungsgewohnheiten auf unser Blut auswirken und wie sich daraus Krankheiten und Schmerzzustände entwickeln, werde ich in meinem Buch erklären.

Hier noch einige Gedanken zum Weltbild der modernen Medizinwissenschaft und der TCM.

Unser Lehrer in TCM, Kuan Hin (China/Paris) sagte immer, dass die TCM mit der westlichen Medizin zusammenarbeiten sollte. Im Vergleich zur TCM ist die westliche Medizin an der Messbarkeit, d.h. an der Quantifizierung eines biologischen Vorgangs in Form eines Punktes auf einer Vergleichsskala interessiert. Messungen sind für die westliche naturwissenschaftliche Medizin ein absolutes Muss. Aber der Darstellung biologischer Vorgänge durch Messungen sind Grenzen gesetzt.

So stellt Johannes Greten im Kapitel 2, S. 11 «Warum westliche Mediziner die TCM verstehen sollten, die Grenzen des Messbarkeitsdogmas» in seinem «Kursbuch Traditionelle Medizin. TCM verstehen und richtig anwenden» die Frage: «‹Warum hat die Chinesische Medizin einen so großen Wert für den Westen?› Um eine Antwort auf diese Frage zu geben, muss man sich den **Wert der funktionellen Diagnose** vor Augen führen.

Die Chinesische Medizin kann Funktionen beschreiben, ohne dass durch Messungen im klassischen Sinne die funktionelle Ausgangslage des Körpers verändert wird. Dabei kann sie präzise Vorhersagen über den weiteren Krankheitsverlauf und das Befinden des Patienten treffen, die zu einer Heilung zahlreicher als problematisch eingestufter Krankheitsbilder führen können. Hierbei werden bestimmte Beobachtungen (klinische Zeichen) induktiv synthetisch zu einem **funktionellen Abbild der Person** integriert, auch wenn wir diese Zeichen in der westlichen Medizin gelegentlich für nicht maßgeblich erachten. Es handelt sich hierbei um **sub-**

jektive Befindlichkeiten und scheinbare Nebensächlichkeiten aus dem Bereich der vegetativen Funktionen … ›».

Unsere naturwissenschaftlich-orientierte Medizin interessiert der «status quo». Zum Beispiel ein «Enzephalogramm», ein «Röntgenbild», ein «CT», eine Bakterienkultur» usw. Die so gewonnenen Daten sind nur Momentaufnahmen. Diese haben eine große Bedeutung, gerade wenn es gilt, evtl. nötige Sofortmaßnahmen einzuleiten wie eine OP, einen Gipsverband, ein hochdosiertes Antibiotikum u.s.w.

«Funktionstüchtigkeit» zu erreichen ist aber nicht gleichbedeutend mit dem Verstehen einer möglichen Entwicklung des lebendigen Organismus in Richtung Salutogenese. Der Mensch ist wie jedes System im Bereich des Lebendigen ein offenes System. Das Problem ist, dass unsere westliche Medizin so programmatisch denkt: wer nicht mehr krank ist, ist gesund.

> «Der Erfolg der modernen, zielorientierten, deduktiven Medizin hängt von einer ziemlich engen Fokussierung ab. Selbst innerhalb eines Spezialgebietes spezialisiert man sich noch weiter, so wird aus einer Behandlung des gesamten menschlichen Körpers nach und nach eine Behandlung einzelner Organe und manchmal sogar nur Gewebe. Dass verschiedene Organe nicht unabhängig voneinander funktionieren können, wird dabei außer acht gelassen. Um die einzelnen Organe kümmern sich in der Regel verschiedene Spezialisten oder ganze Ärzteteams, die mehr oder weniger begeistert und engagiert miteinander kommunizieren und kooperieren. Zu einer ganzheitlichen Betreuung gehört, dass man sich um den jeweiligen Menschen als Ganzen kümmert, ihn als zusammenhängende, geschlossene Einheit sieht. Stattdessen setzt die technologisch fundierte und gut geplante Behandlung mittlerweile möglichst eingeschränkt und spezifisch orientiert an. Ohne dass die Ärzte es bemerkt haben, ist die viel beschworene ganzheitliche Versorgung verloren gegangen. Die Ärzte sind von den Erfolgen der hochspezifischen Therapien begeistert und übersehen schnell die weniger erfolgreichen Beispiele, ganz zu schweigen von den Misserfolgen. (Cheng, 2001)» *(in: P.-C. Leung, C. c. Xue, Y.-C. Cheng, Chinesische Medizin, Alte Heilkunst und moderne Wissenschaft, S. 7)*

Rupert Sheldrake wirft in seinem Buch «Der Wissenschaftswahn» der Forschung vor,

> «dass sie die Natur als Maschine betrachte, die man in Einzelteile zerlegen muss, um sie zu verstehen. Wissenschafter reduzieren das Leben auf Atome, die Liebe auf Hormone, und den freien Willen auf Synapsen. Die Wissenschaft ist in die Falle des Materialismus getappt und von Biochemikern, Hirnforschern und Physikern gekapert worden.» (Siehe dazu auch den Schluss)

Was die TCM gegenüber der westlichen Medizin auszeichnet ist, dass sie eine individuelle Medizin ist. Sie erfüllt daher die von der WHO geforderte Bedingung einer individuellen Medizin. Die TCM kann daher als eine «maßgeschneiderte» Medizin betrachtet werden. Verstehen lässt sich die TCM nur, wenn Ärzte in ihrem Denken ein bisschen mehr flexibel und ein bisschen weniger dogmatisch denken, das würde bedeuten, dass sie in ihrem Therapieplan wo nötig – z.B. bei chronischen Krankheiten – auch naturheilkundliche Konzepte, zu denen die TCM gehört, einbeziehen.

Für diejenigen Leser, welche noch keine Kenntnis der TCM haben, soll die im Buch enthaltene «Einführung in die TCM» vor allem die Klärung der Begriffe *bì, dào, qì, qì*-Stagnation, *shén, xuè,* Blutstase, Yin und Yang, zu einem besseren Verständnis meiner Ausführungen dienen. Die Aussprache der chinesischen Begriffe siehe S. 272. Ich habe alle in diesem Buch verwendeten chinesischen Begriffe – außer Yin und Yang, welche schon in unseren Sprachgebrauch integriert sind – wegen der besseren Unterscheidung klein und kursiv geschrieben.

Die dem Buch beigefügte «Liste chinesischer Begriffe» enthält auch Hinweise für die Behandlung mit Kräutern gegen Blutstase und andere Beschwerden.

Durch die Erklärung der chinesischen Begriffe möchte ich das Verständnis für die TCM so leicht wie möglich machen. Daher habe ich mich auch bemüht, eine klare und einfache Sprache zu wählen.

So habe ich auch auf die in der Fachliteratur und in manchen Schulen verwendete Latinisierung der Funktionskreise und Akupunkturpunkte mit Ausnahme zweier Zitate von Porkert wegen der schweren Lesbarkeit verzichtet. Bei den von mir verwendeten Bezeichnungen der Speicher- und Hohlorgane sind gemäß der TCM-Pathologie die Funktionskreise mitgemeint.

Die in meinem Buch von mir verwendete Abkürzung «TCM» meint die gesamte Traditionelle Chinesische Medizin.

Mit diesem Buch möchte ich Ärzte und Patienten dazu ermutigen, emotionale, psychische und spirituelle Faktoren in die Beziehung zwischen Arzt und Patient (vgl. Kapitel 21) einzubeziehen und Behandlungen zu entwickeln, welche nicht nur die Symptome ändern, sondern zum Ziel haben, die darunterliegenden Muster zu erkennen und dementsprechend Behandlungsschritte einzuleiten.

1 Verschiedene Wege zur Erforschung der Ursache von Krankheiten

不同 道路 考察 原因 的 病 *(bù tóng dào lù kǎochá yuányīn de bìng)*

In der Suche nach den Ursachen einer Krankheit hat die Schulmedizin – wie bereits erwähnt – einen eher materiell **quantitativen** Zugang. Sie beschäftigt sich vorwiegend mit den Symptomen einer Krankheit. Überspitzt gesagt, sie schraubt die aufleuchtende Kontrolllampe aus, das ist das Symptom, damit sie nicht mehr leuchtet. Der chinesische Arzt sieht nach, warum die Lampe brennt. In Kapitel 11 habe ich darauf hingewiesen, dass von einigen Autoren wie z.B. Frau Dr. Trenkwalder RLS als neurologische Krankheit bezeichnet wird. Sie erklärt aber nicht, warum die Kontrolllampe leuchtet bzw. wie es zu einer falschen Übertragung von Nervenimpulsen im Gehirn und Rückenmark kommt oder was die Ursachen einer Nierenschwäche sind, die z.B. für RLS verantwortlich sein sollen.

Was der Schulmedizin fehlt, ist das Wissen um die Energetik des Körpers und das Verstehen, warum eine Krankheit entsteht.

> «Selbstverständlich sucht man auch in der westlichen Medizin die Ursachen. Es ist aber sehr ernüchternd festzustellen, dass wir in unserer westlichen Medizin die (tatsächlichen) Ursachen der Krankheiten nicht kennen, nicht verstehen. Man kann sich jede beliebige Krankheit vornehmen und wird dabei herausfinden, dass wir deren Ursachen nicht wirklich kennen. Seien diese Infektionskrankheiten, Herzkreislauferkrankungen, oder sei es der ganze Bereich der Autoimmunerkrankungen. Wir wissen natürlich, dass beispielsweise gewisse Bakterien und Viren Krankheiten auslösen können; man denke zum Beispiel an Borreliose, Malaria, Scharlach, HIV, Lues usw. Aber wir wissen und verstehen nicht, warum jemand, der mit HIV-Viren oder Malaria-Erregern in Berührung kommt, die entsprechenden Krankheiten auch zeigt, jedoch jemand anderer dies nicht tut...Wir kennen also wohl die Risikofaktoren, aber nicht die wirklichen Ursachen. Die momentan vorherrschende Meinung, es handle sich um genetische Defekte, die Krankheiten entstehen lassen, ist eine ungenügende Erklärung...» (Braun, Zhongyi, Wärme, Schärfe und Gesundheit, ebd., S. 73)

Am 1. März 2013 wurde im 3-Sat-Fernsehen von einer virologischen Forschung berichtet, gemäß dieser alle Menschen genetische Defekte im Körper aufweisen, die vielleicht erst nach einigen Jahren oder Jahrzehnten unter bestimmten Umständen zum Ausbruch gelangen. Man berichtete von 3-jährigen Zwillingsbrüdern, von denen der eine Bub an Leukämie erkrankte und der andere völlig gesund war. Es stellte sich die Frage, warum der eine Bub an Leukämie erkrankte und der andere nicht? Es konnte nachgewiesen werden, dass die Leukämie aufgrund einer Infektion durch Viren entstanden ist, welche eine Entzündung entwickelte, die dann die Leukämie auslöste. Der im Körper vorhandene Gendefekt wird durch den Angriff von Viren aktiviert. Normalerweise sterben die Blutkörperchen (Erythrozyten) nach etwa 120 Tagen Lebenszeit ab. Bei einer Infektion stirbt die Zelle nicht ab. Die Zelle bleibt erhalten und entwickelt neue Zellen, die z.B. Krebs auslösen können.

Gemäß der TCM haben Entzündungen mit Hitze zu tun (vgl. «Hitzezeichen» im Kapitel 15 und «Bluthitze» in Kapitel 16), welche den Fluss des Blutes verlangsamt und mit der Zeit eindickt. Es entsteht eine Blutstase. Das Immunsystem ist geschwächt. Das dickflüssige Blut erleichtert es den Viren und Bakterien anzugreifen. Es entsteht dadurch ein Milieu, in dem sich eine Infektion bzw. Entzündung entwickeln kann. Auch Erkältungen im Kindesalter z.B. im Alter von 1–7 Jahren (Mädchen) und 1–8 Jahren (Buben) und das noch schwache Immunsystem, welches durch eine nicht kindgerechte Ernährung (vgl. Kapitel 9.6) entstehen kann, aber auch durch das Fehlen emotionaler Zuwendung (vgl. René Spitz in Kapitel 9.1.3) bilden die Voraussetzung für eine Entzündung, aus der sich später durch die im Körper vorhandenen Gendefekte Krebs/Blutkrebs entwickeln kann.

Auf jeden Fall entsteht dort eine Entzündung, wo eine Schwäche im Körper vorhanden ist. Wissenschafter haben herausgefunden, dass z.B. Schlafstörungen das Immunsystem schwächen. Folge davon sind u.a. Veränderungen der Gene, Blutzirkulationsstörungen und Diabetes. Gene können Krankheiten auslösen, welche wiederum das Immunsystem schwächen und Gene verändern. Es entsteht ein Teufelskreis. Jedenfalls müssten in der virologischen Forschung schon sehr früh verschiedene Aspekte im Sinne der Ganzheit berücksichtigt werden, um die Ursache auftretender Krankheiten zu finden. (Siehe zur Genetik auch das Zitat von Hanspeter Braun in Kapitel 11 und Kapitel 11.4)

Um die Ursache einer Krankheit zu finden, untersucht die Schulmedizin eher die Ergebnisse der Laborwerte des Blutes durch die Aufgliederung der Blutbestandteile, macht Computertomogramme und bietet z.B. eine Differentialdiagnose, wie Neuropathie oder Polyneuropathie usw. an. In der westlichen Medizin wird der Körper in einzelne Teile zerlegt, welche untersucht und verstanden werden können. Er wird sozusagen als Maschine betrachtet, deren nicht funktionierende Teile repariert oder ausgetauscht werden. Dies entspricht dem auf Déscartes zurückgehenden mechanistischen Weltbild der modernen Medizin und einer symptomorientierten Diagnose. Die naturwissenschaftliche Medizin entwickelte seit dem 18. Jahrhundert zunehmend das Paradigma der Messbarkeit. (Siehe das Zitat von Johannes Greten in der Einleitung)

Ein solches Weltbild, gemäß diesem der Körper in verschiedene Teile zerlegt und in Fachrichtungen aufgegliedert wird, hat auch Konsequenzen für die Betreuung der Patienten, die sich vom Arzt oft nicht verstanden und alleingelassen fühlen (siehe Kapitel 21 «Die Arzt-Patient-Beziehung»). So bringt es Leung auf den Punkt:

> «Die Möglichkeiten der Wissenschaft können jedoch noch so gewaltig sein, man findet immer auch Misserfolge und Enttäuschungen. Da sind Kranke, die nicht vollständig geheilt wurden, viele, die mit ihrer Behandlung nicht ganz zufrieden sind, und einige, denen die Versorgung durch viele verschiedene Fachrichtungen missfällt, weil sie sich dadurch nicht umfassend betreut fühlen oder ihnen nicht überall genug Aufmerksamkeit zuteil wird. Die Kosten für die ärztliche Beratung in den diversen Abteilungen sind, abgesehen davon, dass durch die Konsultation der Spezialisten der Mensch selbst aus dem Blickfeld gerät, ein wichtiger Punkt. An die Stelle einer ganzheitlichen Betreuung ist eine äußerst selektive Konzentration auf spezifische Probleme getreten.» (Leung et al. ebd. S. 8)

Im Gegensatz zur «symptombezogenen Medizin» (Siehe Schluss) versucht die TCM die Ursache der Symptome zu finden, sozusagen die Wurzel des Baumes und nicht nur die Äste zu behandeln. Sie hat – wie bereits erwähnt – einen eher **qualitativen** und damit **ganzheitlichen** Zugang zur Erstellung einer Diagnose. Sie betrachtet den Menschen als eine ganze Person, die Körper, Geist und Seele einschließt, als ein geschlossenes Ganzes. Alle Aspekte einer Persönlichkeit, körperlich, emotional, mental und spirituell sind miteinander verbunden und von einander abhängig. Kein Teil kann einzeln genommen werden, sondern nur in Beziehung zu den anderen. Jeder von uns ist ein einheitlicher Organismus aus Körper, Geist und Seele.

So beachtet die TCM z.B. bei der Entstehung einer Krankheit die kosmologischen Störeinflüsse, Wind, Kälte, Hitze, Feuchtigkeit und Trockenheit und deren Wirkungen auf den Körper und das Blut, die Jahreszeiten und Tages- und Nachtzeiten, in denen entsprechende Krankheiten oder Schmerzen auftreten oder sich verschlechtern, die Wandlungsphasen mit den dazu gehörenden Organen, den Überschuss und Mangel eines Organs in Bezug auf die Energie, das soziale Umfeld des Patienten, die Geographie seines Wohnortes, die Wahl und das thermische Verhalten seiner Nahrungsmittel und deren Wirkung auf seine Gesundheit, seine Essgewohnheiten, seine psychischen Belastungen und Emotionen, sein Verhalten und seine Lebensgewohnheiten.

All diese Ergebnisse zusammen vergleicht sie mit der **Zungen-** und **Pulsdiagnose**, der **Befragung** und der **Inspektion**. Die TCM bedient sich bei der Behandlung von

Krankheiten in erster Linie der **Ernährung**, der **Akupunktur**, der **Kräutermedizin** und der **Übungen** aus dem ***qì gōng***, und ***taìjí quān***, die das Gleichgewicht im Körper ausbalancieren helfen.

Bei der Erstellung einer Diagnose beachtet der TCM-Arzt oder TCM-Therapeut die Individualität des einzelnen Menschen. Dies ist deswegen notwendig, weil der dynamische *qì*-Fluss im Vergleich zu den anderen Patienten verschieden ist. Aus diesem Grund können die gleichen Symptome z.B. zweier verschiedener Menschen zu zwei komplett verschiedenen Diagnosen führen, was in der Therapie berücksichtigt werden muss.

Die TCM-Behandlung begrenzt sich nicht darauf, die Symptome zu eliminieren, indem man dazu neigt, diese zu therapieren, weil sonst die Gefahr besteht, neue Leiden oder Nebenwirkungen zu kreieren. Von einer ganzheitlichen Medizin kann nur dann gesprochen werden, wenn all diese erwähnten Sachverhalte in die Behandlung bzw. in die Diagnose miteinbezogen werden. Die Apparatemedizin hat all diese Diagnoseverfahren in den Hintergrund gedrängt.

> «In der chinesischen wie in jeder ganzheitlichen Medizin ist «Heilung» mehr als nur die Krankheit zu überwinden. Sie betrifft die ursprüngliche Unruhe, die allen Ungleichgewichten von Geist und Körper zugrunde liegt. Dieses Verständnis von Heilung gründet in der Sichtweise des Buddhismus, der die selbstbegrenzenden Einstellungen zum physischen Körper als Ursachen für die meisten körperlichen und emotionalen Leiden begreift. Das Schreckgespenst der eigenen Vergänglichkeit bestimmt den Fluss des Lebens, Angst hindert das Voranschreiten, Durchlebtes wird nicht losgelassen, Lebensabschnitte werden nicht verabschiedet und stehen dem nächsten Abschnitt im Wege, natürliche und notwendige Ablöseprozesse werden nicht vollzogen. Der Wandel, dem die chinesische Medizin und Philosophie soviel Bedeutung zumisst, kommt zum fatalen Stillstand und Krankheit und Leid sind Tür und Tor geöffnet.» (Klaus-Dieter Platsch, Psychosomatik in der chinesischen Medizin, S. 253)

Es ist nicht unerheblich, dass das Menschenbild der Ärzte und Therapeuten, ihre Einstellung zum eigenen Tod, ihre persönliche Auffassung von einem Weiterleben oder absolutem Ende des Lebens indirekt auch die Sichtweise des Patienten beeinflussen kann. Ich glaube aufgrund persönlicher Erfahrungen mit Krebspatienten, dass die Beratung der Patienten seitens von Ärzten, die einem alten naturwissenschaftlichen Weltbild verhaftet sind, die Hoffnung auf Genesung des Patienten indirekt beeinflussen können. Das mechanistische Machbarkeitsdenken klammert die Möglichkeit von sinnvollen alternativen Behandlungsmethoden aus und kann dadurch die Heilungschancen des Patienten effektiv verringern. Es schränkt auch die Möglichkeit zu kreativem Denken im ärztlichen/therapeutischen Gespräch ein (siehe Kapitel 21 «Die Arzt-Patient-Beziehung»).

2. Einführung in die Traditionelle Chinesische Medizin (TCM)

中国 传统 医学 介绍 *(zhōngguó chuántǒng yīxué jièshào)*

Jeder Mensch hat ausnahmslos den Wunsch, seine Gesundheit zu erhalten. Im Laufe ihres Lebens werden die meisten Menschen aber von der einen oder anderen Krankheit geplagt. Eine Krankheit beginnt oft dadurch, dass der Mensch ein Ungleichgewicht in seinen körperlichen und seelischen Funktionen nicht wahrnimmt, welches sich langsam einschleicht. Zum Beispiel bemerkt er nicht, dass er die Sommerhitze oder Kälte weniger gut verträgt als früher in jungen Jahren. Oder er merkt nicht, dass er nicht mehr so viel Kraft hat – geistig und körperlich – wie früher und arbeitet dennoch gleich viel. Oder er isst und trinkt mehr als er Hunger oder Durst hat, oder er isst zu wenig, obwohl sein Körper zur Gesunderhaltung mehr Nahrung braucht. Oder er achtet nicht auf bestimmte Reaktionen in Bezug auf die Verträglichkeit von Speisen und Getränken. Er achtet nicht auf einen Ausgleich von Aktivität und Ruhe. Der krankheitsauslösende Faktor kann sich dadurch verstärken und den Körper beeinträchtigen, bis es dann zu spät ist. Dies soll folgende Legende über den Herzog Huan und seinen Arzt Bian Que aus dem Historischen Werk «Shi Ji» von Si ma Qian, dem Geschichtsschreiber, illustrieren. Ich habe den Text teilweise aus dem Alt-Chinesischen wiedergegeben:

> «Einstmals kam Bian Que auf seinen Reisen durch das Fürstentum Qi. Der Herzog Huan erfuhr davon und lud ihn als gelehrten Gast an den Hof. Als er dort eintraf, sagte er sogleich: ‹Eure Majestät ist krank. Die Krankheit ist vorerst in den Poren. Wird sie nicht behandelt, dann dringt sie in die Tiefe.› Doch der Herzog winkte ab und sagte: ‹Ich bin nicht krank. Gehe fort!› Nach fünf Tagen kam Bian Que wieder und sagte: ‹Eure Majestät ist krank. Die Krankheit befindet sich schon im Blut und ist bereits in den Magen und Darm vorgedrungen. Ich könnte die Krankheit jetzt noch mit Akupunktur und Kräutern heilen. Wird sie nicht behandelt, dann dringt sie noch mehr in die Tiefe.› Aber der Herzog sagte: ‹Ich bin nicht krank. Gehe fort!› Nachdem Bian Que hinausgegangen war, sagte der

Herzog zu seinem Hofstaat: ‹Die Ärzte sind doch alle nur auf Gewinn aus. Sie wollen sogar Lohn erwerben, indem sie die Leute behandeln, die gar nicht krank sind.› Nach fünf Tagen kam Bian Que wieder. Diesmal ging er nicht zum Herzog hinein. Er betrachtete ihn von weitem. Er sah nun, dass die Krankheit des Herzogs bereits in die Knochen und ins Mark vorgedrungen war, sodass der sichere Tod in kurzer Zeit eintreten würde. Jetzt konnte er ihn nicht mehr retten. Daher floh er so schnell er konnte.[1] Da sich der Herzog jetzt krank fühlte und auch bemerkte, dass Bian Que nicht mehr zu ihm hereingekommen war, schickte er ihm seinen Diener nach, damit er ihn zurückhole. Als der Diener Bian Que erreicht hatte, sagte dieser zu ihm: ‹Der Herzog wird sterben, ich kann ihm nicht mehr helfen.› Und als der Diener an den Hof zurückkehrte, war der Herzog bereits tot.»

Diese Legende zeigt, dass es wichtig ist, die Krankheitszeichen früh zu erkennen, damit wir sie auch behandeln können, bevor es zu spät ist. Das Früherkennen von Krankheitszeichen findet sich auch bei Head und Mackenzie:

> «Sie hatten beobachtet, dass viele Krankheiten zunächst vegetative Veränderungen erzeugen (Schweißsekretion, Piloarrektion[2] etc.) und zwar im Segment. Als zweites entwickeln sich funktionelle Symptome, und erst als letztes kommt es zu den strukturellen, meist irreparablen Veränderungen. Aus diesem Grunde gilt es – so Head und Mackenzie – solche an der Körperoberfläche auftretende Frühzeichen rechtzeitig zu erkennen und zu behandeln, um einem Fortschreiten der Erkrankung vorzubeugen. Leider ist dieses Postulat der Prävention weitgehend verhallt und ohne Resonanz geblieben.» (Gleditsch, Jochen M., Reflexzonen und Somatotopien, Vom Mikrosystem zu einer Gesamtschau des Menschen S. 8 ff)

Auch Paracelsus sagte, man sollte von den äußeren Krankheitszeichen auf die inneren Krankheitszeichen schließen. Dazu kann folgendes Gespräch zwischen Huangdi und Qi Bo beitragen, deren Auffassung dem Früherkennen von Krankheiten wie Head und Mackenzie es beschreiben, nahe kommt:

> Huangdi fragte: «Wie kommt es, dass der Körper trotz allem noch immer geschwächt ist und noch immer ein Mangel an *qì* und Blut herrscht und der Patient nicht gesundet?»
>
> Qi Bo antwortete: «Bei jeder Behandlung eines Kranken bilden Akupunktur, Kräutermedizin und andere Methoden nur einen Aspekt. Der Arzt muss sich auch auf andere Weise auf den Patienten einstellen. Fehlt es dem Patienten z.B. an Vertrauen, dass er die Krankheit überhaupt besiegen kann, dann welkt und zerstreut

1 Im alten China wurden die Ärzte nur so lange bezahlt, solange sie für die Gesundheit ihrer Herrscher genügend gesorgt hatten. Sobald ein Herrscher krank wurde, wurde der Arzt geköpft. Um seinem Tod zu entgehen, ist Bian Que geflohen.

2 Piloarrektion = Das Sichaufrichten (Sichsträuben) der Haare

sich der Geist und die Emotionen können die Kontrolle über sein Leben ergreifen. Der Kranke verbringt dann seine Tage versunken in Sorgen und Begierden und erschöpft *jīng* 精, die Essenz, *qì* 气 und *shén* 神, den Geist. Dann können natürlich auch alle anderen Techniken die Krankheit nicht mehr heilen.»

Da sagte Huangdi: «Anfänglich bewegt sich eine Krankheit auf oberflächlichem Niveau und es treten noch keine Komplikationen auf. Die äußeren Pathogene dringen zuerst durch die Haut ein. In diesem Stadium ist eine Krankheit leicht zu kurieren. Aber heutzutage sind alle Krankheiten als schwere Krankheiten anzusehen, weil sie unentdeckt bis zum Endstadium fortschreiten. Warum gelingt es den Ärzten nicht, eine Krankheit auszumachen, bevor sie überhaupt auftritt, und sie zu behandeln, bevor sie eine Chance hat, sich zu manifestieren? Nicht einmal Ärzten, die die Prinzipien der Behandlung beherrschen, die Verwandte des Kranken sind und dessen Stimme tagtäglich hören und seine Gesichtsfarbe sehen, sind dazu in der Lage. Warum?»

Qi Bo antwortete: «Dies sagt einiges über die Kompetenz heutiger Ärzte. Ein guter Heiler kann sich nicht nur auf seine Fertigkeiten verlassen. Er muss auch über die rechte Einstellung, über Aufrichtigkeit, Mitgefühl und Verantwortungsbewusstsein verfügen. Der Patient muss seines Körpers gewahr sein, um die Zeichen und Symptome eines Ungleichgewichts erkennen zu können, denn nur dann ist er in der Lage, zum frühest möglichen Zeitpunkt Hilfe zu suchen. Besteht Übereinstimmung zwischen Arzt und Patient wird die Krankheit nicht länger bestehen bleiben, geschweige denn ihr Endstadium erreichen.» (Der Gelbe Kaiser, S. 83 ff) (vgl. Bian Que in Kapitel 2) (siehe «Compliance» im Kapitel 21)

Die Philosophie der TCM bietet uns eine einfache Lebensweise an, mit der wir unsere Gesundheit erhalten können. Sie empfiehlt uns, uns an die Natur anzupassen, um auf diese Weise Krankheiten zu vermeiden. Von den alten Chinesen können wir lernen, die Natur aufmerksam zu beobachten. Auf diese Weise würden wir merken, dass wir von Himmel und Erde, von Wasser und Nahrung und der «Essenz des Universums»[3] abhängig sind, weil sie uns ernähren und stärken. So können wir im Einklang mit den Gesetzen und dem Wandel der Jahreszeiten wachsen und gedeihen.

Unser aller Leben ist aufs engste mit der Natur verknüpft, wenn es uns in der heutigen Zeit auch schwer fällt, daran zu glauben, weil unsere Nahrungskette meistens aus industriell gefertigten Lebensmitteln besteht und wir die Natur als von uns gebändigt betrachten, so im Sinne von «alles ist machbar!»

3 Vgl. Master Zhuang (ca. 250 v. Chr.) accordingly talks about the «piping of humanity» the sounds people make when they speak and interact, the «piping of earth» the sounds of nature in all different places on the planet; and the «piping of heaven» the creation of the universe in its diversity through the *dào*. The discription of the «piping of earth» is most vivid and also applies to the other forms.» (Kohn L., Health and Long Life, S.16)

Dies zeigt auch die weltweite Zerstörung der Natur, der Klimawandel, Bluthochdruckkrankheiten, die Überernährung u. v. m. Die Umweltveränderungen nehmen einen direkten oder indirekten Einfluss auf unsere Gesundheit. Wenn sich der Körper nicht an die Umweltveränderungen anpassen kann, reagiert er mit Erkrankungen. So hat jede Jahreszeit andere Arten von Erkrankungen durch spezifische krankheitsverursachende Faktoren.

Wie wir uns an die Jahreszeiten und an die Gesetze der Natur anpassen, entscheidet darüber, wie gut es uns gelingt, aus der Quelle des Lebens zu schöpfen.

Zum Beispiel heißt es in den alten Schriften: «Ziehe den Wintermantel im Frühling nicht zu früh aus», denn im Frühling herrschen trotz der beginnenden Wärme noch kalte Winde, die in den Körper eindringen und ihn schädigen. «Im Herbst ziehe den Wintermantel nicht zu früh an», denn trotz der Trockenheit und kühlen Temperaturen gibt es bereits feuchten Nebel. Der krankmachende Faktor «Nebel» kann in den Körper eindringen und Nässe erzeugen und sich mit Kälte verbinden, bevor er getrocknet wird. Nässe verwandelt sich in Schleim und dieser zu Zysten und Myomen. Kälte verursacht eine Stauung.

Unsere westliche Schulmedizin ist der TCM gegenüber in der wissenschaftlich exakten Erklärung überlegen, darum braucht es die Zusammenarbeit zwischen Ost und West. So haben wir wirksame Mittel, um den Bluthochdruck zu senken, jedoch kein Wissen darüber Bluthochdruck zu heilen. Dies dürfte damit zusammenhängen, dass die Ursachen der Krankheiten nicht gänzlich erforscht sind. In der TCM ist die Diagnose als Erkennen einer Krankheitsneigung fast mit der Therapie identisch.

> «Die TCM ist als medizinisches System einzigartig. Um sie mit Erfolg praktizieren zu können, ist es allerdings erforderlich, sich eingehend mit dem theoretischen Rahmen des TCM-Systems sowie seinem philosophischen Fundament zu beschäftigen. Wenn der Praktiker zu einer Diagnose kommen will, muss er in der Lage sein, die Symptome und Zeichen gemäß den TCM-Theorien systematisch zu erfassen und zu analysieren. Die Theorien bilden den Rahmen, in dem die Krankheitsursache (Ätiologie) sowie alles, was im Laufe der Erkrankung im Körper passiert, zu verstehen ist, und auch die Behandlung richtet sich nach ihnen. Aus der Diagnose ergeben sich unmittelbar die Behandlungsprinzipien, anschließend wird ein Behandlungsplan für die Akupunktur und/oder Rezeptur mit TCM-Arzneimitteln erstellt und/oder der Patient beraten. (Kylie A. O'Brien und Charlie Changli Xue)» (Leung, ebd. S. 51)

Die westliche Schulmedizin greift vielfach zu schnell und mit harten Mitteln (Operation, Antibiotika, usw.) in den Krankheitsverlauf ein, ohne die tieferen Krankheitszeichen zu erkennen. Dies z. T. deswegen, weil die Patienten oft nicht Geduld haben, die natürlichen Selbstheilungskräfte zu entwickeln. Sie wollen sofort gesund werden. Der traditionell chinesische Arzt in China und vielfach auch seine Patienten nehmen sich Zeit, um auf einem langsameren aber sanften Weg gesund zu werden. Das hat sich allerdings seit Mao[4] geändert. Die TCM erreicht ihr Ziel auf einem scheinbaren Umweg. Sie hat eine unvergleichliche Sicherheit darin entwickelt, Symptome frühzeitig zu erkennen, den wirklichen Grund einer Krankheit zu finden und zu heilen.

> «Die chinesische Medizin blickt auf eine 3000 Jahre alte, gründlich dokumentierte Geschichte zurück, die zu einem umfassenden System zur Förderung der Gesundheit geführt hat. Die Bandbreite dieses Systems ist enorm: Es umfasst nicht nur eine spezielle Gesundheitsphilosophie, sondern ist auch eine praktische Anwendung für die Heilkundigen. Bei den Krankheiten werden die klinischen Manifestationen und die Symptomatologie in allen Einzelheiten beschrieben, man findet Aufzeichnungen zur Therapie, die sich von Fallberichten bis zu allgemeinen Verfahrensweisen erstrecken, sowie eine ausgedehnte Dokumentation zur pflanzlichen Arzneimittellehre. Was jedoch das chinesische System von allen anderen traditionellen Heilkünsten außerhalb Chinas unterscheidet, ist zum einen die Akupunktur als eine wichtige Therapieform, die in keinem anderen Heilsystem vorkommt und zum anderen, dass besonders viel Wert auf den Erhalt und die Förderung der Gesundheit und damit die Prävention oder Prophylaxe gelegt wird.»
> (P.-C. Leung et al. ebd. S.1)

Der Schwerpunkt der TCM liegt auf der **Vorbeugung**. Die westliche Medizin setzt in der Regel erst dort ein, wo die Krankheit ausgebrochen ist.

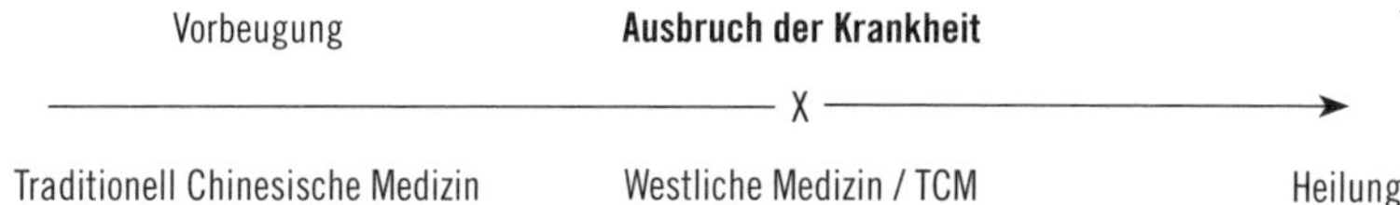

Der chinesische Arzt beginnt schon lange vorher mit entsprechender
- Ernährung
- Massage
- *qì gōng,* und *tài jí quán* und anderen Übungen, um Krankheiten vorzubeugen.

4 «Obwohl Mao Zedong die Chinesische Medizin als Schatzhaus bezeichnete, wurde dieses während der Kulturrevolution gründlich geplündert, und übrig blieb vom großartigen Reichtum vielfältiger Medizintraditionen nur ein an westliche Denkmodelle angepasstes Gerüst, das möglichst kompatibel mit schulmedizinischen wissenschaftlichen Kategorien sowie mit der marxistischen Doktrin sein musste.» (Müller, Josef Viktor, Den Geist verwurzeln, S. 9)

Wenn ein Arzt seinen Patienten berät, wie sich Krankheiten verhindern lassen, dann hat er ihm eine sehr wichtige Orientierungshilfe gegeben. Seine Gesundheit hängt vom Gleichgewicht zwischen Yin und Yang im Körper ab, wie ich noch zeigen werde.

> «Die chinesische Medizin ist eine Medizinphilosophie, die sich bescheiden als ‹Philosophie der Mitte› versteht und nach Mäßigung in allen Dingen und nach Harmonie mit der Natur ruft. Mit dieser Philosophie im Hintergrund rät der ‹hervorragende› Arzt seinem Patienten, seine Lebensweise so zu verändern, dass Disharmonie minimiert und Gesundheit (optimiert) wird. Die zugrunde liegende ‹Ursache›, die im Charakter und Verhalten und nicht im Symptom zum Ausdruck kommt, ist der Punkt, an dem beide Disziplinen ansetzen. Die ‹Ursache›, um diesen Begriff zu verwenden, ist nicht eine von außen eindringende Kraft, ein Virus oder ein Bakterium, sondern sie liegt im Individuum und dessen Lebensstil begründet.» (Dr. med. Leon Hammer, Psychologie und Chinesische Medizin, S. 44)

Damit Sie meinen Ausführungen besser folgen können, möchte ich zuerst einige Begriffe aus der daoistischen Philosophie erklären, die ich in diesem Buch immer wieder verwende. Es handelt sich u.a. um die Begriffe *dào*, Yin und Yang, *xuè, qì* und *shén* (siehe dazu auch die Liste der chinesischen Begriffe).

2.1 *dào* 道 *(dào)*

Der chinesische Begriff *dào* wird buchstäblich im grundlegenden Konzept chinesischen Heilens mit «der Weg» wiedergegeben (siehe *dào* auch in der Liste der chinesischen Begriffe). Er bedeutet, dass sich die Dinge natürlich entwickeln und wieder vergehen. Es handelt sich um ein generelles Verständnis der Welt, welches sich in verschiedenen asiatischen philosophischen Schulen wiederfindet.

Klaus-Dieter Platsch schreibt:

> «Als Menschen versuchen wir, das, was nicht benannt werden kann, in Worte zu fassen, um das Unfassbare verständlich zu machen. Der Versuch, die schöpferische Leere in Worten auszudrücken, heißt im chinesischen Kontext *dào*. Das gibt dem nicht zu Benennenden einen Namen. Es ist der Name des Ursprungs von Kosmos und Schöpfung und *dào* steht am Anfang aller Dinge, so wie ‹am Anfang das Wort war›». (Klaus Dieter Platsch, Die Fünf Wandlungsphasen, S. 1)

> «Das *dào*, welches benannt werden kann, ist nicht das ewige *dào*».
> «Das Nachgiebige überwindet das Starre. Das Nichtsichtbare durchdringt das Sichtbare.

So wird die Tätigkeit des Nicht-Tuns ersichtlich.
Aussagen ohne Worte / Auswirken ohne Tun /
Wenigen gelingt es.» (Lao Tse, Tao Te King, S.54)

«Höchste Vollkommenheit erscheint mangelhaft /
So erhält sie sich vollkommen.
Höchste Fülle erscheint als Leere /
So erweist sie sich unerschöpflich.
Höchste Einfachheit erscheint als Verworrenheit,
Höchste Weisheit erscheint als Einfalt.
Höchste Beredsamkeit erscheint als Schweigen.
Fortwährende Bewegung wird Herr der Kälte.
Fortwährende Ruhe wird Herr der Hitze. Bewegung / beruhend auf Ruhe:
Richtmaß des All-Geschehens für den Einzelnen.» (Lao Tse, ebd. S. 56)

«Dreißig Speichen treffen eine Nabe /
Die Leere dazwischen macht das Rad.
Lehm formt der Töpfer zu Gefäßen /
Die Leere darinnen macht das Gefäß.
Fenster und Türen bricht man in Mauern /
Die Leere damitten macht die Behausung.
Das Sichtbare bildet die Form eines Werkes.
Das Nicht-Sichtbare macht seinen Wert aus.» (ebd. S. 19)

«Yet, while *dào* is nature, it is also more than nature – its deepest essence, the inner quality that makes things what they are. It is governed by laws of nature, yet it is also these laws itself.» (Kohn, Livia, ebd. S. 9)

Die beiden oben genannten Sätze des Lao Zi «Fortwährende Bewegung wird Herr der Kälte» und «Fortwährende Ruhe wird Herr der Hitze» als auch «Höchste Fülle erscheint als Leere» geben bereits einen Hinweis auf die damit verbundenen Krankheiten durch kosmologische Störeinflüsse (siehe Kapitel 7.3.).

2.2 Yin und Yang 阴 和 阳 *(yīn hé yáng)*

Die TCM ist von zwei bedeutenden alten Lehren beeinflusst worden: der Theorie von **Yin und Yang**, sowie der Theorie der **Fünf Wandlungsphasen**. Gemäß diesen Lehren wurde die Welt und das Leben als Ergebnis einer dynamischen Balance zwischen den beiden Lebenskräften Yin und Yang aufgefasst.

> «Von allen Theorien, auf denen die TCM basiert, ist die Theorie von Yin und Yang die mit Abstand wichtigste und elementarste. Sie ist eine dialektische und materialistische Weltanschauung, die auf der Ansicht beruht, dass die Welt stofflich und das Ergebnis der wechselseitigen Wirkungen von zwei sich ergänzenden, aber gegensätzlichen materiellen Kräften ist, die als Yin und Yang bezeichnet werden. (Kaptchuk 1983)» (Leung et al. ebd. S. 56)

Die Ansätze zur Interpretation der Wirklichkeit wurden dadurch zu Denksystemen, die auf viele verschiedene soziale Bereiche des Lebens angewandt wurden. So begann man damit, auch das Verhalten des Körpers anhand dieser Denksysteme zu erklären.

«Yin und Yang entstehen aus dem *dào*».

Sie kennen sicher den Kreis mit den zwei Seiten: einer schwarzen Seite mit einem weißen Punkt darin (Yin) und einer weißen Seite mit einem schwarzen Punkt (Yang), welche durch eine krumme Mittellinie getrennt werden. Im Yang befindet sich ein kleiner Teil Yin und im Yin ein kleiner Teil Yang.

Yin und **Yang** sind zwei völlig unterschiedliche Aspekte, die wir überall in der Natur finden, aber auch in unserem Handeln, im Leben. Yin bedeutet die «Schattenseite des Berges», während Yang als die «Sonnenseite des Berges» übersetzt wird.

> «Man nimmt an, dass die Theorie von Yin und Yang ihren Ursprung in den Beobachtungen von Bauern hat, die den Zyklus von Tag und Nacht verfolgten und sahen, wie sich mit dem Stand der Sonne am Himmel Licht und Schatten auf der Seite eines Berges veränderten (Maciocia 1989, Beinfield und Korngold, 1991; Cai et al. 1995). Wenn der Tag in die Nacht übergeht, wird aus Yang Yin und wenn auf die Nacht der Tag folgt, wird aus Yin wieder Yang.» (Leung et al. ebd. S. 56)

Yin steht für Schatten, Kälte, Anspannung, Mond, Wasser, Passivität, das Weibliche und Materie. Im Gegensatz dazu bedeutet **Yang** Helligkeit, Hitze, Ausdehnung, die Sonne, Feuer, Aktivität, das Männliche und Energie.

Diese scheinbar gegensätzlichen Aspekte sind aber immer zwei Seiten derselben Wirklichkeit. Hitze und Kälte sind Temperatureigenschaften, Tag und Nacht Zeiteinteilungen. Sie existieren nur durch ihre Beziehung zueinander. Zwischen Yin und Yang besteht eine dynamische Spannung, in der eine ständige Verschiebung stattfindet, welche durch die Energie hervorgebracht wird, die die Natur und das menschliche Leben nährt. Yin und Yang sind wie die Spannung zwischen positiven und negativen elektrischen Kräften. Alles was Yin ist, hat Struktur, alles was Yang ist, ist aktiv, hat Energie. Was mit Struktur zu tun hat, hat mit Kumulation der Materie zu tun. Zum Beispiel ein Stein, der geworfen wird, ist in Bewegung und daher Yang. Sobald er die Erde berührt, ist er Yin. Wenn die Idee fehlt, aus dem Stein etwas zu formen, bleibt der Stein wie er ist. Der Mensch muss die Idee in den Stoff, in die Materie bringen. Die fertige Statue bestätigt den Schöpfungsakt.

Auch dem Menschen werden Yin- und Yang-Qualitäten zugeordnet, die sich auf alle Aspekte seines Daseins beziehen. Das Wärmere ist Yang, das Kühlere ist Yin.

In unserem Körper gibt es Yin-Organe, welche auch **Speicherorgane** genannt werden. Diese betreffen Niere, Leber, Herz, Milz und Lunge. Und es gibt Yang-Organe, welche auch **Hohlorgane** genannt werden. Diese betreffen Blase, Gallenblase, Dünndarm, Magen und Dickdarm. Die Hohlorgane sind die Schwesterorgane der Speicherorgane. So ist die Blase das Schwesterorgan der Niere, der Dünndarm das Schwesterorgan des Herzens, die Milz das Schwesterorgan des Magens, die Lunge das Schwesterorgan des Dickdarms und die Leber ist das Schwesterorgan der Gallenblase.

Ein **Krankheitsfaktor** kann im Yin oder Yang entstehen. Wenn er im Yang entsteht, so entsteht er in der Natur aus Wind, Regen, Kälte, Trockenheit oder Sommerhitze. Wenn er im Yin entsteht, entsteht er in der Wohnung, d.h. durch Speisen und Getränke.

Im Nei Jing, Kap. 29 heißt es:

> «Wenn Wind-Krankheitsfaktoren auf schwache Körperabwehrkräfte stoßen, so leidet das Yang. Bei unausgewogener und unregelmäßiger Aufnahme von Speisen und Getränken leidet das Yin.»

Solange ein Gleichgewicht zwischen Yin und Yang herrscht, solange bleibt der Mensch gesund. Bei einem Ungleichgewicht zwischen Yin und Yang herrscht entweder ein Mangel, eine Leere oder ein Übermaß, eine Fülle vor. Auf die Fülle- und Leere-Krankheiten werde ich später noch eingehen. Yin und Yang haben Auswirkungen auf alle anderen Organe und letztlich auf unsere Gesundheit. Denn jedes Organ hat einen Yin- und einen Yang-Aspekt.

Im Nei Jing des Huangdi wird im Buch XVII Kap. 62 berichtet:

> «Wenn das Yang leidet, so dringt der Krankheitsfaktor in die sechs Hohlorgane. Wenn das Yin leidet, so dringt der Krankheitsfaktor in die fünf Speicherorgane. Eine Yang-Erkrankung ist oben lokalisiert, im Extremfall auch unten. Eine Yin-Erkrankung ist unten lokalisiert, im Extremfall auch oben.»

Neben den beiden Polaritäten von Yin und Yang gibt es noch eine dritte Kraft, die Ebene des ***qì***. Wir würden sagen **Energie, Lebenskraft**. Dieser Begriff ist in allen asiatischen Gesundheitssystemen seit Jahrtausenden bekannt. Was in China als *qì* bezeichnet wird, heißt in Indien «prãna». Für westlich ausgebildete Ärzte klingt dieser Begriff etwas esoterisch. Dennoch gibt es diese Ebene. Und diese Ebene der Lebenskraft unterliegt der Polarität von Yin und Yang.

Wenn Yin und Yang nicht mehr miteinander im Gleichgewicht stehen, ist das wie ein Frühling ohne Herbst, wie ein Winter ohne Sommer. Sie miteinander in Einklang bringen, bedeutet, die Leitsätze der Weisen anwenden. Ist das Yang zu sehr gespannt und zu sehr in Fülle, kann es außen nicht mehr seine Schutzfunktion erfüllen; im Innern verschwindet das Yin.

> «Das Yin ist ruhig, wenn das Yang gut gehütet wird; dann sind *jīng*, die Essenz, und die Geistesenergie friedlich. Trennen sich dagegen Yin und Yang, so versiegt das *yíng*» (Huangdi Nei Jing, S. 77) (vgl. Kapitel 5.2.2 Die Nierenessenz)

Helle leuchtende Farben entstehen im Yang, gedämpfte, pastellene Farben entstammen dem Yin. Diese Faktoren können wir auf den Geist und die Seele des Menschen übertragen, auch auf seine konstitutionelle und augenblickliche Verfassung. So entspricht eine fröhliche Natur einem Yang-Charakter, eine in sich gekehrte einem Yin-Charakter.

Wenn eine Person hohes Fieber und leuchtend rote Wangen hat, ist diese Erkältung mehr Yang. Friert die Person und hüllt sich in Decken, ist sie zusammengekrümmt, so ist ihre Erkrankung stärker im Yin.

Jeder Aspekt von Yin und Yang lässt sich im Wesentlichen von der Betrachtung der besonnten und der beschatteten Seite des Hügels ableiten – auch die Tatsache, dass Yin und Yang sich nicht trennen.

2.3 Die Fünf Wandlungsphasen 五行 (*wŭ xíng*)

In der Zeit der Yin- (16. bis 11. Jahrhundert v. Chr.) und der Zhou-Dynastie (11. Jahrhundert bis 221 v. Chr.) wurde die Theorie der Fünf Wandlungsphasen aufgrund von Beobachtungen an fünf lebenswichtigen Elementen: **Holz, Feuer, Erde, Metall** und **Wasser** entwickelt.

Bei der Theorie der Fünf Wandlungsphasen geht es in erster Linie um eine Darstellung der Dynamik und Entwicklung der Dinge. Sie beschreiben z.B. den biologischen Jahreszyklus. Die Theorie der Fünf Wandlungsphasen wurde erst um 1000 n. Chr. herangezogen, um die Entstehung und Phänomenologie von Krankheiten zu erklären.

Die Fünf Wandlungsphasen sind neben der Theorie von Yin und Yang ein Versuch der TCM, ein ubiquitäres, gültiges Konzept zu formulieren, um die Naturphänomene zu erklären und allen Phänomenen fünf grundlegende Prozesse zuzuordnen, welche durch die Urstoffe Holz, Feuer, Erde, Metall und Wasser repräsentiert werden.

Die Theorie der Fünf Wandlungsphasen wird immer in Verbindung mit den anderen Theorien, die für die TCM von Bedeutung sind, angewandt. Damit versucht man sowohl die Funktionsweise des Körpers (Physiologie) als auch die bei einer Krankheit auftretenden Veränderungen (Pathologie) zu erklären.

Bei Yin und Yang handelt es sich um energetische Bewegungen zwischen zwei Extremen. Daraus entstehen die Fünf Wandlungsphasen:

Aus dem		**dào**	
entstehen die Polaritäten	**Yin**	und	**Yang**
aus deren polarer Spannung	alles	**qì**	dieses Kosmos hervorgeht.

Aus Yin und Yang entstehen die Fünf Wandlungsphasen				
Holz	**Feuer**	**Erde**	**Metall**	**Wasser**
mù	huŏ	tŭ	jīn	shuĭ

Holz ist Keimung, Wachstum und gedeihend.
Feuer ist warm und heiß, aufsteigend und auflodernd.
Erde ist nährend, wachstumsfördernd.
Metall ist absteigend, adstringierend und klärend.
Wasser ist kühlend und abwärtsfließend.

Das Gesetz von Yin und Yang beruht auf der Polarität aller Dinge. Es erklärt die Ursache aller Wandlungen im Universum. Es bestimmt Wachstum, Entwicklung und Zerstörung der Dinge. Die Fünf Wandlungsphasen lassen sich am besten anhand der **Jahreszeiten** verstehen. So entspricht die Wandlungsphase

Holz	dem **Frühling**
Feuer	dem **Sommer**
Erde	dem **Spätsommer**
Metall	dem **Herbst**
Wasser	dem **Winter**.

Jeder Wandlungsphase sind Organe, Farben, geistige Qualitäten und verschiedene Geschmacksrichtungen usw. zugeordnet. Ebenso weist jede Wandlungsphase für sie typische Krankheiten auf. Jede Wandlungsphase hat körperliche und geistige Aspekte, die bei der Behandlung berücksichtigt werden müssen.Das Verständnis der **Energetik** innerhalb eines Zyklus ist für die Behandlung von Patienten entscheidend.

Den Fünf Wandlungsphasen werden folgende **Organe** zugeordnet:

- dem Holz **Leber und Gallenblase**
- dem Feuer **Herz, Dünndarm / Dreifacher Erwärmer**
- der Erde **Milz und Magen**
- dem Metall **Lunge und Dickdarm**
- dem Wasser **Niere und Blase**

Abbildung 1: Die Fünf Wandlungsphasen, siehe Anhang

Ebenso werden den Fünf Wandlungsphasen **Geschmack und Farben** zugeordnet:

- dem Holz entspricht das Saure * und die Farbe Grün
- dem Feuer das Bittere * und die Farbe Rot
- der Erde das Süße * und die Farben Gelb/Braun
- dem Metall das Scharfe * und die Farbe Weiß
- dem Wasser das Salzige * und die Farben Blau/Schwarz

Den Fünf Wandlungsphasen entsprechen **sieben Emotionen und Gerüche**:

- dem Holz entspricht der Zorn, die Wut, die Reizbarkeit * der Geruch des Holzes ist von Urin und saurem Schweiß
- dem Feuer die Freude * der Geruch des Feuers ist von Verbranntem
- der Erde das Grübeln * der Geruch der Erde ist wohlriechend
- dem Metall die Traurigkeit * der Geruch von Metall ist verrottet
- dem Wasser die Angst * der Geruch von Wasser ist faulig

Auch **geistige Qualitäten** sind den Fünf Wandlungsphasen zugeordnet.

- dem Holz entspricht Mut, Spontaneität, Entschlusskraft.
- das Feuer ist bestimmend, selbstbewusst, richtungweisend, praktische Anschauung, Organisation.
- Die Erde ist ausgleichend, gebend, mitfühlend.
- Das Metall ist unterscheidend, zweckhaft, ihm entspricht Gründlichkeit und Genauigkeit.

– Wasser ist geduldig, unbestimmt, vermittelnd, Zuwendung zum Ganzen, ausdauernd.

2.3.1 Die Gesetze der Fünf Wandlungsphasen 五行 法则 *(wŭ xíng făzé)*

1. Gesetz

Jede Wandlungsphase wird durch die vorhergehende erzeugt, wobei der Erzeuger die **Mutter** ist und das Erzeugte der **Sohn**. Man nennt dies das **Gesetz von Mutter und Sohn** oder das Gesetz der **Erzeugung (*shéng*-Zyklus)** (chinesisch: *shéng* = erzeugen) Dieses Gesetz läuft **im Uhrzeigersinn**.

WASSER erzeugt **Holz**
HOLZ erzeugt **Feuer**
FEUER erzeugt **Erde**
ERDE erzeugt **Metall**
METALL erzeugt **Wasser**

2. Gesetz

Das zweite Gesetz ist das **Gesetz der Bezwingung** (chinesisch: *ké* = bezwingen) oder das Gesetz von **Großmutter und Enkel**.

Wenn die Großmutter zu streng ist mit ihrem Enkel, dann ist sie in Fülle. Der Enkel, das ist das übernächste Element, wird dadurch zu ängstlich und schwach. Diese Beziehung ist von einer bezwingenden und kontrollierenden Funktion gekennzeichnet.

WASSER löscht FEUER
FEUER schmilzt METALL
METALL schneidet HOLZ
HOLZ durchbricht ERDE
ERDE bedrängt WASSER

3. Gesetz

Das dritte Gesetz ist das **Gesetz der Überlagerung oder der Zerstörung oder der Auflehnung**, oder die **Enkel-Großmutter-Beziehung**.

Hat die Großmutter-Enkel-Beziehung eine bezwingende und kontrollierende Funktion, so hat die **Enkel-Großmutter-Beziehung** eine zerstörende Funktion.

Dieses Gesetz läuft **gegen** den **Uhrzeigersinn** (siehe Abbildung 1 im Anhang).

- das aufkeimende Yang des Holzes wird von der Yin-tendierenden Erde zerstört.
- Feuer, das mächtige Yang wird vom Metall, dem aufkeimenden Yin zerstört
- Erde, mit seiner Yin-tendierenden Qualität wird vom großen Yin des Wassers zerstört.
- Wasser wird vom mächtigen Feuer zerstört.

Wenn die Großmutter zu schwach ist (energetische Leere) wird der Enkel zu frech. Er lehnt sich gegen die Großmutter auf, d.h. ein Element ist in Überfülle. Diese Überfülle bildet nun eine Störenergie für das gegenüberliegende Element im Sinne der Auflehnung gegen die Großmutter, welche zu schwach ist, sich zu wehren. Sie holt sich daher Hilfe von der Mutter, d.h. vom vorangegangenen Element, indem sie ihr alle Kraft entzieht und sie zerstört.

Nehmen wir als Beispiel die **Lungenkrankheit** (siehe dazu auch: Erich und Gerti Heindler, Die Acht Wunder der Traditionellen Chinesischen Medizin, Abwehrkräfte stärken, Stress abbauen. 1994 unveröffentlicht, bei Interesse bei der Autorin anfragen).

1. Wie bereits erwähnt, entsteht eine Krankheit durch ein Ungleichgewicht zwischen den Organen, welches sich im Falle der Lunge, also im Metall-Element durch chronische Erkältungen, Keuchhusten, Lungenentzündung usw. zeigen kann.
2. Die Ursache kann von der Milz, der Erde, also von der Mutter kommen, welche ihrem Sohn (Lunge/Metall) nicht genügend Nahrung gibt, und mit den (der Milz zugeordneten) Krankheiten wie Durchfälle, Pankreatitis, Menstruationsstörungen, Lymphgefäßerkrankungen usw. die Mutter schwächt, sodass das folgende Element (Sohn/Lunge) nicht genügend ernährt werden kann. (Zyklus der Erzeugung)
3. Sie kann durch eine Überbeanspruchung der Niere, dem Wasser, kommen. Als Sohn entzieht er durch seine Krankheiten wie Mittelohrentzündung, Ohrensausen, schlechte Zähne usw. der Mutter (Lunge/Metall) die Kraft. (Zyklus der Entziehung, bzw. Hemmung)
4. Die Lungenkrankheit kann vom Feuer-Element kommen, dem Herzen, dem Dünndarm, Dreifachen Erwärmer mit den Krankheiten Herzklappenfehler, arteriosklerotische Gefäßerkrankungen, also von der Großmutter, die mit ihrem

Enkel entweder zu nachgiebig oder zu hart umgeht. (Zyklus der Bezwingung und Kontrolle)

5. Die Erkrankung kann vom Holz-Element, der Leber, kommen, mit seinen Krankheiten wie Autoimmunerkrankungen, rheumatische Erkrankungen, chronische Polyarthritis, Gelenk- und Muskelrheumatismus usw. also vom Enkel (Holz) der gegen die Großmutter (Metall) rebelliert. (Zyklus der Überlagerung bzw. der Zerstörung)

Abbildung 2: Ursachen der Lungenkrankheit, siehe Anhang.

Mit Hilfe der Fünf Wandlungsphasen und ihren verschiedenen Zyklen können die verschiedenen möglichen Ursachen eines Krankheitsbildes aufgezeigt werden. Welche der fünf Ursachen für die Entstehung einer Krankheit die Richtige ist, entscheiden schlussendlich die Ergebnisse der Puls- und Zungendiagnose, der Auskultation und der Befragung.

In der **Diagnostik** kann das Vorherrschen von Aspekten einer Wandlungsphase wie z.B. Abneigung gegen klimatische Faktoren, Vorliebe oder Abneigung für einen bestimmten Geschmack oder die Dominanz einer bestimmten Emotion usw. auf eine relevante Beteiligung der Wandlungsphase an einem Krankheitsprozess hindeuten.

3. Körpermeridiane / Leitbahnsystem

经络系统 *(jīng luò xì tǒng)*

«Die Theorie der Leitbahnen beschreibt die Verteilung der Funktionskreise des Leitbahnsystems sowie die Wechselbeziehungen zu den Funktionskreisen. Damit liefert sie die Grundlage für die Physiologie und Pathologie der TCM sowie für die Durchführung der Akupunktur und die Verordnung der chinesischen Arzneimittel.

Das Leitbahnsystem *jīng luò xì tǒng,* besteht aus einem Netz von Leitbahnen, in dem *qì* und Blut zirkulieren. Es umfasst den ganzen Körper und verknüpft so alle Teile des Körpers zu einem organischen Ganzen (Cai et al. 1995; Cheng, 1087; Qiu et al. 1993). Es besteht aus Leitbahnen, *jīng* und Kollateralen, *luò,* die zusammen als *jīng luò* bezeichnet werden. Die Leitbahnen

> verlaufen in Längsrichtung und weiter innen im Körper, während die feineren Kollateralen, die Netzleitbahnen, quer und oberflächlich verlaufen, und so die Leitbahnen mit dem Bindegewebe und der Haut verbinden. Dieses System verbindet die Funktionskreise, die damit zusammenhängenden Sinnesorgane, Gewebe, Körperöffnungen, innere und äußere, obere und untere Teile des Körpers (Qiu et al. 1993; Deadman et al. 1998)». (Leung et al. ebd. S.73)

Das Leitbahnsystem spielt in der Physiologie und Pathologie der chinesischen Medizin eine zentrale Rolle. Es ist mit den Hohl- und Speicherorganen vernetzt, wobei die 12 Hauptleitbahnen die großen Passagewege darstellen, welche sich mit den *luò mài* 络脉 verbinden. Über unzählige Verästelungen verteilen die *luò mài qì* und Blut bis zu den Organen, Geweben und Gelenken und zu den Zellen, ähnlich dem Kapillarsystem.

> «Das Meridiansystem verbindet die inneren Organe miteinander mit der Körperoberfläche und mit der Umwelt. Das Meridian*netz* vereint außerdem die übrigen Körpersysteme u.a. Verdauungs-, Lymph-, Nerven- und Fortpflanzungssysteme zu einem zusammenhängenden und handlungsfähigen Ganzen. Über dieses Netzwerk kann sich der Mensch an Umweltveränderungen anpassen. Der Meridiantheorie zufolge ist der menschliche Körper mit seiner Umwelt untrennbar verbunden und in das größere Netzwerk der Biosphäre eingebettet. In der klassischen Chinesischen Medizin ist dieses Netzwerk ein integraler Bestandteil der Physiologie, genauso lebendig wie Herz oder Lungen.» (Wang Ju Yi, Robertson, Jason, ebd. S. 47)

In der TCM werden 12 Meridiane genannt, die den Organen zugeordnet sind. Sie verlaufen spiegelbildlich auf der linken und rechten Seite des Körpers und ziehen sich durch den Rumpf, die oberen und unteren Gliedmaßen sowie den Kopf. Insgesamt gibt es **acht Extra-Meridiane.** Davon sind zwei das Lenkergefäß (*dú* mài 督脉) und das Konzeptionsgefäß (*rén mài* 任脉), die auf der Vorder- und Rückseite des Körpers liegen. Sie haben eigene Punkte, während die übrigen sechs Extrameridiane keine eigenen Akupunkturpunkte haben. Sie werden durch Verbindungslinien von Akupunkturpunkten der 12-paarigen Leitbahnen gebildet. Die acht Extrameridiane sind nicht auf bestimmte Organe bezogen. Jede Leitbahn hat eine bestimmte Anzahl von Akupunkturpunkten, von denen für die Therapie bestimmte Punkte ausgewählt werden.

4. Die vier Diagnoseverfahren in der TCM

处理 方法 的 四 诊 断 在 中医 *(chŭlĭ fāngfă de sì zhĕn duàn zaì zhōngyì)*

In der TCM gibt es **vier Diagnoseverfahren**, mit denen der TCM-Arzt oder -Therapeut die Krankheit diagnostizieren kann. Die Diagnosen beinhalten das Anschauen, Befragen, Hören/Riechen und Berühren. Ich gebe hier nur einen kurzen Überblick:

> «Um eine richtige Diagnose stellen zu können, muss er (der Arzt) durch genaue Beobachtung, durch Riechen und Hören, durch Befragen und Abtasten alle nötigen Informationen sammeln, denn nur so kann er auch auf Verborgenes schließen. Hat er alle Fakten gesammelt, muss er dieses Wissen und seine Erfahrung mit logischer Schlussfolgerung und scharfsinniger Einsicht kombinieren, um zur korrekten Diagnose zu gelangen. Die Behandlung führt er mit der gleichen Effektivität durch. Der Arzt ist immer konzentriert, er erlaubt sich kein Abschweifen. Handelt er diesen Maximen zuwider, dann darf er nicht erwarten, lange als Arzt tätig zu sein und anderen helfen zu können, denn er verletzt die ursprünglichen, sittlichen Zielsetzungen ärztlichen Handelns.» (Der Gelbe Kaiser, ebd. S. 398 ff)

4.1 Anamnese und Befragung

询问 主 诉病症 与 患病 史 *(xúnwèn zhŭ sùbìng zhèng yŭ huànbìngshĭ)*

Bei der Anamnese (Griechisch «Erinnerung») interessiert zunächst nicht so sehr das Symptom, weswegen der Patient zu uns kommt, sondern wir achten zunächst auf die ganze Biographie des Patienten. Mit Hilfe der Fünf Wandlungsphasen und den dazugehörigen Symptomen des Patienten kann der chinesische Arzt oder Therapeut sofort erkennen, welche der Wandlungsphasen betroffen ist, bzw. nicht richtig funktioniert.

Die Befragung betrifft den Appetit, die Verdauung, die Ausscheidung, die Aktivität, den Schweiß, Schlaf, Menstruation, Sexualleben, Geburten und das Verhalten des Patienten. Die Anamnese soll helfen, zu verstehen, warum die Krankheit entstanden ist und auf welcher Grundlage sie steht. Durch die Anamnese können wir über die Familiengeschichte auch wichtige Hinweise auf die Genetik erfahren.

4.2 Beobachtung und Inspektion

观察与 检查 *(guānchá yŭ jiànchā)*

Das Wort «Inspektion» kommt aus dem Lateinischen «inspicere» und bedeutet so viel wie «Hineinschauen». Hier geht es um die Beobachtung, *wàng,* mit dem Auge, welche sich mit dem Zustand des *shén* beschäftigt. Dieser zeigt sich in der Konstitution und physischen Erscheinung. Dazu gehören die Gesichts- und Hautfarbe. Wenn ein Patient z.B. sehr lebendig ist, rosa Wangen hat, Augenkontakt mit dem Arzt / dem Therapeuten aufnimmt, und allgemein gesund erscheint, so ist die Prognose gut. In einem solchen Fall ist sein *shén* gut. Das Vorhandensein oder das Fehlen von *shén* zeigt einen grundlegenden Aspekt von *Yin* und *Yang*. Es zeigt auch den Körperstatus in bezug auf die Wiederherstellung der Gesundheit. Zur Prüfung des *shén* gehören auch die Farben der inneren Organe an der Oberfläche der Haut: Leber–Grün, Herz–Rot, Milz–Gelb, Lungen–Weiß und Niere–Schwarz.

Auch die Zunge, welche nach ihrer Farbe, Größe und Form und Belag beurteilt wird, gehört zur Inspektion. Ebenso das Erschauen des «Feinstofflichen» oder anders ausgedrückt, des Sich-Einfühlens in den Menschen. Zum Beispiel bei Patienten, die unter Blutstase bzw. RLS leiden, kann man Hauttrockenheit (rissig oder geschuppt) Spider Naevi, Petechien, dunklen Teint, zyanotische Fingernägel, dunkle oder gekrümmte Unterzungenvenen, aber auch Blutstaseflecke beobachten. (Siehe die Anamnese von Natalie Kapitel 12.) Das Prüfen der Zunge erlaubt dem Arzt oder Therapeuten den Status des inneren Gleichgewichts vom Körper zu erkennen.

4.3 Auskultation und Palpation

听诊 与 触诊 *(tīngzhěn yŭ chúzhěn)*

Das Wort «Auskultation» leitet sich vom Lateinischen «auscultare» ab und bedeutet, «mit Aufmerksamkeit zuhören, lauschen». Im Chinesischen heißt es *wén.* Dabei ist nicht nur wichtig, was der Patient sagt, sondern auch wie er es sagt und was hinter seinen Worten mitschwingt. Das bedeutet, wir achten auf den Klang der Stimme. Jede Wandlungsphase hat ihren spezifischen Klang. Das Hören auf den Klang der Stimme bedient sich der Fünf Wandlungsphasen: Holz bezieht sich auf das Schreien, Feuer auf das Lachen, Erde auf das Singen, Metall auf das Weinen und Wasser auf das Stöhnen, Seufzen. Auch Körpergeräusche können sehr aufschlussreich sein. Der Arzt oder Therapeut horcht sorgfältig auf den Klang seiner Stimme, auf die Qualität seiner Sprache, ebenso ob er entschlussfreudig oder zögerlich auf

Autoritätspersonen wirkt. Schon über das Telefon kann der / die PatientIn dem Arzt / dem Therapeuten einen ersten Eindruck vermitteln.

Im Chinesischen bedeutet *wén* sowohl «Riechen» als auch «Hören». Damit wird eine fein empfundene Verbindung zwischen beiden Aktivitäten wahrgenommen, deren Prüfung derselben vom Patienten / von der Patientin nicht bemerkt wird. Das Riechen bezieht sich auf den Atem, das Husten, den Körper- und Exkrementgeruch. Jede Krankheit hat ihren spezifischen Geruch wie z.B. Tuberkulose (TBC).

In der chinesischen Medizin wird der **Palpation** große Bedeutung zugemessen. Bei der Palpation werden durch das Abtasten des Körpers Veränderungen wie z.B. Hautveränderungen, geschwollene Lymphknoten, Brüste, Knochen und Gelenke, Arterien und Venen untersucht. Die chinesische Untersuchung fühlt zu dem noch die am Körper bestehende Temperatur. Hier erkundet man die Vorlieben für Kälte und Hitze, Transpiration sowohl tags und nachts, Quantität und Qualität von Appetit, Stuhl und Urin. Auch fragt man nach den Schmerzen, wann sie auftreten und wie sie sich verhalten, auch ob gynäkologische Probleme vorhanden sind. Durch das Abtasten des Körpers können wir wahrnehmen, ob hier ein Ungleichgewicht zwischen Kälte und Wärme vorhanden ist, z.B. kalte Oberschenkel, kaltes Gesäß, kalte Knie wobei der Bauch warm sein kann. Das bedeutet ein Ungleichgewicht des «Dreifachen Erwärmers», der für die Verteilung der Temperatur und Flüssigkeiten verantwortlich ist. Auch abdominale Resistenzen, die ortsfest und hart sind, Druckempfindlichkeit oder Abwehrschmerz des Abdomens und ein kraftvoller rauer Puls gehören dazu. Im Hinblick auf die Blutstase ist das Betrachten der Lippen, der Haare und Haut von besonderer Bedeutung.

4.4 Puls- und Zungendiagnose

诊脉 与 舌诊 *(zhěnmaì yŭ shézhěn)*

> «Um ein derart vollständiges Bild zu erarbeiten, haben die Chinesen nicht nur höchst verfeinerte diagnostische Methoden der Beobachtung und Befragung des Patienten entwickelt, sondern auch eine einzigartige Art des Pulsfühlens, die es ihnen erlaubt, das genaue Fließen des *qì* längs der Meridiane zu bestimmen und dadurch auch den dynamischen Zustand des gesamten Organismus. Die traditionellen chinesischen Ärzte glauben, dass sie mit diesen Methoden Ungleichgewichte und damit auch potentielle Probleme erkennen können, bevor diese sich in Symptomen äußern, die mit westlichen diagnostischen Methoden entdeckt werden.» (Capra, Fritjof, Wendezeit, S. 353)

In der TCM werden **28 verschiedene Pulse** unterschieden, die sich je nach Krankheitsbild verändern. Sie stellen ein wichtiges Zeichen für den Status des Körpers dar.

Die 28 Pulse unterscheiden sich in Geschwindigkeit, Breite, Stärke. Form, Länge, Rhythmus und Balance. Zum Beispiel unterscheidet man u.a. einen langsamen, tiefen, schnellen, rauen, kurzen, langen, weiten, eiligen, verzögerten, gespannten, verborgenen, schwindenden, hohlen, fixierten, matten, dünnen, erregten, geknoteten und unruhigen Puls, die alle eine Bedeutung für bestimmte Krankheitsbilder aufweisen.

Die Pulse werden an beiden Handgelenken und manchmal am Fuß und Kopf gemessen. Die Pulsdiagnose zu beherrschen ist eine Kunst. Deswegen muss ihr besondere Aufmerksamkeit gewidmet werden. Worauf bei der Pulsdiagnose geachtet werden muss, beschreibt Qi Bo:

> «Ihr müsst die Pulse in den drei Positionen[5] sorgfältig tasten. Achtet besonders auf rechts und links.
>
> Beobachtet die Veränderungen in Stärke und Schwäche. Dann werdet Ihr in der Lage sein, das Pathogen zu lokalisieren. Wartet ab, um es dann anzugreifen. Beherrscht man die neun Pulse der drei Positionen nicht, wird man nicht in der Lage sein, die Krankheit zu lokalisieren, man wird nicht herausfinden können, ob sie im oberen, im mittleren oder im unteren Bereich sitzt. Man wird auch nicht herausfinden können, ob beim Patienten überhaupt noch Magen-*qì* vorhanden ist. Beherrscht ein Arzt die Pulsdiagnose der drei Positionen nicht, kann er Krankheiten nicht wirksam verhindern …» (Der Gelbe Kaiser, S. 154)

Bei jeder Krankheit sind andere Pulse zu tasten. So kann man z.B. bei Blutstase einen rauen aber kräftigen Puls tasten, weil er durch die schwere Beweglichkeit des Blutes oder durch den Mangel an dünnflüssigen Substanzen entsteht.

Im Pulsklassiker «Ping Hu Mai Xue» von Li Shu Zhen heißt es:

> «Wenn sich stagniertes Blut im Inneren ansammelt, dann ist der entsprechende Puls fest und groß. Ist er aber (bei vorhandener Blutstase) tief und klein, rau oder schwach, so ist dies eine ungünstige Prognose.» (G. Neeb, ebd. S. 53)

Die TCM hat immer auf das äußere Erscheinungsbild und das Verhalten des Patienten geachtet, da man darin eine Widerspiegelung von inneren Vorgängen sah. Manchmal ist die Zunge aussagekräftiger als die Pulsdiagnose. Der Zungenkörper ist bei Blutstase ein verlässlicher Anhaltspunkt. Darum ist es wichtig, diesen zu berücksichtigen.

---

5 Die drei Positionen werden an jedem Handgelenk gemessen. Am linken Handgelenk: Herz/Dünndarm, Leber/Galle, Niere/Blase. Am rechten Handgelenk: Lunge/Dickdarm, Milz/Magen, Kreislauf/Dreifacher Erwärmer.

Die **Zungendiagnose** lässt auf das Gleichgewicht des Körperstatus schließen. Auch hier wird auf die Anwesenheit oder Abwesenheit des ***shén*** geachtet. Bei der Zungendiagnose wird

1. die **Farbe** der Zunge betrachtet, welche fast immer die tatsächliche Kondition des Patienten wiedergibt. Eine rote Zunge z.B. deutet auf Hitze, eine blasse Zunge auf Kälte.
2. Die **Zungentopographie,** d.h. die Zuordnung bestimmter Körperabschnitte zu verschiedenen Organen gibt Auskunft, welches Organ bei einer Erkrankung betroffen ist.
3. Auch die **Beschaffenheit des Zungenkörpers** ist wichtig, ob die Zunge gespannt oder schlaff ist, auf die Seite hängt, groß oder klein oder geschwollen ist.
4. Die **Unterseite der Zunge** gibt Auskunft darüber, ob eine Blutstase oder Stauungen vorhanden sind. Gestaute, gewundene Unterzungenvenen weisen auf einen langen Prozess der Blutstagnation hin.
5. Und schließlich ist der **Zungenbelag** von Bedeutung. Fehlt dieser, so bedeutet dies einen Mangel an Magenflüssigkeiten, die einen Belag erzeugen. Ein geschälter Zungenbelag z.B. zeigt ein ernsthaftes Ungleichgewicht. Ein gelber Belag deutet auf Hitze, ein weißer Belag auf Kälte. In extremen Fällen kann der Belag schwarz werden und damit auf eine mögliche Kälteinvasion hindeuten.

Bei der Diagnose ist auch die Berücksichtigung der geographischen Lage von Bedeutung, in der sich ein/e PatientIn befindet. Bei der Behandlung einer Krankheit sollte der TCM-Arzt oder -Therapeut nicht nur die Biographie seines Patienten, seinen Lebensstil und seine Ernährung kennen, sondern auch Bescheid wissen, in welcher Umgebung, Lage und Klima des Wohnortes er lebt. Zum Beispiel ob er in einer feuchten Wohnung lebt, oder am Meer, an einem Fluss oder in den Bergen usw. Davon hängen auch die Diagnose, die Behandlungsmethoden bzw. die Behandlungstechniken ab. Dies muss er in seiner Diagnose berücksichtigen.

Ich gebe hier ein Beispiel aus einem Gespräch zwischen Huangdi und Qi Bo:

> So fragte Huangdi seinen Arzt Qi Bo: «Wenn Ärzte Krankheiten behandeln, dann nutzen sie unterschiedliche Methoden und Techniken, auch wenn die behandelten Krankheiten von ein und derselben Natur sind. Aber alle sind sie erfolgreich. Wie kommt das?»
>
> Qi Bo antwortete: «Das erklärt sich aus Unterschieden, was Lage und Klima des Wohnortes des Kranken betrifft, sowie aus Unterschieden in Lebensstil und Ernährung. Der **Osten** ist z.B. die Himmelsrichtung der Geburt von Himmel und Erde. Das Wetter ist mild und es ist eine Küstengegend, die reich an Fischen und

> Salzen ist, sodass die Bewohner viele Arten von Fischen zu sich nehmen und eine Vorliebe für Salziges entwickeln. Weil sie aber so viel Fisch essen, der als ein Nahrungsmittel gilt, das Hitze erzeugt, sammelt sich Hitze an und staut sich im Körper. Außerdem nehmen sie zu viel Salz zu sich und Salz trocknet das Blut aus, es erschöpft und leitet ab. Aus diesem Grund haben die Bewohner östlicher Gebiete oft eine dunkle Haut. Bei den unter ihnen weitest verbreiteten Krankheiten werden oft die relativ dicken Steinnadeln eingesetzt. Außerdem wird Blut abgeleitet, um die Hitze zu mildern.
>
> Im **Süden** ist das Klima heiß, und das Yang-*qì* erreicht dort seinen Höhepunkt. Niedrige Berge und Täler sind typisch für die Landschaft im Süden. Nebel und Tau treten hier häufig gemeinsam auf. Die Bewohner dieser Landstriche bevorzugen saure und überreife Nahrung, wie z.B. Früchte. Deswegen weist ihre Haut oft Anzeichen von Röte auf. Dort verbreitete Krankheitsbilder sind Spasmen, Taubheit, Lähmungserscheinungen, *bì*/Gelenksschmerzen-Syndrom und *weĭ*/Schlaffheit. Für die richtige Behandlung benötigt man sehr feine Nadeln. Deshalb stammt die Kunst der neun Arten von Nadeln auch aus dem Süden. Die dort verwendeten Nadeln bestehen aus Metall.» (Der Gelbe Kaiser, S. 76)

Wenn der Arzt darüber nicht Bescheid weiß, kann es sein, dass er bei der Erstellung der Diagnose falsche Schlüsse zieht und die Krankheit anders beurteilt und der Patient nicht gesundet. Er kann dem Patienten / der Patientin z.B. nicht raten, die feuchte Wohnung zu wechseln und in eine trockene Wohnung umzuziehen. Durch diese Kenntnisse weiß er auch die Ursachen seiner/ihrer Krankheit.

So gibt es auch unterschiedliche Krankheiten, bei den Bewohnern im **Norden** und im **Westen** und die für die Region entsprechenden Behandlungsmethoden. Dies sollte der Arzt bei der Diagnose berücksichtigen.

> «Ein guter Arzt beherrscht alle Techniken und weiß, wann er sie gemeinsam oder getrennt einsetzen muss. Nur so kann er sich den verändernden äußeren Bedingungen, dem Lebensstil und den geographischen Besonderheiten anpassen und die verschiedenen die Behandlung beeinflussenden Faktoren berücksichtigen. Daraus erklärt sich, dass man mit den unterschiedlichsten Methoden Heilerfolge erzielen kann. Letztendlich hängt dies davon ab, wie gut es dem Arzt gelingt, die verschiedenen Umstände zu berücksichtigen und die entsprechenden Behandlungsmethoden zu wählen.» (ebd.)

Es gibt noch eine weitere Diagnose, um Krankheiten aufzuspüren. Es handelt sich um die **Meridiandiagnose**. Diese geschieht durch Abtasten der traditionellen Meridianverläufe und reaktiven Behandlungspunkte. Bei der Meridianpalpation können Druckschmerzhaftigkeit, Knötchen und andere Veränderungen ertastet werden. Diese Techniken können die Resultate verbessern.

«Das primäre Ziel der Palpation ist jedoch nicht, Therapiepunkte aufzufinden, sondern Rückschlüsse über die Funktion der inneren Organe zu erhalten. Die Palpation ist also zuallererst ein diagnostisches Werkzeug und erst in zweiter Linie ein Werkzeug zum Auffinden relevanter Punkte.» (Wang Ju Yi / Robertson, Jason, ebd. S. 69)

5. Gemeinsames Kriterium östlicher und westlicher Medizin im Hinblick auf die Ursachen von Blutstase

从东西方医学准则看血瘀的原因

(cóng dōng xī fāng yīxué zhǔnzé kàn xuèyū de yuányīn)

Da die in Kapitel 11 aufgelisteten Symptome von RLS, die in verschiedenen Krankheitsbildern wie Polyneuropathie, Eisenmangelanämie und auch Blutstase, Leber-*qì*-Stagnation usw. vorkommen, habe ich nach einem gemeinsamen Kriterium gesucht. Dieses ist sowohl für die westliche als auch östliche Medizin von Bedeutung und allen Menschen ob gesund oder krank gemeinsam. Der gemeinsame Nenner ist das **Blut**.

Wie ich zu zeigen versuche, sind vielfältige Symptome, die bei verschiedenen Krankheitsbildern wie z.B. RLS auftreten, auf das Blut eventuell auf die Qualität des Blutes zurückzuführen. Es gibt so viele Krankheiten, die teilweise gleiche oder ganz ähnliche Symptome aufweisen. Mich beschäftigte dabei die Frage, ob diese eventuell konvergieren – oder einfacher gesagt – Äste eines Baumes sind, eines Baumes mit einer gemeinsamen Wurzel. Besonders deutlich zeigt sich der gemeinsame Nenner, bzw. die gemeinsame Wurzel in der westlichen Medizin, welche das Blut quantitativ betrachtet, indem sie es in verschiedene messbare Bestandteile zerlegt. Die östliche Medizin betrachtet das Blut von ihrer eigenen Physiologie her, die einen «ganzheitlichen» Aspekt avisiert.

Das Blut muss zirkulieren, damit es den ganzen Körper mit Nahrung versorgt. Die Nährstoffe, die durch die Nahrung in unseren Körper gelangen, werden durch das Blut weitertransportiert und so unser Körper ernährt.

> «Blood circulates within the vessels. Pushed and stirred by the *qì*, it flows along the blood vessels to various parts of the entire body. It circulates or travels ceaselessly like an endless circle. This circulation of blood provides the various viscera and bowels and tissues of the entire body with rich nutritious substances so as to meet their needs in their performance of their functions.
>
> Blood flows along in a relatively close tube known as a *maì* or vessel. The thin or tiny vessels prevent the blood from flowing and spilling outside of the channels and thus causing various forms and hemorrhage. Throughout of the activities of life, blood flows in a circle, uninterrupted manner. It circulates rhythmically along a definite route.» (Yan De-Xin, ebd. S. 18)

Ohne Blut kann der Organismus auf die Dauer nicht aufrechterhalten werden. Wenn das Blut nicht mehr fließt, entstehen Stauungen und die Blutgefäße sind verstopft. Nach Auffassung der TCM entsteht eine Leber *qì*-Stauung oder Blutstase. Dies führt zu Missempfindungen und Schmerzen. Wo kein Blut hinkommt, stirbt das Organ ab.

Das Blut ist für alle Lebensvorgänge im Körper verantwortlich. Damit z.B. das Gehirn seine Funktionen ausüben kann, muss es gut durchblutet sein. Das betrifft auch alle Organe, Muskeln und Knochen, Haut und Gewebe. Ohne Blut können auch Hormone nicht transportiert und unsere Nerven nicht ernährt werden, sodass auch neurologische Störungen oder eine falsche Übertragung von Nervenimpulsen (siehe Kapitel 11) als mögliche Ursachen von RLS auftreten. Dies ist aber nicht die Wurzel dieser Ursachen. Entsteht eine Blutstase, werden nicht nur das Blut, die Blutgefäße, sondern auch die Nerven nicht mehr genügend ernährt, was nicht nur zu Beschwerden, Schmerzen und Krankheiten, sondern sogar – wenn es sich um die Koronararterien des Herzens handelt – zum Tod führen können. Dies erklärt auch, warum Blutstauungen und *qì*-Stagnationen Missempfindungen und Krankheiten hervorrufen, welche denen der RLS-Betroffenen sehr ähnlich sind. Nach Gunther Neeb kann auch Demenz durch eine Blutstase und den Verlust von Flüssigkeiten hervorgerufen werden (siehe Kapitel 14.1.3).

Auf die Begriffe «Blutstase» und «*qì*-Stagnation» werde ich später noch eingehen.

5.1 Die Bedeutung des Blutes in der westlichen Medizin

血液 在 西医 的 意义 *(xuèyè zaì xīyī de yìyì)*

Obwohl das Blut wie eine homogene Flüssigkeit aussieht, betrachtet es die medizinische Wissenschaft als ein kompliziertes Gemisch verschiedener Bestandteile.

Die Zusammensetzung des Blutes verändert sich bei vielen Krankheiten, da Blut praktisch mit allen Organen in Berührung kommt.

So sind Bestandteile (z.B. Abwehrzellen des Blutes) nicht selten an der Überwindung von Krankheiten mitbeteiligt. In der modernen Medizin spielen daher Blutuntersuchungen eine entscheidende Rolle wie z.B. bei der Diagnostik unklarer Krankheitsbilder (z.B. unklares Fieber oder Leistungsabfall) und zur Therapieüberwachung (Monitoring) bei vielen Behandlungsverfahren. Das Interesse am Blut zielt aber mehr auf das Hämoglobin[6].

Die festen Bestandteile des Blutes, die so genannten **Blutkörperchen** werden in folgende Bestandteile unterteilt:

1. **Erythrozyten** (rote Blutkörperchen), transportieren Sauerstoff und Kohlendioxid.
2. **Leukozyten** (weiße Blutkörperchen), welche zur Abwehr von Krankheitserregern oder sonstigen körperfremden Stoffen dienen. Sie bestehen aus **drei Zellarten:**
   - **2.1 Granulozyten**
   - **2.2 Lymphozyten**
   - **2.3 Monozyten**
3. **Thrombozyten** (Blutplättchen). Diese sind an der **Blutgerinnung** beteiligt.

Die flüssige Fraktion, das **Blutplasma** («Blutwasser»), hat ein Blutvolumen von ca. 40–45%. Aus dem Blutplasma erhält man das **(Blut-) Serum** (Plasma = Serum plus Fibrinogen)[7].

Das Serum entsteht auch als flüssiger Überstand, wenn man das Blut im Röhrchen gerinnen lässt.

Das Blut, welches durch das weit verzweigte Netz der Blutgefäße jeden Winkel des Körpers erreicht, hat folgende Aufgaben:

1. **Transportfunktionen,** indem es Sauerstoff und Nährstoffe aber auch Hormone zu den Zellen befördert und gleichzeitig Kohlendioxid und Stoffwechselabfallprodukte wieder abführt.
2. **Abwehrfunktion,** da ein Teil des Blutes Abwehrzellen sind.
3. **Wärmeregulationsfunktion,** der Körper erhält durch die ständige Blutzirkulation eine gleichbleibende Temperatur.

---

6 Hämoglobin = hämo und Globin, Farbstoff der roten Blutkörperchen, der aus dem Eiweißanteil Globin und dem eisenhaltigen Häm besteht (dient dem Transport, der Bindung und der Abgabe des Sauerstoffs).

7 Fibrinogen = im Blut enthaltener Eiweißstoff (Faktor 1 der Blutgerinnung), der die lösliche Vorstufe des Fibrins (Fibrin = «Faserstoff», Eiweißstoff des Blutes, der bei Blutgerinnung aus Fibrinogen besteht) darstellt.

4. **Abdichtung** von Gefässwanddefekten durch die Fähigkeit der Gerinnung.
5. **Puffersysteme** gleichen Schwankungen des pH-Wertes aus.

In der westlichen Medizin wird auch die **Hämostase** diskutiert, welche erst in den letzten Jahrzehnten als wesentlicher Wissenszuwachs erfahren wird und zu wesentlichen Fortschritten geführt hat.

Hans D. Bruhn schreibt:

> «Entgleist die reguläre Hämostase oder läuft der Hämostasemechanismus am falschen Ort ab, beispielsweise in einer Koronararterie mit nachfolgendem Herzinfarkt oder Schlaganfall, dann wird deutlich, dass Hämostasestörungen bei tromboembolischen Krankheitsbildern eine sehr große allgemein- und sozialmedizinische Bedeutung haben ... Das Gefäßsystem besitzt zwei mächtige, fein regulierte Systeme: die Gerinnung und die *Fibrinolyse*. Auf der einen Seite wird dadurch der Blutfluss an einer Verletzung gestoppt und auf der anderen Seite in allen anderen Bereichen die Fluidität des Blutes gewährleistet.» (Bruhn et al. Hämostaseologie für die Praxis, ebd. S. 19)

5.2 Die Bedeutung des Blutes in der TCM

血液 在 中医 的 意义 *(xuèyè zài zhōngyī de yìyì)*

Nach Auffassung der TCM ist die **Milz** die erste Quelle des Blutes. Aus den Essenzen der Nahrung wird mit Hilfe eines Transformationsprozesses der Milz die Grundlage für das Blut erzeugt. Der westlichen Medizin ist bekannt, dass die Leber das Blut speichert.
Im Ling Shu (Spirituel Pivot) heißt es:

> «The central burner receives *qì* from the juice (i.e., chyme). It is transformed, becomes red, and is called blood.» (in Yan de Xin, ebd. S. 16)

Die folgenden Zitate stammen aus den antiken Quellen (Beijing Zhongyi xueyuan, 1986):

> «Die Gefäße sind die Herberge des Blutes».
> «Der Mittlere Erwärmer empfängt das *qì* und ergreift die Säfte, wandelt sie in eine kräftig rote (Substanz). Dies nennt man das Blut»

Aufgrund der Funktion der Milz, das Blut zurückzuhalten, wird verhindert, dass das Blut aus den Gefäßen austritt. Wenn Blut austritt, so wird dies als eine Störung der Milz betrachtet. Ist die Milz geschwächt, werden die aus der Nahrung gewonnenen

Essenzen dem Körper erst gar nicht zugeführt. Sie kann dann die Flüssigkeiten für den Magen nicht bewegen. Dadurch wird das *qì* geschwächt, der Puls fließt nicht mehr frei, die Sehnen, Knochen und das Fleisch haben kein *qì* für ihren Aufbau mehr und werden nutzlos. Es entsteht dadurch im Körper ein Mangel, der dazu führt, dass ein solcher Mensch Mühe hat, sich optimal an seine Umgebung anzupassen. Die Milz ist demnach ein Organ, welches die Fähigkeit hat, die Nahrung in brauchbare und nicht brauchbare Substanzen umzuwandeln.

Dies zeigt sich auch auf geistiger Ebene. Auf diese Weise kann ein Mensch seine Umwelt nicht mehr assimilieren und er verliert die Fähigkeit, auszuwählen und sich Veränderungen anzupassen. Man spricht dann von einer Schwäche oder Disharmonie des Menschen, seinem Geist und seiner Umgebung. In diesem Zustand kann sich Demenz (siehe Kapitel 14.1.3) entwickeln.

Ohne Blut gibt es kein Leben und ohne *qì* kann das Blut nicht bewegt werden.

> «Blood refers to the red liquid circulating within the vessels. The five viscera are formed during gestation when blood has already begun to circulate in the vessels of the whole body. This blood comes from the mother's body. After birth, the source of blood comes from food which is transformed and engendered by the function of *qì* transformation. The chief function of blood is to circulate in the vessels and construct and nourish the whole body. Thus, if a person has blood, there is life. If a person looses blood, there will be disease. And if a person is without blood, there is death.» (Yan De-Xin, ebd. S. 15)

5.2.1 Körperflüssigkeiten 津液 *(jīn yè)*

Die Körperflüssigkeiten, *jīn yè,* werden als ernährende Substanzen definiert, welche entstehen, wenn Nahrung im Verdauungsprozess von den Funktionen des Magens, der Milz, der Lungen usw. unterstützt werden.

Darunter ist *jīn* von Natur aus Yang. Sie erscheinen leicht, klären Flüssigkeiten und gelangen – den inneren Prozessen entsprechend – durch die Oberfläche des Körpers.

jīn ist der aktive Teil und *yè* ist der struktive Teil der Säfte. Die Quelle der Säfte befindet sich im Dreifachen Erwärmer *(sān jiāo)*. *jīn* betrifft Speichel, welcher mit den Nieren assoziiert wird, mit den Tränen (Leber) mit Schweiß (Herz), Nasenschleim (Lungen) und Mundschleim mit der Milz. Sie befeuchten die Haut und das Fleisch. *yè* ist von Natur aus Yin. Diese Flüssigkeiten sind schwer und dick.

Zusammenfassend gehören zu den flüssigen Substanzen des Körpers: Spucke, Speichel, Tränen, Urin, Schweiß, Nasensekret, Hormone, Blutanteile, Liquor und alle wassergebundenen Exkrete und flüssigen Substanzen. Hippokrates bezeichnete im 5. Jahrhundert vor Chr. Krankheit als ein Ungleichgewicht der Körpersäfte.

500 Jahre später fügte Claudius Galenus, der Leibarzt des röm. Kaisers, die vier Elemente und Qualitäten heiß, kalt, feucht und trocken hinzu. Alle diese Komponenten müssen im gesunden Gleichgewicht gehalten werden, denn der Patient ist eine Einheit aus Körper und Seele, die durch Krankheit durcheinandergebracht wird.

> Huangdi fragte: «Warum büßen bei einer Störung der Milz die vier Gliedmaßen ihre normale Funktionsfähigkeit ein?»
>
> Qi Bo erwiderte: «Damit die Extremitäten ihre Funktionen normal erfüllen können, müssen sie vom Magen ernährt werden. Aber die Körperflüssigkeiten *jīn* und *yè* können die Leitbahnen der Gliedmaßen nicht direkt vom Magen aus erreichen: Sie müssen zuerst in der Milz umgewandelt und dann im Körper verteilt werden. Das ist der normale physiologische Ablauf.
>
> Ist nun die Milz gestört, kann sie die Körperflüssigkeiten nicht richtig umwandeln und transportieren. Dann werden die Gliedmaßen nicht ausreichend genährt, das heißt, sie erhalten auch nicht genug *gŭqì*, Nahrungs-*qì*. Nach und nach verkümmern dann die Muskeln und verlieren ihre Funktion.» (Der Gelbe Kaiser, S. 164)

Was ist Blut, xuè, in der TCM?

Der chinesische Begriff «*xuè*», **Blut,** ist der individuell struktive Aspekt der Struktur des Menschen. Es ist der **Lebenssaft.**

Yan De Xin schreibt:

> The Jing Yue Quan Shu (The complete Writings of Jing Yue) points out: «Blood is the essence *qì* of water and grain. It wells up continuously and comes, but, in fact, it is engendered and transformed by the spleen.» (ebd. S. 17)

> «Da Blut und Körperflüssigkeiten einander ernähren, kann ein Mangelzustand des einen auch eine Leere des anderen bedingen und vice versa. Beispielsweise schädigt übermäßiges chronisches Schwitzen das Blut (= Blut-Leere), andererseits führt Blutverlust durch starke langanhaltende Monatsblutungen oder andere Ursachen auch zu innerer Trockenheit oder Leere der Körperflüssigkeiten, welche auch weitgehend mit Yin-Leere übereinstimmen, da Blut und Körperflüssigkeiten beide zu den Yin-Anteilen des Körpers gehören.» (Neeb, ebd. S. 370)

Damit sich die physiologischen Funktionen entfalten können, braucht es *qì* und *xuè*.

Sie befeuchten, nähren, schützen und erwärmen alle Körperöffnungen.

Gemäß der Theorie der TCM werden die Essenz *jīng, qì* und Blut und die Körpersäfte als die **vier Grundsubstanzen** bezeichnet. Diese vier Grundsubstanzen innerhalb des Körpers sind für das Leben von fundamentaler Bedeutung, da sie die materielle Basis des Körpers bilden. Fehlt eine dieser Substanzen, kann es zu einer Funktionsstörung verschiedener Körperorgane kommen.

xuè ist mehr noch als Blut. Es beinhaltet alle **Körperflüssigkeiten**, alles was damit zu tun hat. Es handelt sich um ein **ernährendes Prinzip**.

Nach Auffassung der TCM erhält das Blut seine rote Farbe im Herzen. Es ist das Siegel des Allerhöchsten, des Kaisers. Das chinesische Zeichen für Blut stellt ein zeremonielles Gefäß dar. Es herrscht die Auffassung, dass das Blut bewahrt werden muss, deswegen wird es in einem zeremoniellen Gefäß «als Opfergabe für die Ernährung der Geister» aufbewahrt (siehe das chinesische Zeichen für Blut, *xuè,* in der Liste der chinesischen Begriffe).

Damit hofft man, die Kommunikation zwischen Himmel und Erde herzustellen. So können wir unserem Schicksal als himmlischem Plan folgen. Mit anderen Worten bedeutet es, dass wir unsere inneren Fähigkeiten und Qualitäten zur Entfaltung bringen und unsere Kräfte zur rechten Zeit einsetzen sollen.

> «Das Blut gehört im chinesisch medizinischen Kontext zum Innersten. Also sowohl zum Herzen <*xīn*> als auch zum Mark, <*gŭsuǐ*>.» (Braun, Zhongyi, Wärme, Schärfe und Gesundheit, S. 84)

Und Gunther Neeb schreibt:

> «Die Aufgaben des Blutes sind vielfältig; es soll als Yin-Flüssigkeit den ganzen Körper und seine Organe einschließlich des Geistes befeuchten und ernähren und eine Balance zu den Yang-Eigenschaften des *qì* herstellen. Durch seine Rolle bei der Menstruation und der Geburt spielt es auch in der Frauenheilkunde eine wichtige Rolle.» (ebd. S 23)

5.2.2 Die Nierenessenz
肾精 *(shènjīng)*

> «Essenz ist die Yin-Wuzel des *mìng mēn* (Tor des Lebens), die treibende Kraft hinter allen Lebensprozessen. Sie ist die zentrale Manifestation unseres Erbgutes auf Körperebene. Sie interagiert mit dem *qì* aus Körperflüssigkeiten, Nahrung und Luft, um die Basis für die Alltagsaktivitäten zu bilden. Die Essenz ist der Bauplan für die Erschaffung des Körpers, der Funke für die *qì*-Dynamik aller Organe, und

von ihr kommt auch der Drang zum ersten Lebensatem. Die Essenz bewegt sich mit der Körperseele der Lunge *(pò)*, die das Körper-*qì* befehligt. Der Zündfunke am Beginn dieser *qì*-Dynamik ist jedoch die Essenz, die auch der Yin-Aspekt zum Yang-Aspekt *shén* ist. Die Stärke des physischen Körpers (Yin = materiell) basiert letztendlich auf der Stärke der Essenz (Yin). Alle Wachstums- und Entwicklungsstadien sind Manifestationen der Essenz, und Altersschwäche folglich ein Hinweis darauf, dass sie abnimmt.» (Wang Ju Yi, Robertson, Jason, Die Anwendung der chinesischen Meridianlehre in der Praxis, Bacopa Verlag S. 140 ff)

Es gibt noch eine andere Quelle des Blutes. Es handelt sich um die **Nierenessenz**.

«Die Weisen wissen, dass *jīng*, die Essenz, die kostbare Substanz im Körper ist. Wie die Wurzel eines Baumes sollte sie behütet und vor «Räubern» geschützt werden, denn nur so kann man vermeiden, dass im Frühling fiebrige Erkrankungen auftreten. Kommt es im heißen Sommer weder zu Schwitzen noch zu Abkühlung, dann leidet man im darauffolgenden Herbst auch nicht an malaria-ähnlichen Störungen. Es ist daher äußerst wichtig, das *jīng* zu schützen, indem man den Rhythmus der Jahreszeiten beobachtet und sich ihm anpasst.» (Der Gelbe Kaiser, S. 33)

Die Nierenessenz formt das Mark, gŭsŭi

Ein Sondergefäß wird das «Meer des Marks» genannt, ein Begriff, der das Gehirn bezeichnet. In der modernen Medizin würde man sagen, dass im Knochenmark Blut produziert wird. In der westlichen Medizin ist die Milz als blutbildendes Organ bekannt und die Leber als Blutspeicher. Schweiß und Muttermilch sind die **Ultrafiltrate** des Blutes.

«In der chinesischen Medizin wird die Vertikale durch den Geist *shén* und die Horizontale durch die Essenz *jīng* repräsentiert.» (Platsch, Psychosomatik in der Chinesischen Medizin, S. 131)

Das **Organsystem der Niere** ist gemäß der TCM für die Fortpflanzung des Menschen sowie für Wachstum und Entwicklung verantwortlich. In den Nieren wird unser ***jīng***, unsere *Essenz*, gespeichert. Sie ist die Grundlage unseres Körpers und seiner Funktionen und sie kann in *qì* umgewandelt werden.

«In its dominant form *jīng* is sexual potency, that is, semen in men and menstrual blood in women. Both develop form of pure *qì* that sinks down from its center – the ocean of *qì* in the abdomen in men and the cavern of *qì* in the breast area in women – and becomes tangible in sexual sensations and fluids. Emitting *jīng* from the body, is seen as a major source of *qì*-loss which can cause physical weakness, lead to diseases, and precipitate early death. But even without excessive loss of *jīng*, vital essence will diminish over a lifetime. Its rise and decline are understood as occurring in an eight-year cycle in males and a seven-year cycle in females.» (Kohn, Livia, ebd. S. 33)

Die **Niere** ist eng mit der **Leber** verbunden. Beide Organe haben mannigfaltige Verbindungen durch die Leitbahnen und physiologisch erzeugen sie sich gegenseitig und gleichen einander aus. «Die Leber und die Niere stammen aus derselben Quelle.» In der klinischen Praxis werden daher Niere und Leber oft zusammen behandelt.

- Die Leber speichert das Blut
- Die Niere speichert die Essenz

Die Therapie besteht oft darin, dass sie sowohl die Ernährung der Leber als auch der Nieren bereichert. Das freie Zirkulieren und das Regieren der Leber als Speicherorgan sind unabhängig, vielfältig und wechselseitig in den Funktionen der Leber und der Niere. Störungen dieser Funktionen können zu Krankheiten führen wie z.B. zu vorzeitiger Menstruation und ejaculatio praecox, welche häufig durch eine kombinierte Behandlung von Leber und Niere behoben werden können.

So empfiehlt Porkert als Therapie:

> «Bändigung des *yang hepaticum* durch Ergänzung der struktiven Energien des *orbis renalis* und des *orbis hepaticus* und Absenkung des *yang hepaticum*.» (Porkert, Systematische Akupunktur, S.83)

5.2.3 Zwei Arten von Essenz

中医的两种精 *(zhōngyī de liǎng zhǒng jīng)*

*** eine vorgeburtliche Essenz:**	sie stellt das genetische Material dar, welches wir bei der Zeugung von unseren Eltern erben. Sie rüstet uns mit einer einzigartigen Konstitution, Lebenskraft und Persönlichkeit aus, die wir jeden Tag ein wenig verbrauchen, um *qì* zu produzieren und es dann durch unseren Körper zu tragen. Wenn das *qì* verbraucht ist, sterben wir auf natürliche Weise.
*** die nachgeburtliche Essenz:**	gewinnen wir aus der Nahrung, die wir täglich essen und der Atemluft und der Art, wie wir leben. Verfügen wir reichlich über nachgeburtliche Essenz, verbrauchen wir weniger unsere vorgeburtliche Essenz und verlängern so unser Leben. Dies, zeigt wie wichtig eine **sinnvolle und gesunde Ernährung und eine entsprechende Lebensweise** ist.

Aus der Essenz der Nahrung wird mit Hilfe eines Transformationsprozesses die Grundlage für das Blut erzeugt. Aus diesem Grund muss bei einer Blutstauung die

Milz gestärkt werden. So wird der Passageweg aufgebrochen. Auf diese Weise kann sich das Blut wieder frei bewegen und *shén,* der Geist, das Gleichgewicht wieder herstellen. Wenn eine Störung vorliegt, kann emotional der Verlust von Erinnerungen an schmerzhafte Erfahrungen auftreten. Ebenso können Schwierigkeiten mit emotionaler Nähe, die vom Feuer des Herzens getragen wird, entstehen. Es gibt auch Personen, die «blutleer» wirken, und ohne Herzenswärme durchs Leben gehen. Sie haben ständig das Gefühl, betrogen worden zu sein. Oft klagen sie über einen stechenden Schmerz, ziehen sich von Kontakten zurück, um sich immer mehr vor unangenehmen Erfahrungen zu schützen. Dies ist ein Zeichen dafür, dass der gleichmäßige harmonische Fluss des Daseins gestört ist.

5.2.4 *shén,* die geistige Qualität des Blutes
神，血液的精神质量 *(shén, xuèyè de jīng shēn zhì liàng)*

Huangdi fragte: «Was meint Ihr mit *shén,* mit Geist?»

Qi Bo erwiderte: «*shén* ist etwas, das Ihr kennt, wenn Ihr es seht. *shén* kann in den Augen des Patienten wahrgenommen werden. Aber das wahre Sehen geschieht durch Eure eigenen Augen. Was Ihr als Botschaft empfängt, versteht Euer Herz. Ihr könnt dann den Zustand des Patienten in Eurem Geist visualisieren. Intuitiv erfasst Ihr, wo das Problem liegt. Ihr seid nicht mehr abhängig von der Sprache. Es ist wie die Nacht, in der niemand etwas wahrzunehmen vermag, aber Ihr könnt sehen, als hätte der Wind den Nebel weggefegt. Das ist *shén,* wie ich es verstehe. Ihr könnt Euch des *shén* versichern, indem Ihr die neun Pulse in den drei Abschnitten ertastet. Aber Ihr seid davon nicht abhängig. Wer wahre Meisterschaft erlangt hat, kann bis jenseits des Physischen vordringen und die Wahrheit erkennen.» (Der Gelbe Kaiser, S. 150)

«Der Begriff *shén* bezieht sich allgemein gesehen auf die Intelligenz der Existenz. Diese Intelligenz findet man in allen Lebewesen. In Pflanzen zeigt sich *shén* in der Fähigkeit, sich den Jahreszeiten anzupassen oder sich der Sonne zuzuwenden. (Heliotropismus), im Menschen im Verstehen und Erfassen, in der Fähigkeit assoziativ von einem Konzept in ein anderes zu wechseln. So gesehen umfasst *shén* auch die moderne Definition der ‹Intelligenz›.

shén besitzt eine Yang- und Yin-Natur. Die Essenz *jīng* ist die Basis für das Körperliche und *shén,* die Präsenz des Übernatürlichen im Menschen». (Wang Ju Yi, Robertson, Jason, ebd. S.138)

Die TCM betrachtet das Blut in seiner Beziehung zum **geistigen Aspekt der Persönlichkeit**. Dieser wird als ***shén*** bezeichnet. Er zeigt sich am Glanz der Augen, am Hautkolorit, an den Pulsen, an der Klarheit der Stimme und der Sprache des Patienten, an seiner ganzen Erscheinung. Die Patienten zeigen bei einem Mangel an *shén* einen dumpfen Puls, einen matten Ausdruck der Augen, eine schwache Stimme und ein mattes Hautkolorit. Es heißt, dass diesen Menschen der Glanz des Himmels fehle. Sie haben Zeichen von Mattigkeit und es fehlt ihnen an Inspiration für ihr Leben. Wenn eine Person *shén* hat, kann man sagen: sie hat eine gute Ausstrahlung. Oder anders ausgedrückt:

> «Der klare Blick, das Leuchten der Augen, die Ausstrahlung, die Schönheit, die von innen kommt, das was eine Persönlichkeit ausmacht, umschreibt den Begriff *shén*. Letztlich sind dies Zeichen der nach außen sichtbaren Harmonie der Grundsubstanzen, (Essenz), *qì*, Blut und Körperflüssigkeiten. Das *shén* kann man am besten mit ‹Geist› oder ‹Bewusstsein› übersetzen, als Selbstbewusstsein und die Fähigkeit, über sich selbst zu reflektieren. Gedächtnis, Intelligenz, Logik und Urteilsfähigkeit sind ebenfalls Funktionen des *shén*. Ein offenes Gesicht mit leuchtenden Augen und einem klaren Denken deutet auf eine gesunde Funktion des *shén*. Es wird im Herzen gespeichert.
>
> Ein müder und kranker Körper hat wenig *shén*, die Augen eines solchen Menschen leuchten nicht. Bei der Diagnoseerhebung ist das Anschauen des Patienten (Gesichtsfarbe, Augenausdruck) daher sehr wichtig. Ohnmachtsanfälle, Bewusstlosigkeit, Epilepsie, zeitliche und räumliche Orientierungsstörungen oder Probleme beim Rechnen, können eine Erkrankung des *shén* sein.» (Körfers/Sun, Traditionelle chinesische Medizin, Arzneidrogen und Therapie, S. XIX)

> «Eyes with *shén* are clear, have lustre, sparkle or gleam and are brilliant; Mind and Spirit are in a good state of vitality. Eyes without *shén* are dull as if they were clouded by a mist; Mind and Spirit are disturbed by emotional poblems.» (Maciocia, Giovanni, Psyche in Chinese Medicine, S. 174)

> «Sonne und Mond ist die Bezeichnung für die zwei Augen, die nur zusammen eine ausgewogene Sichtweise (im Gleichgewicht von *yin tang*, dem sogenannten dritten Auge) ergeben. So entsteht *shén míng*, der Glanz von *shén*. Dieses *shén* zu verstrahlen, ist die wahre Aufgabe der Augen, denn, wie der Mystiker Rumi sagt, das Auge wird blind, wenn es nur sieht. Mit der Einäugigkeit des Verstandes wird es wie Polyphem geblendet, denn wirklich sehen kann man nur mir dem Herzen (Saint-Exupery in «Der kleine Prinz») dem Sitz von *shén*.» (Müller, Josef Viktor, Den Geist verwurzeln, S. 11)

> «Dem Herzen ist *shén*, der Niere *zhì* zugeordnet. *shén* ist die Intelligenz der Existenz, die Fähigkeit, die eigene Vision zu erkennen und auf die Aussenwelt auszudehnen (Intuition). Auch die Wahrnehmung erfolgt durch *shén*. Im Gegensatz zur Yang-Natur von *shén* ist die Essenz im physischen Körper verwurzelt. Die Balance zwischen Essenz und *shén* ist damit ein ... Aspekt der *shăo yīn*-Physiologie. ‹Intelligenz› im westlichen Sinne, der neugierige, fragende und aktive Geist[8], ist auf Unterstützung durch eine körperliche Kraft angewiesen. Das ist der Kern der Beziehung zwischen *shén* und Essenz.» (Wang Ju Yi, / Robertson, Jason, ebd. S. 141 f)

Ist der Körper gut durchblutet, kann sich der Geist im Körper verankern. Der Transport von Nährstoffen und auch «nährender Gedanken» dürfen nicht behindert sein. Dies fördert den Schlaf und sorgt für Erfrischung. Die Bildung des Blutes ist in der alten chinesischen Medizin ohne «Geist», *shén*, nicht möglich. Wie wichtig der Geist, also *shén* ist, sagte schon der Gelbe Kaiser Huangdi:

> «Ein Gutteil der Krankheit beginnt im Geist!»

Wie ist das zu verstehen? Sie haben sicher schon gemerkt, dass Sie zu sich selbst sprechen. Wenn wir zu uns selbst sprechen, dann kann es sein, dass wir uns Mut zusprechen, dass schon alles gut wird und wir Hoffnung haben. Und das wirkt sich auf unsere Gesundheit ebenso aus, wie wenn wir keinen Mut, keine Hoffnung mehr haben und denken, mir hilft ohnehin nichts. Auch unser Körper gibt uns Botschaften, die wir geistig aufnehmen, weil unser Körper und unser Geist miteinander verbunden sind. Hören wir in uns hinein. Wir pflegen sozusagen einen ständigen Dialog mit uns selbst, der für unsere Gesundheit sehr wichtig ist.
So schreibt Jason Elias:

> «In den letzten Jahren des 20. Jahrhunderts beginnen auch wir Menschen der westlichen Welt uns endlich auf die uralte Wahrheit zu besinnen, dass Körper und Geist nicht nur miteinander verbunden sind, sondern ständig miteinander ‹sprechen›, dass sie einen permanenten Dialog pflegen, der für unsere Gesundheit und unser Wohlbefinden eine ungeheuer wichtige Rolle spielt.» (Jason, E. / Ketcham K. Traditionelle Chinesische Medizin, Selbstheilung nach den Fünf Elementen, S.18)

Interessant ist auch folgender Hinweis von Leung:

> «Dieser Zusammenhang von Körper und Geist findet derzeit eine Bestätigung innerhalb der westlichen Medizin, wo das Gebiet innerhalb der Psychoneuroim-

8 Anmerkung: Der deutsche Begriff ‹Geist› beinhaltet viele unpassende Assoziationen und der Begriff ‹*shén*› ist in der deutschen Literatur gängig und gebräuchlich. (ebd. S. 141 f)

> munologie gerade einen Durchbruch bei der Identifizierung von Neurotransmittern erzielt, die mit Gefühlen und deren Auswirkung auf das Immunsystem in Zusammenhang (stehen). Die Konzepte der Psychoneuroimmunologie sind in vieler Hinsicht nicht all zu weit von denen der TCM entfernt, sie werden nur völlig anders in Worte gefasst. Neue Modelle für die Verbindung von Körper und Geist oder die ‹Schwingungsmedizin› beschreiben den Menschen in Form von Energiesystemen; dabei macht man sich TCM-Konzepte zunutze, die man in neuere Theorien einbaut, um den Zustand der menschlichen Existenz zu begreifen. (Gerber, 1988)». (Leung ebd. S. 54)

Glückliche Menschen sind vor Krankheiten besser geschützt. Durch soziale Kontakte, Partnerschaft, Familie, Freunde, die für die Zuwendung körperlicher Nähe sorgen, wird das Immunsystem gestärkt.

Den Zusammenhang von *shén* und senilen Krankheiten siehe Kapitel 14.1.

shén steht auch in Zusammenhang mit den Tränen, dem Kummer und der Niere. Dazu ein Gespräch zwischen Lei Gong und Huangdi:

> «Lei Gong fragte: «Warum gibt es Menschen, die Kummer haben, aber nicht weinen und warum andere weinen, ohne traurig zu sein?»
>
> Huangdi antwortete: «Es handelt sich um ein grundlegendes Wissen, das sich sehr wohl in den Klassikern findet. Die Augen entsprechen der Leber, aber es ist das Herz, das seinen *shén*, seinen Geist, durch die Augen manifestiert. Die Tränen sind *jīn yè,* also Körpersäfte, die von der Niere kontrolliert werden. Wenn man gefühlsmäßig betroffen ist, regt sich *shén*, die Wahrnehmung wird unscharf und die Niere verliert die Kontrolle über die Flüssigkeit, die Tränen. Außerdem liegt im Kopf das Meer des Marks, das ebenfalls von der Niere gesteuert wird und gemeinsam sondern sie eine Flüssigkeit durch die Nase ab. Ist man voll Kummer, kann aber nicht weinen, dann entweder weil der gestörte *shén* das *qì* in den Kopf schießen lässt, was zu einer Blockade der Tränengänge führt oder weil *shén* vernunftgeleitet und ungestört bleibt und keine Reaktion der Niere hervorruft. Andere Menschen vergießen Tränen, ohne emotional aufgewühlt zu sein. In diesem Fall ist das Weinen meist auf Windeinflüsse oder übermäßige Hitze im Kopfbereich zurückzuführen. Es ist wie in der Natur: Nach einer Hitzeperiode kommt Wind auf und normalerweise folgt Regen.» (Der Gelbe Kaiser, S. 400 ff)

shén kann auch einen Mangel oder Überschuss haben.

> Huangdi fragte: «Könnt Ihr mir etwas über Zustände sagen, bei denen ein Mangel oder ein Überschuss an *shén* herrscht?»
>
> Qi Bo antwortete: «Bei einem Überschuss an *shén* lacht man hysterisch. Bei einem Mangel an *shén* ist man traurig und weinerlich. Dazu kommt es jedoch nur, wenn

> ein Pathogen *qì* und Blut trennt, und so eine Störung in den *zàng* bewirkt. Bevor das Pathogen *qì* und Blut trennt, empfindet man jedoch ein unheimliches Frösteln. Dies ist eine leicht pathologische Veränderung des *shén*.» (Der Gelbe Kaiser, S. 287)

Zum Beispiel empfindet ein Verletzter bei einem Unfall oder einer Verbrennung ein Kältegefühl oder Frösteln. Der Verletzte wird meistens dann mit einer Decke zugedeckt. Durch die Verletzung wird *qì* und Blut getrennt.

> «Die gegenseitige Abhängigkeit von Essenz, *qì*, Blut und Körpersäften ist komplex. Auf ihr basiert die Vorstellung der TCM von der Physiologie des Körpers und den pathologischen Veränderungen.» (ebd.)

Nach Auffassung der TCM bilden *qì* und Blut eine Einheit.

> «So bilden *qì* und Blut die materielle Grundlage für lebenswichtige Aktivitäten, Blut transportiert *qì* und *qì* ist die bewegende Kraft, die den Blutkreislauf in Gang hält. Ein *qì*-Mangel kann zu einem Blutmangel und zu einer mangelnden Zirkulation führen, da *qì* ein Bestandteil des Blutes ist und bei einem Mangel die Blutzirkulation nicht mehr angemessen in Gang halten kann. Da *qì* außerdem das Blut in den Blutgefäßen «hält», kann ein *qì*-Mangel auch Blutungen nach sich ziehen.» (Leung et al. S.69)

qì ist immateriell.
Während einer Akupunktur-Tagung in Salzburg sagte einmal ein Arzt: «Ich möchte am liebsten einen Akupunkturpunkt aufschneiden!» Diese Auffassung des Arztes käme einem Versuch gleich, einen Wirbel des Windes durchzuschneiden.

Was nicht materiell ist, wird in der westlichen Medizin nicht ernst genommen. Um die Wirkung der Akupunktur festzustellen, ist das Skalpell nicht das geeignete Instrument.

Vom Geist, *shén*, hängt unsere Gesundheit oder Krankheit ab. Wenn sich *shén* im Blut nicht verankern kann, wird der Mensch krank. Sein *qì*-Fluss und damit auch sein Blut, *xuè*, sind gestört und damit auch sein Lebenssinn. Ein Mensch, dessen Emotionen harmonisch, d.h. ausgeglichen sind, hat Lebenssinn und Hoffnung. Er wird dadurch nicht so leicht an Demenz erkranken. Dies müsste in der Forschung über Demenz berücksichtigt werden (siehe Kapitel 14.1.3).

In den alten Texten der TCM wird über zahlreiche Forschungen berichtet, wie Blutstase die Essenz *jīng*, den Geist, *shén*, und die geistige Orientierung beeinflusst.

So heißt es im *Shan Hang Lun* (Behandlung von Schädigungen durch Kälte):

> «Jemand, der vergesslich ist, muss gestautes Blut haben.»

Und Rong Chuan sagt im *Xue Zheng Lun* (Behandlung von Blutmustern):

> «Wenn jemandes Herz gestautes Blut hat, so hat er auch ein schlechtes Gedächtnis.»

Und im *Yi Lin Gai Cuo* (Korrekturen der Fehler im medizinischen Wald) heißt es:

> «*qì* und Blut gefrieren und lassen das Gehirn-*qì* stagnieren.»

6. Die Unterscheidung von *qì* und Blut

辨别 气 和 血 *(biànbié qì hé xuè)*

Li Ding berichtete, dass die alten Ärzte den Fluss von *qì* und Blut in den Meridianen von klein zu groß und von oberflächlich zu tief mit dem Strom des Wassers verglichen. (Vgl. Li Ding, Perplexities to Acupuncture and Moxibustion, S. 127). So wie der Strom in ständiger Bewegung ist, so auch das *qì* und Blut.

Damit Leben entsteht, genügt Blut allein nicht. Es muss bewegt werden, um alle Funktionen erfüllen zu können. Blutverdünner allein können das nicht bewirken. Damit das Blut bewegt wird und zu allen Teilen des Körpers fließen kann, braucht es das *qì*. *qì* braucht zwar auch Phasen der Ruhe aber vorrangig eine mäßige Bewegung.

> «Im Grunde ist *qì* sowohl ein stofflicher als auch ein funktioneller Begriff. In stofflicher Hinsicht ist damit eine verdünnte, feine elementare Energie gemeint, die die materielle Grundlage des Körpers bildet und für normale Körperfunktionen benötigt wird.» (Leung et al. S. 68)

Das chinesische Zeichen für *qì* (siehe das Zeichen *qì* 氣 in der Liste der chinesischen Begriffe) besteht aus den Zeichen für «Dampf» und für «gekochten Reis». Das bedeutet, dass *qì* zugleich beweglich (Dampf) als auch die Grundlage von allem ist (ungekochter Reis, ungeformte Materie). *qì* ist **Energie**, die zugleich Masse (Materie) werden kann.[9]

9 Vgl. die Relativitätstheorie bei Einstein. Die Relativitätstheorie zeigt, dass Energie und Masse ineinander überführbar sind. Das bedeutet, dass aus einem schnellen Beinahe-Nichts Materie entstehen kann. Das ist die bekannteste Idee der Relativitätstheorie. Aus Bewegungsenergie

Im Konzept der **Lebensenergie, *qì*,** liegt wohl der größte Unterschied zwischen der TCM und der Schulmedizin. Die Lebenskraft bzw. Lebensenergie lässt sich wissenschaftlich nicht direkt nachweisen und wird daher in der modernen westlichen Medizin nicht berücksichtigt. Es gibt Mediziner, die an der Existenz einer nicht messbaren Energie zweifeln.

So schreibt Rupert Sheldrake:

> «Die Vorstellung, dass Materie passiv ist und Energie oder Kraft das aktive Prinzip darstellt, gehört zum Grundbestand der Naturwissenschaft. Darüber hinaus ist es eine sehr alte Vorstellung der religiösen Überlieferungen. Das aktive Prinzip ist der Atem oder Geist, sogar in der dunklen Energie oder Quintessenz, die den Kosmos wachsen lässt. Unser Atem ist Bestandteil dieses universalen Strömens. Wir haben diesen Energiestrom durch Windmühlen, Wasserräder, Dampfmaschinen, Motoren und die Elektrizität mechanisch nutzbar gemacht, aber außerhalb dieser Maschinen fließt sie freier. Vielleicht ist die Energiebilanz in Galaxien, Sternen, Planeten, Tieren und Pflanzen doch nicht immer ganz genau, und vielleicht bleibt Energie nicht immer ganz exakt erhalten. Aus der Quintessenz könnte neue Materie und Energie hervorgehen, vielleicht zu bestimmten Zeiten und an bestimmten Orten eher als anderswo.
>
> Es könnte sein, dass die in lebenden Organismen strömende Energie nicht ausschließlich auf den Kaloriengehalt der Nahrung sowie auf der Physiologie der Verdauung und Atmung beruht. Vielleicht spielt es auch eine Rolle, welche Verbindung der Organismus zum großen Strom der Energie in der Natur[10] hat. Ausdrücke wie ‹Geist›, ‹Prana› und ‹Chi› könnten auf eine Art von Energie verweisen, die der mechanistischen Natur entgangen ist, die aber durch exakte kalorimetrische Studien vielleicht doch quantitativ nachweisbar wäre. Sollte es eine solche Energieform geben, welchen Bezug hat sie dann zu den Prinzipien der Physik, auch zum Nullpunktsfeld? Es könnte sein, dass die Physiologie noch größere Lücken aufweist und so manches noch von nichtmechanistischen Heilsystemen – Schamanismus, Geistheilung, Yoga, Ayurveda, Akupunktur – zu lernen wäre.» (Sheldrake, Rupert, ebd. S. 114)

Wahrscheinlich ist das der Grund, warum die naturwissenschaftlich orientierte westliche Medizin funktionelle Beschwerden nur schwer in den Griff bekommt.

---

wird in sogenannten Teilchenbeschleunigern Materie erzeugt.

10 Vgl. dazu das Zitat «The ideal of harmonious *qì*-flow…» von Livia Kohn auf ebd. S. 38 welche die Wechselwirkung des *qì*-Flusses und die damit verbundenen Vibrationen als ein komplett widerhallendes System bezeichnet. Die *qì*-Vibrationen jedes einzelnen Körperteils widerhallen sanft mit allen anderen. *qì* ist ein Begriff, der nicht so ohne weiteres übersetzt werden kann. Wie aus folgendem Zitat hervorgeht, hat *qì* mit Beziehung und Kommunikation zu tun, da es mit allem in Verbindung steht. *qì* beeinflusst alles, womit es in Berührung kommt.

> «To understand *qì* properly, we need to realize that it functions in subtle forms and activities and that it should not be described in terms of substance or as a limited «energy». Rather, the way *qì* works should be expressed in terms of relationships and correspondences, in terms of what it does and how it impacts cosmos and self. *qì* is process. The way to describe health and sickness accordingly is by speaking not about an existing quality but about the way things function.» (Kohn, L., ebd. S. 14)

qì fließt wie das Blut durch den Körper sowohl an der Körperoberfläche als auch im Körperinneren, damit alle Organe untereinander verbunden werden und die Lebenskraft überall hingetragen werden kann. Dies ist auch der Grund, warum die Organe sich gegenseitig beeinflussen.

Fließt das *qì* innerhalb seiner unsichtbaren Kanäle, der sog. Meridiane (Leitbahnen) ausreichend und regelmäßig, dann sind die Organe in Harmonie und der Mensch ist gesund. Ist dies nicht der Fall, ist also zu viel oder zu wenig *qì* vorhanden oder fließt das *qì* in die falsche Richtung dann wird der Mensch krank. Normalerweise fließt z.B. das Magen-*qì* von oben nach unten. Wenn es in die gegensätzliche Richtung fließt, also von unten nach oben, dann entstehen Übelkeit und Erbrechen.

Interessant ist, dass bei der Behandlung von Übelkeit und Erbrechen der für den Magen normale *qì*-Verlauf von oben nach unten durch eine bestimmte Massagetechnik unterstützt wird. Dadurch kann der Mageninhalt nach außen befördert werden und die Übelkeit verschwindet. Mit der Unterstützung des normalen *qì*-Verlaufs wird eine Gegenläufigkeit provoziert. Der normale *qì*-Verlauf unterstützt die Yin-Funktionen, aber extremes Yin geht in Yang über.

Wenn sich ein Patient krank fühlt, aber keine organischen Krankheitsveränderungen festzustellen sind, wird er oft nicht ernst genommen und ohne Therapie nach Hause geschickt. Bei «echten Erkrankungen» also bei nachweisbaren Befunden und in Notfällen können Medikamente oder eine Operation das Leben retten. Das ist sehr gut, doch die eigentliche Ursache bleibt so meist noch bestehen. Um seine Gesundheit wieder herzustellen, wird in der TCM das *qì* derart beeinflusst, dass es wieder «richtig» und gleichmäßig fließt. Dies kann durch Beeinflussung der Meridiane direkt (z.B. mit Akupunktur, Massage, Dehnungsübungen usw.) oder indirekt mit Kräutern oder ausgewählten Nahrungsmitteln geschehen.

qì ist für die Wärme im Körper verantwortlich. Es ist die **Quelle der Wärme** im Körper. Nur aufgrund dieser Wärme können die normalen physiologischen Funktionen der Blutzirkulation und der Körperflüssigkeiten aufrechterhalten werden.
Im Ling Shu (Spiritual Pivot) heißt es:

> «*qì* is kept to warm the muscles, strengthen the skin and fatten the sweat pores. Thus it is responsable for opening and closing the tissues.» (Yan De-Xin, ebd. S. 9)

qì ist eine individuelle, spezifische Energie des Menschen. Es ist die Lebenskraft, das, was uns vom Tot-Sein unterscheidet. Es gibt auch das *qì* in der hermetischen Tradition, nämlich den Ätherleib. Es handelt sich hier um einen Begriff, den wir nicht erfassen können, der aber da sein muss, um Leben zu haben. Wir können es nicht erklären, aber es ist da. Wenn wir eine absolute Bewusstheit hätten, wären wir dem *dào* nahe, aber nicht mehr am Leben.

qì ist formlos. *qì* ist Bewegung und Dynamik in Formlosigkeit. ***qì*** hat **Yang-Qualität** und **Blut** hat **Yin-Qualität.** Im Suwen, dem Klassiker des Gelben Kaisers wird ***qì* als Befehlshaber des Blutes und Blut als die Mutter des *qì*** bezeichnet.

Gunther Neeb schreibt:

> «Blut und *qì* sind wie Yin und Yang. Das *qì* liefert die Energie zur Produktion der Bewegung des Blutes durch die Adern und hält das Blut vom Verlassen der Blutgefäße ab. Umgekehrt ist das Blut die Voraussetzung für die Entstehung des *qì* und stellt ein Transportmedium für das *qì* in alle Körperteile dar». (Neeb, G. ebd. S. 23)

Im Gegensatz zur Schulmedizin, welche am Hämoglobin interessiert ist, betrachtet die TCM eher den Serumanteil des Blutes d.h. die **Qualität und die vielfältigen Aufgaben des Blutes.**

Herrscht in auch nur einer dieser Qualitäten ein Mangel, so wird dieser Zustand als **Erschöpfung des Blutes** oder als **Blut-Mangel** bezeichnet. Blut-Mangel ist somit ein «erschöpftes Blut». Dieses lässt sich nicht im Labor feststellen.

Klaus-Dieter Platsch schreibt:

> «Das, was fließt, ist Energie. Die Chinesen sprechen von *qì*. Alle Dinge dieses Kosmos sind *qì* – ihre Form und Gestalt, ihre Substanz wie ihre Energie. So entfaltet sich aus der Einheit das Namenlose *dào*, die Welt der Dualität, aus deren polarer Spannung alles *qì* dieses Kosmos hervorgeht, womit jede Manifestation dieses Kosmos in dieser Einheit und dem ursprünglichen Strom der kosmischen Energie – dem *qì* – gründet.» (Platsch, Die Fünf Wandlungsphasen, S. 3)

Wenn *qì* auf Blut trifft, entsteht Leben. Das *qì* haucht dem Blut sozusagen die Seele ein. *qì* muss sich bewegen. Wo keine Bewegung ist, ist kein Leben. Dort wo *qì* sich verändert, verändert sich alles mit ihm. Wenn das *qì* harmonisch fließt, entfaltet sich die «Klarheit des Himmels». Wenn die Entfaltung der aktiven Kräfte nicht harmonisch verläuft, entstehen Disharmonien im *qì*-Fluss, welche zahlreiche Störungen verursachen. Wenn zwischen Yin und Yang ein Ungleichgewicht herrscht, dann wirkt sich das auch auf das *qì* und das Blut aus. Denn unser Körper besteht aus einem System von Schwingungsfeldern, die einander beeinflussen. Das bedeutet, dass kein Teil unseres Körpers, kein Organ und auch kein Symptom isoliert von den anderen betrachtet werden kann.

Livia Kohn drückt dies so aus:

> «The ideal of harmonious *qì*-flow and entrained vibrations, then, is a completely resonant system. The waves of one entity impinge on another so that it moves in the same frequency. This, in essence, is the definition of health in Chinese culture. The *qì*-vibrations of each body part resonate smoothly with all others. We as people resonate harmoniously with the people and things around us; society and nature resonate perfectly with each other. The ideal of Great Peace, the total harmony of *dào*, is reached when all beings and things hum on the same wavelength and frequency, in a state of optimum transfer and total resonance.
>
> In terms of medicine, this means that the body is a conglomeration of various vibratory fields.
>
> Never can there be just one single cause for a given symptom, but the interconnection of the whole needs to be examined. Nor can the body be viewed in isolation, but should be seen in relation to the many fields outside: planets, earth, society, familiy, and so on. Disease and disorder may be related to the out-of-tune behavior of one or the other section in the flow of vibration, but they affect the whole and can be approached from many different angles. Corrections come accordingly in various forms and should have an effect on the entirety of the system, applying a strong harmonizing rhythm to any given part of the vibration pattern. Eventually the flow moves back into its harmonious rhythm and health is recovered.» (Kohn, ebd. S. 17)

Demnach wird es verständlich, dass wir Menschen von dem in der Natur herrschenden *qì*-Fluss z.B. durch die kosmologischen Einflüsse als auch vom *qì* unserer Mitmenschen durch unsere Emotionen und Beziehungen, als auch vom *qì* der Nahrung, die wir essen usw. beeinflusst werden und bei einem Ungleichgewicht von Yin und Yang krank werden können. Aus diesem Grund können wir auch nicht ein Symptom einer Krankheit isoliert betrachten (vgl. Kapitel 9.1–9.7).

Wenn wir uns die Sicht der westlichen Medizin vor Augen halten, so wird im Gegensatz zum oben Gesagten ein Krankheitssymptom oft isoliert betrachtet und eventuell auf ein Bakterium, oder ein Virus zurückgeführt. Vom Standpunkt der TCM ist dies aber eine einseitige Betrachtung, die die Komplexität einer Krankheit nie ganz erfassen kann. Aus *qì* und Blut, dem Kernstück der Traditionellen Chinesischen Medizin, resultiert eine ganzheitliche Betrachtung und Behandlung des Menschen, da *qì* und Blut alle Organe, Körper, Geist und Psyche beeinflussen.

Aus der Funktion wird die Form gestaltet und diese folgt der Funktion. Alles was geschaffen ist, ist durchdrungen von *qì*, selbst der Gedanke. Wir können *qì* nicht sehen, es ist immateriell. Wir können es weder schmecken noch riechen. Wir können aber seine mannigfachen Wirkungen z.B. bei der Akupunktur wahrnehmen. Aber auch wenn wir zwischen einem offenen Fenster und einer offenen Tür stehen, können wir das *qì* wahrnehmen (vgl. die Bedeutung des Windes im *fēng shuǐ*).

Übung: Damit Sie eine Vorstellung von *qì* bekommen, bitte ich Sie, folgende Übung zu machen: Reiben Sie Ihre Handflächen aneinander, bis sie warm werden. Dann öffnen Sie Ihre Hände ganz langsam bis in Schulterbreite und führen Sie sie dann ebenso langsam bis zu einem Abstand von ca. 10 cm wieder zueinander, ohne sie zu berühren, um sie dann wieder zu öffnen und dasselbe zu wiederholen.
Was spüren Sie? Sie spüren die Luft im Zwischen der Handflächen etwas dichter. Das, was Sie spüren ist *qì*.

Vor vielen Jahren hatte ich ein Erlebnis mit einer Blume. Als ich im Bus fuhr, lag ein weiß-rosa, doppelt-gefülltes Gänseblümchen auf dem Boden, welches ganz zertreten war. Dennoch hob ich es auf und trug es nach Hause. Ich stellte die Blume in ein Glas mit Wasser und betrachtete sie. Ich versuchte, mich ganz auf die Blume zu konzentrieren. Ich empfand für sie liebevolle Gedanken. Ich sagte zu ihr, dass sie bald wieder gesund werden wird.

Dann legte ich für ein paar Minuten meine geöffneten Handflächen wie zum Gebet über die Blume und betrachtete sie einige Zeit. Plötzlich hüpfte sie empor und ich sah, dass das Gänseblümchen frisch und voll in den Blütenblättern erstrahlte. Und auch der Stengel war prall, dick und saftig. Ich war darüber sehr überrascht und glücklich. Das was da geschah, war nicht nur meine Liebe zur Blume, sondern *qì*. Ich habe mein *qì* auf die Blume übertragen. (Siehe Heindler-Weinlich, Gerti, Gesprächspsychotherapie und Meditation, S. 80 ff im Kapitel: «Einfühlung», Psychologische Lizentiatsarbeit, Universität Zürich, 1977)

Oder ein anderes Beispiel: Während unserer Ausbildung in TCM brachte eine Kollegin ihren etwa 15-jährigen Sohn mit, der aufgrund eines Tumors im Thorax eine Biopsie hinter sich hatte. Er hatte starke Schmerzen. Unser chinesischer Lehrer, Kuan Hin, wollte ihm die Schmerzen lindern. Da er mich das Schwert-*tai ji* gelehrt hatte, bat er mich, den jungen Mann zu behandeln, indem ich mittels der Schwertfinger einer Hand mein *qì* auf seine Wunde übertragen sollte. Gleichzeitig steckte er mir je eine Nadel am Kopf in den Punkt *baǐ huì* (Punkt der «100 Begegnungen») und in den Punkt *qì haǐ* («Meer des *qì*»).

In einem etwa zwei Meter vom jungen Mann entfernten Abstand konzentrierte ich mich mit meinem ausgestreckten Arm mit der Haltung der Schwertfinger einer Hand auf seine Wunde. Durch die starke Konzentration begann mein ganzer Körper zu zittern. Als das Zittern vorbei war, fragte Kuan Hin den jungen Mann, was er spüre. Dieser sagte: «Jetzt habe ich keine Schmerzen mehr!» Meine Übertragung des *qì* auf die Wunde hat dies zu unser aller Erstaunen bewirkt.

> «Man ist der Auffassung, dass *qì* außer im Blut auch in speziellen Körperbahnen, den sogenannten Leitbahnen, zirkuliert. In der Literatur wird *qì* oft mit ‹Energie› gleichgesetzt, obwohl der wissenschaftliche Energiebegriff auf *qì* nicht ganz zutrifft. *qì* kann eine Reihe verschiedener Zustände annehmen, von einem dichteren, greifbaren Zustand (Materie in fester Form) bis zu einem verdünnten nicht materiellen Zustand (Maciocia 1989). *qì* ist von Geburt an vorhanden, wird aber auch über Nahrungsmittel erworben. Beide Quellen hängen eng zusammen…
>
> Ein *qì*-Mangel kann sich darin äußern, dass man benommen ist, undeutlich sieht, unter Energiemangel und Kurzatmigkeit leidet, bei der geringsten Anstrengung ins Schwitzen kommt, dass Stimme und Puls schwach, Gesichtsfarbe und Zunge blass sind und dass eine erhöhte Anfälligkeit für Erkältungen und Grippe besteht. (Yin et al. 1992)». (Leung et al., S. 68)

Auch die **klimatischen Energien** beeinflussen das *qì* und können wie der Wind im Frühling krankheitserzeugend sein. Die Hitze des Sommers treibt das *qì* nach außen und verbraucht es. Und die Trockenheit des Herbstes verfestigt es und die Kälte des Winters fixiert es. Das *qì* gerät durch die klimatischen Energien in Unordnung. Durch ein Ungleichgewicht von Yin und Yang entstehen nicht nur Krankheiten, sondern auch **Naturkatastrophen**, wie z.B. der Tsunami.

Im Klassiker der TCM, «Der Gelbe Kaiser» fragt Huangdi seinen Arzt Qi Bo:

> «Was verursacht Naturkatastrophen?» Qi Bo erwiderte.
>
> «In der Energetik der fünf Elementphasen hält der Kontrollzyklus jede der Elementphasen in Schach und wahrt dadurch Ordnung und Harmonie. Wenn jedoch in der Natur die unter Kontrolle stehende Elementphase extrem unterdrückt wird, rebelliert sie und das zieht manchmal dramatische, ja verheerende Folgen nach sich. Wenn z.B. die dominante Holz-Phase die Erd-Phase kontrolliert, so kommt es im Extrem zu Gewitterstürmen und plötzlichen, verheerenden Überschwemmungen. Beim Menschen treten unter solchen Umständen Erbrechen, Magengeräusche und ruhrartige Erkrankungen auf und zwar mit der gleichen Vehemenz wie die Naturkatastrophen.» (Der Gelbe Kaiser, S. 360)

Das *qì* entspringt im Menschen den Komponenten des Nachhimmels-*qì*, d.h. aus Atmung und Nahrung, welches das «*rechte qì*» oder «*zhèng qì*» bilden und aus dem Vorhimmels-*qì*, dem *jīng*.

Alle anstrengenden und erschöpfenden Lebensweisen schädigen das *jīng*, die Nierenenergie.

Das *qì* kann auch durch **Emotionen** beeinflusst werden.

- So lässt Zorn, Wut (Holz-Phase) das *qì* aufsteigen.
- Sorge und Grübeln (Erd-Phase) verknoten das *qì*.
- Freude (Feuer-Phase) verlangsamt es. Das *qì* wird dadurch gehindert, sich zu entfalten und hemmt den Fluss. Das könnte auch der Grund sein, dass man bei einem Übermaß an Freude Herzschmerzen bekommen kann.
- Traurigkeit (Metall-Phase) zerfrisst das *qì* und lässt es absinken.
- Angst (Wasser-Phase) bindet das *qì* und hemmt seinen Fluss und
- Schock zerstreut es.

So gibt es zahlreiche Störungen, wenn das *qì* einer Leitbahn nicht auf- oder absteigen und sich frei entfalten kann. In der Ernährungsberatung stehen *qì*-Störungen der Lunge, des Magens, der Leber und der Milz im Vordergrund.

Zum Beispiel muss das *qì* der Lunge absteigen können, damit eine Verbindung zur Wandlungsphase Wasser (Niere) eröffnet wird, die das *qì* ergreift. Gelingt dieser Vorgang nicht, entwickeln sich Husten oder asthmatische Beschwerden als Zeichen der Störung. Auch das *qì* des Magens muss absteigen können, damit es von der Milz genutzt werden kann. Beide zusammen, stellen die zweite Quelle des Nachhimmels-*qì* dar. Wie gesagt ist *qì* der Befehlshaber des Blutes und das Blut die Mutter des *qì*. Diese Feststellung aus den Medizinklassikern macht deutlich, dass *qì* und Blut einander bedingen. Bei einer Stauung, einer Leere, bzw. Mangel oder einem Exzess des einen wird stets auch das andere in Mitleidenschaft gezogen. Das ist bei der Therapie zu berücksichtigen. Wenn wir z.B. Blut (Yin) aufbauen, müssen wir auch das *qì* (Yang) bewegen, sonst entstehen Verklumpungen des Blutes und umgekehrt: wenn wir *qì* aufbauen, müssen wir auch das Blut als Yin-Partner stärken, sonst wird das übermächtige *qì* das Blut verbrauchen.

In diesem Zusammenhang ist es vielleicht auch interessant zu erwähnen, dass die sog. Livores (Totenflecke) bei einem Leichnam ein Zeichen dafür sind, dass das *qì* verloren gegangen ist.

Ohne *qì* kann das Blut nicht bewegt werden, sodass es aus den Gefäßen austritt und erstarrt. Dadurch entsteht eine Blutstase, die sich zu den sogenannten Totenflecken entwickelt und als Folge davon zu Totenstarre. Zhu Dan Xi bezeichnete die Blutstase als «Totes Blut», *sǐ xuè* 死血.

Bei einer Blockade kann das *qì* nicht zirkulieren und das Blut nicht überall hinbewegen. Blut ist ein Träger von Wärme. Wenn das Blut nicht genügend Wärme hat, zeigen sich durch Kälte **Durchblutungsstörungen** und **Taubheitsgefühle**. Darauf werde ich später noch eingehen.

qì und Blut können z.B. durch **Moxa**[11] gewärmt werden. Moxa stärkt die Lebenskraft. Ein Zuviel an Kälte und Nässe wird neutralisiert und die Flüssigkeiten «verdampfen». Auf diese Weise wird das Gleichgewicht zwischen Yin und Yang wieder hergestellt. Auch wird das Gewebe besser durchblutet[12]. Die Abwehrkraft und Hautvitalität wird durch das vermehrte ***wèi-qì*** (Abwehrenergie) gestärkt und die Bezugsorgane werden über die Aktivierung des Meridian-*qì* angeregt. In der Ernährung könnten leicht scharfe Geschmacksstoffe eingesetzt werden.

Moxabehandlungen werden dazu benutzt, um die **Blutzirkulation zu verbessern**. Dies hat sich deswegen gezeigt, als man bemerkte, dass sich das Gebiet um einen gemoxten Punkt rötete. Japanische Therapeuten haben diesbezüglich verschiedene Studien betrieben:

> «Studien belegen, dass es an dieser Stelle auch zu einer vermehrten Gefäßneubildung kommt. (Kimura et al. 1988, Okazaki et al. 1990a, 1990b, Tohya et al. 2000) und sich nach Moxibustion allgemein die Durchblutung im Körper verbessert (Lee et al. 1975). Andere Studien zeigen, dass sich durch direkte Moxibustion das Blut in bezug auf Zellen, Chemie und Verhalten veränderte. (Hau et al. 1999, Kimura et al. 1988, Manaka et al. 1995; 348–354, Okazaki et al. 1990a, 1990b, Tohya et al. 2000) Eben dieser Effekt der Moxibustion auf Blutzusammensetzung

11 «Die Moxibustion ist eine Therapieform, bei der man den Körper mit einem Kegel oder Zylinder aus Beifuß *(Artemisia vulgaris, aì yè)*, einem scharfen, bitteren und warmen Heilkraut, punktuell erwärmt. Dieser Kegel oder Zylinder wird als ‹Moxa› oder auch ‹Moxawolle› bezeichnet, weil er von der Konsistenz leicht an ungesponnene Wolle erinnert. Gelegentlich werden dem *aì yè* noch weitere Heilpflanzen hinzugefügt. Man zündet den Moxa-Zylinder oder -Kegel an und lässt ihn dann glimmen. Entsprechend der Eigenschaften des Heilkrauts nutzt man die Moxibustion, um die Leitbahnen zu erwärmen, Kälte und Feuchtigkeit zu vertreiben, den Fluss von *qì* und Blut in den Leitbahnen zu fördern, Schwellungen und Schmerz zu lindern, um bis in die Muskeln eindringen zu können, das Yang-*qì* des Körpers zu stärken und Krankheiten zu verhüten. (Cheng 1987; Cai et al. 1997)» (Leung et al. Ebd. S. 43)

12 Siehe Kapitel 12: «Anamnese von Natalie», deren rot angelaufene Füße nach dem Akabane-Test durch Wärme wieder ein normales Hautkolorit angenommen haben.

und Chemie, verbunden mit den messbaren Gefäßneubildungen im Gewebe um den gemoxten Punkt, ließen japanische Therapeuten darauf schließen, dass Moxibustion bei Blutstase wirkungsvoll ist. Direkte Moxibustion hat zudem den Ruf Infektionskrankheiten wie Tuberkulose behandeln zu können. Es gibt mehrere Hinweise auf eine stimulierende Wirkung auf das Immunsystem, um so gegen diese Art von Erkrankungen zu kämpfen.» (Birch, Stephen, QI, Zeitschrift für chinesische Medizin, Verlag Systematische Medizin, 2013, S. 11)

Ida Birch erwähnt, dass das **Blutenlassen** früher als direkte Behandlung der Blutstase empfohlen und angewendet wurde.

«Dabei gibt es verschiedene Formen des Blutenlassens. Eine davon, die auch hier im Westen noch relativ lang Anwendung fand, war der **Aderlass**, das Öffnen einer Vene. Diese Methode benutzen wir in der Akupunktur nicht. Üblich allerdings ist das Blutenlassen von Spyder naevi *(Sairaku Shiraku)*, das Blutenlassen von *jīng*-Punkten *(Seiketsu Shiraku)* und das Blutenlassen eines Hautareals *(Ranshiho)*. Eine weitere Methode ist das Blutenlassen von peripheren Bereichen der Nase, Ohren usw. (meistens *Mattan Shiraku* genannt) (Birch, Ida 1998: 211–242). Das Einstechen und der Austritt einer geringen Blutmenge aus kleinen Blutgefäßen, die Zeichen von Blutstase aufzeigen (sie sind dunkler und dicker) oder von *jīng*-Punkten, die Stagnationszeichen haben (sie sind rot, geschwollen, haben geprellte Haut an den Nagelrändern) beseitigt das stagnierte Blut genau dort, wo es stagniert. Die Behandlung von Spider naevi, besonders in der unteren cervikalen, der oberen thorakalen und lumbosakralen Gegend, hat große Wirkung auf jeweils die obere und untere Körperhälfte. Von den verschiedenen Möglichkeiten mit denen man auf Blutstase einwirken kann, ist Blutenlassen wahrscheinlich die direkteste Behandlungsmethode.» (QI, Zeitschrift für chinesische Medizin, ebd. S. 11)

7. Verschiedene Störungen des Blutes und des *qì*

气血阻滞 (*qì xuè zŭ zhì*)

Störungen entstehen, wenn *qì* und Blut ihre Harmonie verlieren, die Gefäße und das Gefäßsystem verstopft sind und eine Stase entsteht. Daraus entwickelt sich im Körper trüber Schleim, der verschiedene pathologische Störungen wie Kälte, Hitze, Leere und Fülle in den Eingeweiden hervorbringt.

> «If *qì* and blood lose their harmony and the vessels and network vessels become static and obstructed then phlegm turbidity will be engendered internally and may lead to a chain of pathological changes, such as heat, cold, vacuity and repletion in the viscera and bowels». (Yan de Xin, S.34)

Der Verlust der Harmonie zwischen *qì* und Blut zeigt sich auch durch Störungen an verschiedenen Organen.

> «For instance, if *qì* and blood in the heart lose their harmony, there may appear heart palpitation and shortness of breath aggravated by movement. The heart spirit will not be quiet and there will be insomnia, poor memory and excessive dreams. If *qì* and blood in the lungs lose their harmony there may occur cough and panting with copious phlegm, which are also made worse by movement as well as spontaneous sweating etc. If *qì* and blood in the spleen lose their harmony, the complexion will become sallow yellow. The four limbs will become weak and fatigue, and there will be abdominal distention after eating. The stools will be loose and there may be uterine bleeding or bloody stools. If *qì* and blood in the liver lose their harmony there may appear fatigue, emotional depression, timidity, and both eyes may become dry. There may also be diminished vision, numbness in the extremities, lustreless nails and spasms of the sinews and vessels. If *qì* and blood in the kidneys lose their harmony there may appear low back soreness, weak knees, tinnitus, deafness, poor memory, worry and anxiety.» (ebd.)

Wenn *qì* und Blut nicht im Gleichgewicht sind, beeinflussen sich beide gegenseitig negativ. Für das Ungleichgewicht gibt es äußere Ursachen wie z.B. kosmologische Störeinflüsse und innere Ursachen wie z.B. die sieben Emotionen, sowie Nahrung und Getränke, Schleim, welche ihre Ursache in der Disharmonie von *qì* und Blut haben. Die mit einer Disharmonie von *qì* und Blut verbundenen Krankheiten betreffen auch die Alterskrankheiten (Siehe die Kapitel 14.1 und 14.1.1 bis 14.1.5)

«When *qì* and blood are affected by the same disease they may be affected sequentially. In other words, sometimes *qì* disease comes first, while other times blood disease comes first. However, in the course of disease, these two are never isolated but always affect each other.» (ebd, S. 36)

Wenn das Gleichgewicht zwischen *qì* und Blut gestört ist, führt dies u.a. zu einem Nachlassen der Sehkraft, zu Blindheit, Krankheiten der Cornea, zu senilen Katarakten und zu einer Abnahme der Hörfähigkeit.

Augenärzten ist bekannt, dass einige Patienten oft schlecht sehen, obwohl objektiv kein negativer Befund vorliegt. Diese Tatsache könnte auf eine Blutstase zurückzuführen sein. Es wäre sicher lohnenswert, diesen Zusammenhang zu erforschen.

Herrscht eine Schwäche bzw. ein Mangel von *qì* und Blut oder ein Ungleichgewicht von Yin und Yang kann dies **Herzklopfen** verursachen. Dieses kommt nicht nur vom Herzorgan, sondern es wird von anderen Krankheiten der *zàng*-Organe beeinflusst.

Gao Tianshu schreibt:

«Palpitation is a common disease. It can happen not only in the heart diseases but also in the diseases of the other *zàng fù* organs which affect the heart. The syndrome of deficiency and the syndrome of the combination of deficiency and excess is more common. Palpitation is both a common disease and a common symptom appearing in various diseases. When chest *bì*-syndrome, insomnia, poor memory, vertigo, edema, asthma, etc, mainly show palpitation the treatment should focus upon the primary diseases. Various arrhythmia such as tachycardia, bradycardia, premature beat, (arterial) fibrillation, (arterial) flutter, atriventricular block, abnormal sino-arterial bundle syndrome, pre-excitation syndrome, heart failure and neurosis can be treated according to this section when having the symptom of palpitation.» (Gao Tianshu, S. 83)

Für all diese Symptome sind zum Beispiel eine schwache Konstitution, ungeeignete Nahrung, emotionale Traumata und Angriffe äußerer pathogener Faktoren verantwortlich. Aber auch eine Vergiftung durch Medikamente kann das Herz schädigen. Zum Beispiel eine Überdosis mit Drogen von schwerer toxischer Natur führen zu Herzklopfen.

Obwohl in erster Linie das Herzorgan betroffen ist, so bezieht sich das Herzklopfen auf die Organe der Leber, der Milz, der Niere und der Lunge.

«The main pathogenesis is the disturbance of the mind or disnourishment of the mind. The spleen fails to produce blood leading to cardiac blood deficiency and disnourishment of the mind causing palpitation.» (ebd)

Diese Beispiele für die Störungen des *qì* und des Blutes zeigen, wie *qì* und Blut mit allen Organen verbunden sind.

7.1 Blutstase 血淤 (*xuèyū*)

Das Blutstasesyndrom ist ein komplexes Syndrom, welches in der klinischen Praxis häufig anzutreffen ist. Es lässt sich hämorheologisch und durch Veränderungen des Blutbildes darstellen. Das Blutstasesyndrom kann als eine Hintergrunderkrankung bezeichnet werden, die bei vielen Krankheiten eine Rolle spielt. (Siehe dazu Kapitel 8 «Klinische und systematische Krankheitszeichen der Blutstase»)

> «Blutstase heißt, dass der Blutfluss behindert bzw. blockiert ist. Ursächlich liegen einer Stase meist Kälte und/oder Nässe zugrunde. Eine Blutstase kann aber auch mit Hitze einhergehen. In diesem Fall dickt das erhitzte Blut ein, sodass sich die Fließbedingungen verschlechtern und das Blut stagniert. Sekundär kann sich auch eine kälteinduzierte Blut-Stase erhitzen, wenn der Organismus versucht, die Blockade durch vermehrten *qì*-Einsatz zu überwinden.» (Platsch, Psychosomatik in der chinesischen Medizin, S. 176)

Wenn das *qì* blockiert ist, staut sich auch das Blut, sodass allmählich eine Blutstase mit *bì*-Syndromen entsteht (siehe Kapitel 13.2). Das Blut bewegt sich zu langsam durch die Gefäße.

> «Bei Blutstase mit Hitze kommt es zu innerer Unruhe, *fán*; einem Gefühl von ängstlicher Erregung und Rastlosigkeit. Die Zunge ist dunkel-livid bei Kälte-Stase und rot-livid bei Hitze-Stase. Der Puls ist geknotet durch Extrasystolen, bei Kälte verlangsamt und bei Hitze beschleunigt.» (ebd. S. 177)

Im Nei Jing heißt es: «Wenn eine konstitutionell innere bedingte Leere-Kälte (durch Leere des wärmenden Yang) im Körper herrscht, so kann sich das Blut nicht ausbreiten, und wenn äußere pathogene Kälte angreift, so sind die Leitbahnen und Adern gestaut und undurchgängig.»

Im Buch des Gelben Kaisers heißt es:

> «*qì* und Blut des menschlichen Körpers sind wie die Jahreszeiten; sie fließen und bewegen sich ununterbrochen vorwärts. Fließen sie in entgegengesetzter Richtung, dann gibt es keine Hoffnung auf Leben.» (ebd. S.85)

Ursachen der Blutstase sind Verletzungen, *qì*-Stagnation, Blutungen, *qì*-Leere, Bluthitze oder Blutkälte. Aber auch emotionale Probleme und der Alterungsprozess tragen dazu bei. Die Menschen sind im Alter weniger aktiv, was zu Schwäche, Verspannungen und Verhärtungen führt; auf der Haut zeigen sich Spider naevi, Petechien, purpurfarbene Makula und deutlich sichtbare blau-grüne Venen auf dem Abdomen.

Heider de Jansen gebraucht für die Blutstase folgendes Bild: Man kann die Blutstase auch mit einer dreispurigen Autobahn vergleichen, auf der ein Unfall eintritt und ein bis zwei Spuren dadurch versperrt werden. Davor, also vor dem Unfall, staut sich der Verkehr zurück, sodass nach Umgehungswegen gesucht wird. Dadurch dünnt der Betrieb aus und die wichtigen Lieferungen können den Empfänger nicht mehr erreichen oder kommen einfach zu spät.

Wenn wir beim Bild der Autobahn bleiben, so sind bei Blutstase sämtliche Spuren verstopft, da der Blutfluss immer langsamer wird. Dies führt mit der Zeit zum Zusammenbruch der Zirkulation. Werden Umgehungswege aufgenommen, entsteht auf körperlicher Ebene eine Aussackung des Gefäßsystems. Diese zeigt sich in einer Varize (Krampfadern) oder einer Hämorrhoide. Wenn es zu Mikroverletzungen kommt, bedeutet dies, dass die Nebengefäße stärker durchblutet sind und die Umgehungsgefäße dem Druck oder der Menge gar nicht gewachsen sind. Dadurch tritt Blut aus. Auf diese Weise kommt es zu Einblutungen in das Gewebe, die kleine Blutergüsse bilden. Darin befindet sich Blut, das aber nicht mehr dem zirkulierendem Blut zugeführt werden kann. Daraus folgt Blutmangel.

Wenn es zum Zusammenbruch der Zirkulation kommt, entstehen verschiedene Krankheiten wie Herzinfarkt, Thrombose, Angina pectoris. Abtreibungen und Verhütungsmittel wie die Spirale oder Unfälle, emotionale Traumata, Missbrauch, Vergewaltigung oder Schock können zu Blutstase führen.

Auch Kälte, Hitze oder Nässe können den Blutfluss behindern. Die Blutstase kann auch mit einem Baumstamm verglichen werden, der in den Fluss gefallen ist und ihn durchtrennt. Das gleichmäßige Fließen des Wassers ist dadurch behindert. Auf der einen Seite staut sich das Wasser auf, und sucht nach Ausweitungen. Es entsteht ein Tümpel, in dem sich Schlacken bilden, die dann mit der Zeit zu stinken beginnen. Und auf der anderen Seite des Baumstammes fließt das Wasser nur sehr spärlich und langsam weiter, sodass auf dieser Seite die Vegetation nicht mehr ausreichend versorgt werden kann.

Störungen des Blutes und des *qì* entstehen auch durch Verletzungen und Unfälle.

> «Wenn das Blut nach einer Fallverletzung nicht weggeht, dann sind *qì* und Blut geronnen und zusammengeballt». (G. Neeb, ebd. S. 35)

> «Blut und *qì* sollten beide ungehindert durch den Körper fließen und sich gegenseitig ergänzen. Andererseits können sie sich auch gegenseitig pathologisch beeinflussen. Wird nämlich der Fluss des Blutes und des *qì* langsamer oder blockiert, dann entsteht Blutstase. Wenn auch nur eines der beiden gestört ist, entsteht eine Unausgeglichenheit, die beide beeinflusst.» (ebd. S. 43)

Bei Bewegungsmangel wird der Blutfluss eingeschränkt. Auf diese Weise wird eine Blutstase erzeugt. Besonders nach langandauernden Krankheiten tritt bei dickleibigen und bettlägerigen Patienten Blutstase auf. Statisches Blut hat Blutklumpen. Frisches Blut ist nicht statisch wie schwärzliches Blut. Ob das Blut frisch oder hell ist, es befindet sich auf jeden Fall außerhalb der Adern und dies bedeutet, dass es statisch, d.h. nicht mehr zirkulierendes Blut ist. Wenn *yíng qì* und *wèi qì* nicht ausbalanciert sind, bedeutet dies, dass sich die Blutstase in den Poren befindet. Es entstehen Hitzegefühle. Durch ein geschädigtes *yíng qì* entwickelt sich eine Abneigung gegen Kälte. Wenn das *wèi qì* geschädigt wird, entsteht eine Abneigung gegen Hitze, wie RLS-Betroffene häufig berichten. Bei Blutstase in Muskeln und Fleisch entsteht anhaltendes brütendes Fieber, spontanes oder nächtliches Schwitzen (siehe dazu auch Kapitel 9.1.2).

Wenn sich das Blut zu langsam bewegt, stockt es in den Kapillaren gänzlich. Ein gestautes Leber-*qì* entsteht durch häufigen unterdrückten Ärger und ist eine der häufigsten Krankheitsmechanismen. Das *yáng qì* ist für die Wärme von Nieren, Milz und Herz verantwortlich und sorgt daher für die Wärme im Körper. Befinden sich Yang und *qì* im Mangel, kann den Körper nicht nur pathogene Kälte befallen, sondern es fehlt auch dem Körper selbst an Wärme. Dadurch wird das Blut dickflüssig, ähnlich wie gefrierendes Wasser und die Folge ist Blutstase. Daraus entstehen Krankheiten des Verdauungstraktes und Frauenkrankheiten.

Im Gegensatz zur *qì*-Stagnation verschlimmern sich die Beschwerden bei Blutstase durch Bewegung und Massage. Hingegen bei einer *qì*-Stagnation profitieren die Betroffenen von *qì*-Impulsen. Zum Beispiel vertragen die Patienten mit Blutstase keine Wärmeanwendungen, da die Blutstase ohnehin eine Tendenz zur Erhitzung hat. Ist das Blut stagniert, sieht es venös und dunkel aus. Zunge, Lippen und Gesicht sind livid (bläulich) verfärbt. Die Patienten haben meistens Varizen und Besenreiser. Das Blut neigt zum Gerinnen, was bei Frauen zu stärkerer Klümpchenbildung im Menstruationsblut führt.

Die Blutstase kann nur durch neues Blut ausgeleitet werden. Dies gelingt nur, wenn das Blut und die Milz gestärkt und genährt werden.

> «Man muss wissen, dass täglich neues Blut entstehen kann, wenn die Blutstase beseitigt ist. Wenn die Stase ausgetrieben wird, so dass sie keinen anderen Weg findet, dann muss sie entweder mit dem Urin oder über den Dickdarm ausgetrieben

werden… Doch beseitigt man lediglich die Blutstase, ohne dass die Blutbildung angeregt wird, dann ist es, als wolle man eine Schlacht gewinnen, ohne den General zu kennen. Das korrekte *qì (zhèng qì)* ist für das Austreiben des pathogenen Einflusses verantwortlich, doch wenn man die Stase vertreiben will, ohne dass neues Blut sie forttreibt, wie soll sie da vollständig entfernt werden? … Das Blut braucht *yīn*, doch fürchtet es Kälte. Die Kälte lässt seinen Fluss stocken. Doch Wärme löst es und lässt es wieder fließen.» (Neeb, G. ebd. S. 317)

Dass sich ein Mensch bei emotionaler Kälte zusammenzieht, sich verschließt, und bei einer warmen Atmosphäre öffnet und sich entspannt, habe ich auch im Kapitel 21 beschrieben. In der westlichen Medizin werden bei Blutergüssen meistens kalte Kompressen verordnet. Die Kälte lässt die Blutgefäße erstarren, sodass kein Blut austritt. Die Folge davon ist Blutstase.

Wie gesagt, kann sich das Blut stauen und unzählige pathogene Einflüsse auf den Körper und die Organe nehmen. Es kann auch die Blutgefäße verlassen und entweder als hämorrhagische Diathese[13] in Form von Unterhautblutungen usw. auftreten oder als Blutung den Körper verlassen. Die westliche Medizin kennt die Blutstase vorwiegend im Zusammenhang mit dem **Bluthyperviskositätssyndrom.**[13a]

Zu den Störungen des Blutes und des *qì* zählen auch **psychische Krankheiten**, *jīng shén bìng*. Psychische Krankheiten beziehen sich auf Störungen zerebraler, mentaler Aktivitäten, welche durch schädliche Faktoren innerhalb und außerhalb des Körpers verursacht werden. Seine klinischen Manifestationen zeigen sich in abnormalen, mentalen Aktivitäten, in Wahrnehmung, Empfindungen, Willen und Verhalten. Sie gehören in der TCM in die Kategorie von Manie und Rückzug, *diān kuáng*. Auch diese Störungen haben mit einem Ungleichgewicht von Yin und Yang, *qì*, Blut und *shén* zu tun.

Yan De-Xin schreibt:

«The ancients already knew that it's occurrance is related to static blood. The Nei Jing (Inner Classic) says: ‹Blood is the spirit *qì*› and ‹The vessels contain the spirit›. This explains from the physiological point of view, the relationship between blood and the spirit. It further states: ‹When blood is mixed with yin, while *qì* is mingled with yang, then fright and mania will occur…› and ‹If blood has a surplus, anger will occur. If it is insufficient, this leads to fear.›

13 «Diathese» ist eine überdurchschnittliche konstitutionelle Bereitschaft des Organismus zu bestimmten krankhaften Reaktionen, eine erhöhte Bereitschaft des Körpers zu bestimmten Krankheiten.

13a Es handelt sich hier um Symptome, die durch erhöhte Viskosität die Herabsetzung des Fließvermögens des Blutes bedingen. Die Viskosität des Blutes hängt von den darin gelösten Paraproteinen und deren physikalischen und chemischen Eigenschaften ab.

From the point of view of pathophysiology, this suggests that imbalance in *qì* and blood, yin and yang can lead to essence spirit (i.e. psychological) and emotional orientation diseases.

In the Shang Han Lun (Treatise on Damage Due to Cold), there are passages where ‹heat binding in the bladder›, ‹heat entering the blood chamber›, and ‹retention of blood› (Original: ‹retained of blood›) are all clearly spoken of in terms of the relationship between mania and blood disease.» (ebd. S. 239)

«If tai yang disease is not resolved, heat will bind in the bladder and the person seems mad. Blood will spontaneously be precipitated… If there is lower abdominal tension and binding, it is allright to attack and precipitate (in which case,) *Tao He Cheng Qì Tang* (Persica Order the Qì Decoction) is appopriate.» (ebd.)

Die Auffassung, dass stasisches Blut und damit Störungen des *qì* und des Blutes für psychische Krankheiten verantwortlich sind, könnte für die Ursachenfindung psychopathologischer Krankheitsbilder von Bedeutung sein.

7.2 Leber-*qì*-Stagnation 肝氣滯 *(gān qì zhì)*

Bei einer Leber-*qì*-Stagnation ist der Mensch emotional gestaut. Er lasst die Gefühle nicht kommen und gehen. Er kontrolliert die Gefühle und hält sie zurück. Mit der Leber-*qì*-Stagnation ist **Kontrolle** verbunden. Der Leber-*qì*-Stagnation liegt eine Schwäche der Leber-Energie zugrunde. Die davon Betroffenen haben es verlernt, sich abzugrenzen und ihren eigenen Lebensraum einzunehmen bzw. eigene Impulse zu setzen. Sie lassen sich leicht von anderen Menschen fremdbestimmen. Das führt zu einer anhaltenden, großen Wut, die sich aber nicht äußern kann. Weil die Wut nicht ausgedrückt wird, entsteht eine starke innere Spannung, vor allem in Situationen, die noch mehr einengen. Das führt dazu, dass die heruntergeschluckte Wut dann plötzlich explosionsartig frei wird. Die Person ist gespannt, wirkt unterschwellig geladen und aggressiv. Sie leidet unter Depressionen, ist oft verstimmt und hat schlechte Laune.

Die unterdrückte Wut führt nicht nur zu Muskelverspannungen im Brustkorb, Unterleib, Abdomen, in der Brust und im Kopf, sondern bringt auch die Muskulatur in Spannung, welche sich in Schulter- und Nackenschmerzen, Kopfschmerzen, prämenstruellem Syndrom und Dysmenorrhö zeigt. Interessant ist, dass diese Beschwerden sofort zurückgehen, sobald das *qì* wieder frei fließt.

Wenn die Gefühle gestaut sind, stagniert der *qì*-Fluss in den Leitbahnen. Entsteht ein Gefühl, so wirkt es in der Person. Wird dieses Gefühl unterdrückt, weil es unangenehm oder zu bedrohlich ist, kann es sich nicht auflösen, sodass es sich staut. Werden zum Beispiel die Tränen nicht geweint, der Ärger nicht adäquat ausgedrückt, stagniert das *qì* der Gefühlsqualitäten. Wenn die Stagnation eine Leitbahn betrifft, so entstehen dort typische Zeichen und Symptome einer *qì*-Stagnation.

> «Während emotionale Ursachen, besonders Ärger, leicht zur *qì*-Stagnation führen können, indem sie den freien Fluss des Leber-*qì* affizieren, kann einerseits die *qì*-Stagnation wieder Blutstase verursachen, andererseits ist die Leber auch von allen *zàng*-Organen am leichtesten betroffen. Diese Ursache steht im Zusammenhang mit *qì*-Stagnation. Magenschmerzen, abdominale Massen (Resistenzen), Globusgefühl im Hals und Menstruationsstörungen stehen oft mit einer emotional bedingten Blutstase in Verbindung…» (Neeb, G., ebd. S. 26)

> «Allgemein verursacht eine *qì*-Stagnation Schmerzen. Typisch ist der Spannungsschmerz, das Spannungsgefühl oder das Gefühl der Einschnürung. Schmerzen und Beschwerden bessern sich durch *qì*-bewegende Impulse wie z.B. durch körperliche Bewegung oder Massagen. Die Patienten stehen emotional unter innerer Anspannung, Druck und Stress. Der Antrieb ist vermindert. Sie fühlen sich leicht deprimiert oder entmutigt. Entscheidungen können die Betroffenen nur schwer treffen. Es wächst ihnen leicht alles über den Kopf… Erhitzt sich das stagnierende *qì*, so stehen mehr Erregung, Unruhe, Schreckhaftigkeit oder sogar manisches Verhalten im Vordergrund.» (Platsch, ebd. S. 176)

Eine *qì*-Stagnation entsteht durch alle Faktoren, die die persönliche Freiheit einschränken und somit die eigene Kreativität nicht ausleben lassen.

Wenn Patienten mit diesen Beschwerden viel Saures zu sich nehmen, dann wird dieser Zustand gepflegt, denn Saures hat die Tendenz einzuengen (siehe Kapitel 20.3 «Behandlung mit Ernährung»).

Diese Beschreibung einer *qì*-Stagnation trifft auch für RLS-Betroffene zu, wobei sowohl *qì*-Stagnation als auch Blutstase zutreffen kann. Es entstehen folgende Krankheiten:

- Angina pectoris
- Herzinfarkt
- Thrombose

Wie bereits erwähnt, kann eine *qì*-Stagnation und Blutstase auch durch

- Abtreibungen
- Verhütungsmittel wie die Spirale oder durch
- Unfälle und

- emotionale Traumata
- Missbrauch, Vergewaltigung und Schock verursacht sein.

Anspannung, Reizbarkeit, Zorn, Wut, Aggression sind Symptome der Leber-*qì*-Stagnation. Auch Schmerzen in den Rippenbogen, Knoten in der Brust, Migräne, schlechte Laune, Dysmenorrhoe gehören dazu.

Gemäß der TCM hat *qì*-Stagnation folgende Symptome:
- mentale Depression,
- Unruhe,
- Schmerzen in der Rippengegend und im Hypochondrium (unter dem Brustknorpel liegend)
- Neigung zu Ärger und zu Weinen oder
- ein Fremdkörpergefühl im Hals u.v.a.

In der westlichen Medizin sind es Krankheiten wie
- Hysterie
- Angstneurose
- klimakterielle Syndrome und
- reaktive mentale Krankheiten,

welche auf eine *qì*-Stagnation hinweisen.

> «Mental factors such as detestation, resentment and anger will impair the liver in regulating the free flow of *qì*, causing *qì*-stagnation, which is the main pathogenesis of stagnation syndrome.» (Gao Tianshu, Traditional Chinese Internal Medicine, S. 209)

Gao Tianshu schreibt über die Ursachen mentaler Krankheiten:

> «Emotional factors such as failure to fullfill one's desire, mental anxiety, family conflict, meeting with misfortune, worry and sadness will damage the mind, causing the disnourishment of the heart. Then, either deficiency of cardiac *qì* or deficiency of cardiac Yin will be formed. Cardiac *qì* deficiency will cause palpitation, shortness of breath and spontaneous sweating. Cardiac Yin deficiency will result in restlessness, low fever, flushed face, and a thready and rapid pulse.» (ebd.)

Für eine Leber-*qì*-Stagnation gibt er folgende Symptome an:

> «Mental depression, restlessness, fullness in the chest, distending pain in the hypochondrium which will wander from one part to the other, epigastric stuffiness,

belching, a poor appetite, irregular bowels movements, a thin and greasy tongue coating and a taut pulse.» (ebd. S. 211)

Von diesen Symptomen sind auch RLS-Patienten oft betroffen.

Die Blut-Stagnation spielt auch bei der Infertilität (Unfruchtbarkeit) der Frau eine Rolle. Die TCM unterscheidet hier zwei Typen von Infertilität: Einerseits können es Patientinnen mit einer Leber-*qì*-Stagnation sein, welche unter einer verspäteten Menstruation, Schmerzen und Verspannungen in der Brust und den Flanken leiden, verbunden mit Ärger – und andererseits Patientinnen, welche durch eine Ansammlung von Kälte- und Feuchtigkeits-Pathogenen unter einer verspäteten Menstruation, unter Bauchschmerzen und Schmerzen vor der Menstruation, Lumbago, kalten Gliedern und einer blassen Gesichtsfarbe leiden. Heruntergeschluckte Wut, Frustration und Depression sind Bilder stagnierender Lebensenergie.

Gao Tianshu gibt drei verschiedene Ursachen einer *qì*-Stagnation an:

«1. Stagnation of liver *qì* due to resentment and anger
2. The splenic dysfunction in transportation due to worry and overthinking.
3. Disnourishment of the heart due to emotional upsets.» (ebd. S. 20)

7.3 Leere 虚 *(xū)*

Leere bedeutet, dass ein Pathogen in den Körper eingedrungen ist und dass die Fähigkeit des Körpers, das Pathogen abzuwehren, erschöpft ist. Leere ist mit Kälte und Fülle ist mit Hitze verbunden.

Yan De-Xin beschreibt die **Leere** wie folgt:

> «In the chapter titled ‹Treatment of Blood *Bi*, Vacuity Taxation & Diseases of the Vessels› in the *Jin Gui Yao Lue (Essentials from the Golden Cabinet)*, it says: ‹If a person's facial colour is thin, if there is thirst due to fleeing of blood, if there is sudden wheezing and palpitation, and if the pulse is floating, this means vacuity.›» (ebd. S. 44):

Yan De-Xin betrachtet die Leere als Ursprung der Senilität (siehe Kapitel 14). Senilität hat mit stasischem Blut zu tun und dem Verlust des Gleichgewichts. Er betont, dass die meisten medizinischen Texte mit Leere der Milz und der Niere zu tun haben. Die Leere ist die Wurzel der Senilität und die Blutstase eine Folge davon. Leere entsteht dann, wenn der Körper durch Krankheiten geschwächt ist. Wenn

Leere vorhanden ist, dann wird sie als Schaden bezeichnet. Zum Beispiel können Windeinflüsse die Leere ausfüllen und in den Körper eindringen.

> «...wind evils may take advantage of vacuity and invade the body.» (ebd. S. 109)

Die Hauptsymptome einer Leere beschreibt er wie folgt.

> «Low back chill, impotence, premature ejaculation, vertigo and dizziness, a sombre dark complexion, devitalized essence spirit, listlessness, lack of strength, a pale, fat tongue, and deep, slow pulse.» (ebd. S. 155)

Zur Behandlung empfiehlt er, das Nieren-Yang zu wärmen und aufzufüllen, das *qì* zu stärken und das Blut zu beleben (siehe Kapitel 14, Mangel- und Leere-Erkrankungen).

7.4 Blut-Leere 血虚 *(xuèxū)*

Blut-Leere ist meistens von Schwäche und Blässe, einer blassen Zunge, blassen Schleimhäuten, brüchigen und stumpfen Nägeln – die Sehnen neigen zu Dysfunktion – und von einer spärlichen Menstruation charakterisiert. Es können auch Benommenheit und Ohrensausen auftreten. Die Pulse sind rau und schwach, evtl. auch saitenförmig. Durch eine nährstoff- und proteinarme Ernährung wird die Milz schwach und produziert zu wenig Blut.

Bei der Bildung von Blut spielt auch die Niere eine große Rolle. Ein Nieren-*qì*- oder Nieren-Essenz-Mangel entsteht bei Nierenschwäche. Was immer die Ursachen für eine Nierenschwäche sein mögen, so kann diese auch zu einem Leber-Blut-Mangel führen.

7.5 Leber-*Yin*-Leere 肝阴虚 *(gān yīn xū)*

Die Leber-Yin-Leere ähnelt der Blut-Leere. Es können hier Zeichen von Trockenheit und Leere-Hitze hinzukommen. Leber-Blut-Leere entsteht durch das Mutter-Element Niere. Es geht hier um Ängste und um Fragen der Existenz. Weil der Mensch seinen Raum nicht einnehmen kann, verspürt er eine unterschwellige Wut. Zu Wutausbrüchen sind diese Menschen aber nicht fähig, weil sie ihren Ärger nicht herauslassen. Die Adynamie (Kraftlosigkeit) der Blutleere kann sich in einer Trockenheit im Gefühlsleben zeigen.

7.6 Leere-Hitze 虚热 *(xūrè)*

Symptome: roter und trockener Zungenkörper, evtl. rissig, mit dünnem, gelbem oder fehlendem Belag. Die Pulse sind leer und beschleunigt, saitenförmig, Urin ist konzentriert, Durst, Obstipation mit trockenem hartem Stuhl, Probleme der Sehnen, Sehnenscheidenentzündung, Augenprobleme wie das Sicca-Syndrom[14]. Die Hitze kann hochschlagen und zu Konjunktivitis, Cornea-Ulcera und bitterem Mundgeschmack führen.

8. Klinische und Systematische Krankheitszeichen der Blutstase

血瘀的临窗表现和全身症状

(xuè yū de lín chuáng biǎoxiàn hé quánshēn zhèngzhuàng)

Gemäß der These von Wang Qing Ren und den heutigen Erkenntnissen tritt Blutstase nach langwierigen chronischen Krankheiten auf. Auch Operationen oder äußere Verletzungen, sowie Gelbsucht, Menstruationsstörungen, Dysmenorrhö aber auch chronische Leberentzündung werden als Vorstufe für Blutstase angegeben.

> «Den idealen, typischen Patienten», der alle Krankheitszeichen hat, den gibt es in keiner Medizintradition.

Gunther Neeb gibt eine Liste dieser Krankheitszeichen an, die ich hier wiedergebe: Die hier angegebenen Krankheitszeichen decken sich mit den Symptomen von RLS.

8.1 Klinische Krankheitszeichen

临床表现 *(línchuáng biǎo xiàn)*

Temperatur

Es findet sich oftmals eine persistierende erhöhte Körpertemperatur oder Fieber oder eine nur zu bestimmten Zeiten steigende Temperatur. Manchmal empfindet

14 Sicca-Syndrom (Sjögren-Syndrom) = Insuffizienz der exokrinen Drüsen mit Trockenheit und Keratose der Schleimhaut.

der Betroffene mit Kälte abwechselnde Hitze oder Hitzegefühle an lokalen Stellen wie Handflächen, Brust, Abdomen, Genitalien und Fußsohlen.

Schmerz

Der typische Schmerz einer Blutstase ist stechend und immer an der gleichen Stelle, die auch druckempfindlich ist. Er wird oft als stechend wie mit Nadeln oder Messer beschrieben und ist nicht leicht oder schnell wegzubekommen.

Sensorische Irritationen

Manchmal wird ein durch Kratzen nicht zu beseitigendes Jucken unter der Haut beschrieben oder ein Ameisenkribbeln. Auch lokale Taubheitsgefühle bis hin zur Unempfindlichkeit gegenüber Wärme-Kälte-Unterschieden kommen häufig vor.

Druck

Von einem Druck oder Spannungsgefühl in Kopf, Augen, Brust, Rippenbögen oder Gliedern, aber auch Völlegefühl im Epigastrium, Abdomen und Rücken wird oft berichtet. Typisch dabei ist, dass diese Gefühle täglich auftreten und eher stärker als schwächer werden.

Steifheit

Glieder und Hals sind oft steif und schwer zu bewegen oder zu strecken. Der Kopf ist oft nur mit Mühe drehbar.

Blutungen

Alle Arten von Blutverlust, sowohl blaue Flecke und schlecht stoppende Verletzungen, als auch Blut im Stuhl, Urin, Nasenbluten, Bluterbrechen und übermäßig starke Menstruation können auf Dauer zu Blutstase führen. Oft findet sich dabei dunkles oder klumpiges Blut.

Trockenheit

Da Blut eine Yin-Flüssigkeit ist, finden sich bei Blutstase oft Anzeichen für Mangel an nährenden Flüssigkeiten: ein trockener Mund mit Abneigung gegen das Schlucken größerer Mengen an Flüssigkeiten ist ebenso typisch wie trockene, manchmal schuppige Haut und sprödes, glanzloses Haar, das leicht ausfällt ohne nachzuwachsen.

Schlaf und Gedächtnis

Schlafstörungen und leichtes Erwachen oder Aufschrecken mit vielen Träumen kommen wie Wang schon beschreibt, ebenso häufig vor wie ein schlechtes Gedächtnis, die Unfähigkeit sich zu konzentrieren und in Extremfällen auch Halluzinationen.

Kopf

Die Gesichtsfarbe hat eine dunkle Färbung, manchmal mit Neigung zu dunkelrotem, violettem oder gar schwärzlichem Teint. Man findet häufig Spider Naevi oder rötliche Adern in Gesicht, Wangen und an der Nase.

Die Skleren der Augen haben manchmal eine gelbliche Färbung mit vielen sichtbaren Blutäderchen. Auch finden sich dunkle Ränder unter den Augen.

Die Lippen sind typischerweise dunkel, also mit violettem, bläulich-zyanotischem oder dunkelrotem Teint. Der Zungenkörper ist violett und dunkel und leicht vergrößert. Die Seiten haben oft bläuliche Flecke oder Punkte wie von lokalen Blutungen. Die Venen unter der Zunge sind oft dunkel, geschwollen, gewunden und treten stark hervor.

Im Genick finden sich häufig bläuliche, hervorgetretene Venen, die Farbe des Genicks ist oft rötlich wie von gekochten Krustentieren (Krebsen, Krabben).

Rumpf

In der Brust werden manchmal klopfende oder pochende Empfindungen verspürt, die Haut ist dunkelrot. Die Hals- und Brustwirbelsäule ist oft deutlich hervorgetreten und druckschmerzhaft.

Der Bauchraum ist typischerweise angeschwollen, manchmal trommelartig, so dass der Nabel hervortritt. Auch zeichnen sich meist gewundene Venen unter der Haut ab. Ein weiteres Zeichen für Blutstase ist die Anwesenheit von abdominalen Massen (Resistenzen), die fühlbar und druckschmerzhaft sind.

Glieder

Die unteren Glieder sind manchmal geschwollen oder dunkel und schmerzhaft. Es finden sich auch Trommelfinger und -zehen. Noch typischer ist die Blässe der Hände und Füße, die sich eiskalt anfühlen, und bläuliche Nägel aufweisen.

8.2 Systematische Krankheitszeichen

全身症状 *(quànshēn zhèngzhuàng)*

Nervensystem

Leichte Reizbarkeit und andere übermäßig starke Emotionen (z.B. Eifersucht etc.) sowie Verwirrung, Depression und Manie haben oft wechselseitige Beziehungen zur Blutstase. Auch nervös bedingtes plötzliches Herzklopfen ist damit verbunden.

Verdauungssystem

Druck-Schmerz und Völlegefühl wurden oben schon als typische Symptome beschrieben. Ferner kommen noch häufiger Durchfall oder Verstopfung sowie Appetitmangel, Übelkeit, Magenbrennen, trockener Rachen und Schluckauf vor.

Respiratorisches System

Alle andauernden Atemwegserkrankungen wie langwieriger Husten, Asthma, aber auch Kurzatmigkeit und Abhusten von blutigem Schleim werden mit Blutstase in Verbindung gebracht.

Urogenitales System

Schwellung und Spannungsgefühl des Unterbauches wurden hier schon genannt, ebenso wie Unfruchtbarkeit beider Geschlechter. Ferner ist noch trüber oder viel Urin, schmerzhaftes oder unterbrochenes Urinieren als möglicher Hinweis einer Blutstase zu deuten.

Kreislauf

Grundloses Herzklopfen oder Herzjagen, Atemnot, Ödeme der unteren Extremitäten sind ebenso wie Herzstechen oder Herzschmerzen ein Hinweis auf Blutstase.» (Neeb, ebd. S. 17–19)

9. Verschiedene Faktoren, welche das Blut schädigen

血液受损的各种原因 *(xuèyè shòu sŭn de gè zhŏng yuányīn)*

Wir in Europa wissen nicht, dass unser Blut geschädigt werden kann, wenn wir z.B. zornig sind, oder zu viel oder zu wenig essen, wenn wir frieren oder uns verletzen oder uns überanstrengen usw. Wir wissen, dass es verschiedene Blutgruppen und verschiedene Blutbestandteile gibt, die im Labor untersucht werden können. Wir wissen, dass das Blut hell oder dunkel sein kann, evtl. dünn- oder dickflüssig oder während der Menstruation klumpig, sodass wir Blutverdünner erhalten oder dass wir eine Blutvergiftung bekommen können, wenn wir z.B. eine Wunde nicht rein halten.

Gemäß den Erkenntnissen der TCM ist das Blut zusätzlich verschiedenen Einflüssen unterworfen, wodurch verschiedene Störungen entstehen, die zu Schmerzen und Krankheiten führen. So wird das Blut geschädigt durch

1. **Kosmologische Störeinflüsse wie Wind, Kälte, Hitze, Trockenheit, Feuchtigkeit und Nässe**
2. **Blutverluste, starke Menstruation, Geburten, Verletzungen, Operationen, Blutspenden**
3. **Unterdrückte Emotionen und Stress**
4. **Überanstrengung/Überarbeitung**
5. **Überernährung**
6. **Ernährungsgewohnheiten**
7. **Ungesunde Lebensweise**

Durch all diese Störungen entsteht ein Ungleichgewicht zwischen *qì* und Blut und damit zwischen Yin und Yang.

Wenn Patienten mehreren Einflüssen gleichzeitig ausgesetzt sind, dann sind ihre Missempfindungen umso stärker. Je weniger Einflüsse auf das Blut wirken, umso weniger Missempfindungen und Schmerzen entstehen.

Auch in diesem Sinn ist der Satz von Paracelsus gültig: «Dosis facit venenum!» (Die Dosis macht das Gift.)

9.1 Geschädigtes Blut durch kosmologische Störeinflüsse

外邪 导致 血损 *(wàixié dăo zhì xuè sŭn)*

Nach Auffassung der TCM kann das Blut durch den Einfluss von Kälte, Hitze, Trockenheit, Feuchtigkeit und Nässe zu Blut- und *qì*-Mangel und *qì*-Stauungen führen. Und diese lösen die entsprechenden Symptome und Missempfindungen aus, wie u.a. auch RLS-Betroffene sie beschreiben.

RLS-Betroffene bevorzugen Kälte und kühlen Wind, leichte Kleidung, kalte Speisen und Getränke und kühle Orte. Sie lieben offene Fenster. Damit lösen sie ihre Krankheit selbst aus.

Wie bereits erwähnt, sollten *qì* und Blut miteinander harmonieren. Wird das Blut oder das *qì* verletzt, entsteht im Körper ein Ungleichgewicht, was zu bestimmten Krankheiten führt.

Soweit ich orientiert bin, hat sich die medizinische Wissenschaft bis jetzt noch nicht mit kosmologischen Störeinflüssen und deren Wirkungen auf den menschlichen Körper auseinandergesetzt. Umso erstaunter war ich, als ich am 3. August 2008 zufällig eine TV-Sendung im «SF Info» sah, in der über eine Forschung in England über das Aushalten von kosmologischen Extremsituationen wie Kälte und Hitze, Blitzschlag u. v. m. berichtet wurde.

Der Forscher Dr. Kenneth Maclure berichtete von einem Experiment mit Louisa B. Sie musste sich verschiedenen extremen Temperatureinflüssen wie Kälte, Hitze und Sturm aussetzen. Es wurde festgestellt, dass z.B. Kälte die Körpertemperatur senkt. Der Körper hat nur wenige Schutzmechanismen, um die Wärme konstant zu halten. Darum versucht der Körper sich selbst zu helfen, indem er auf der Körperoberfläche «Gänsehaut» erzeugt. Die Körperhaare stellen sich auf, um auf diese Weise den Körper zu wärmen. Wenn wir vor Kälte zittern und mit den Zähnen klappern, so erzeugt dies Hitze im Körper. Kälte erzeugt Hitze.

Zum Beispiel haben wir bei einer Erkältung Schüttelfrost und danach hohes Fieber und umgekehrt. Durch Kälte pumpt das Herz schneller, es kann zu einem Bewusstseinsverlust kommen und der Tod eintreten. Wenn zur Kälte noch Wind hinzukommt, entsteht noch mehr Hitze im Körper (vgl. den Blasebalgeffekt!). Die Körperwärme wird bei Wind und Sturm weggeweht. Durch Kälte und Wind werden alle Stoffwechselfunktionen und auch der Blutfluss verlangsamt. Man kann nur innerhalb einer gewissen Lufttemperatur die Wärme konstant halten. Auch Kälte und Feuchtigkeit schädigen den Körper. Ein Schiffbrüchiger z.B. sollte sich im Wasser so wenig als möglich bewegen. Seine Bewegungen sollten der Situation angemessen sein. Denn je mehr er sich bewegt, umso mehr verliert er Energie und kann nicht mehr schwimmen. Der Verlust der Energie führt zu Erschöpfung und damit zu Kälte und zu Unterkühlung des Körpers. So weit der Forschungsbericht. Diese Forschungsergebnisse bestätigen die Sichtweise der TCM und anderer naturheilkundlicher Systeme.

In diesem Zusammenhang möchte ich die therapeutische «Wasseranwendung des Öldispersionsbades» nach Junge erwähnen. Der Patient liegt in einer speziellen Wanne mit einer Wassertemperatur, die möglichst konstant ein Grad unter seiner Körpertemperatur liegt. Schädigender Windeinfluss durch offene Türen oder Fenster sollte vermieden werden. Das Bad soll, wie es die anthroposophische Medizin beschreibt, den «Wärmehaushalt des Körpers» verbessern. Auf diese Weise wird die durchschnittliche Körpertemperatur allmählich angehoben und so die Adaptation des Körpers angeregt. Dadurch wird das Immunsystem gestärkt.

Die TCM zeigt noch andere Wirkungen der kosmologischen Störeinflüsse auf den Körper und das Blut. Zum Beispiel verursacht **Wind** verschiedene Krankheitsbilder (siehe dazu das Kapitel 13.3 «Schmerzen durch Windkrankheiten» und Kapitel 13.4 «Wind als Ursache körperlicher Störungen»), wie sie Ted J. Kaptchuk im folgenden beschreibt:

> «Wind bedeutet Bewegung, folglich macht er sich durch wandernde Schmerzen, Jucken bzw. Hautausschlag, die die Stelle wechseln, zitternde Gliedmaßen, Zuckungen, Benommenheit oder Tetanie[15] bemerkbar.» (ebd. S. 135)

Dies sind auch Symptome, welche sowohl Menschen mit Blutstase, als auch RLS-Betroffene haben, da sie kühlen Wind lieben. Kaptchuk unterscheidet zwei Arten von Wind mit den typischen Symptomen:

Symptome für den äußeren Wind:

> «Fieber (ein Zeichen für den Konflikt zwischen *qì* und äußerem Einfluss), Abneigung gegen Zug, Schweißausbruch, plötzlicher Kopfschmerz, verstopfte Nasenwege, rauer Hals bzw. Kitzeln im Hals. Der Wind trocknet die Schleimhäute und macht sie anfällig für Infekte.
>
> Die westliche Medizin bezeichnet diese Symptome als den Beginn einer infektiösen oder ansteckenden Krankheit.» (ebd.)

15 Zustand neuromuskulärer Übererregbarkeit, hervorgerufen durch Störungen im Ionengleichgewichtszustand vor allem des Kalziums. Vorkommen bei Rachitis, Unterfunktion der Schilddrüse, Hyperventilation.

Symptome für den inneren Wind:

> «Der innere Wind geht mit einer chronischen Disharmonie – gewöhnlich, aber nicht ausschließlich – der Leber einher. Die Leber ist für die gleichmäßige und sanfte Bewegung im Körper verantwortlich und reagiert deshalb besonders empfindlich auf außerordentliche Bewegungen – ein Zustand, der als Wind beschrieben wird. Innerer Wind kann sich in Benommenheit, Ohrensausen, Taubheit der Gliedmaßen, Zittern, Zuckungen und Apoplexie (Schlaganfall) manifestieren.» (ebd.)

Für Krankheiten wie Bluthochdruck, Migräne, Arthritis (einschließlich Gelenkschmerzen), Schlaganfall, Schwindelanfälle, die von innerem Wind verursacht sind, braucht es Arzneimittel, welche inneren Wind eliminieren und das Zittern beenden.

«Im Suwen, Kapitel 42 heißt es:

> Das Erscheinungsbild von Leber-Wind geht einher mit «viel Schwitzen, Angst vor Wind» (Wind öffnet die Poren, Yin verliert sich als Schweiß) Neigung zu Trauer, die Gesichtsfarbe ist blass-grün, der Rachen ist trocken und man neigt zu Ärger… Der Wind verursacht das Gefühl von Wut durch eine Fülle der Leber, die die Wandlungsphase Metall schwächt, sodass die Lunge der Trauer anheim fällt.» (Platsch, ebd. S. 148)

Wie das Blut und das *qì* durch kosmologische Einflüsse geschädigt werden, sollen folgende medizinische Texte veranschaulichen.

9.1.1 Medizinische Texte aus dem Grundlagenwerk des Gelben Kaisers 出自 皇帝 内径 中 的 医学 文本 *(chūzì huángdì neìjīng zhōng de yīxué wénběn)*

Es handelt sich hier um ein Gespräch zwischen dem Gelben Kaiser Huangdi und seinem Arzt Qi Bo.

Huangdi, der Gelbe Kaiser, lebte ca. 2600 Jahre v. Chr. Sein berühmtes Werk ist das «Huang Di Nei Jing». Der eigentliche Begründer der Traditionellen Chinesischen Medizin war Qi Bo. Er war der Hofarzt des legendären Kaisers Huangdi.

Verletzungen des Blutes durch Wind und Regen

> Der Gelbe Kaiser Huangdi fragte Qi Bo, seinen Arzt: «Könnt Ihr mir erklären, wie Wind und Regen die Menschen verletzt!» Qi Bo führte aus:
>
> «Wind und Regen greifen als erstes die Haut an. Dann dringen sie in die kleineren und in der Folge in die regulären Nebenleitbahnen ein, bis sie schließlich die Hauptleitbahnen erreichen. Hat das Pathogen einmal die Hauptleitbahnen

erreicht, ruft es eine Stagnation hervor. Deswegen können wir in diesen Fällen einen starken, großen Puls ertasten, es besteht also ein Überschusszustand. Dabei fühlt sich die Oberfläche des Körpers gespannt, steif, hart und voll an und der Patient scheut vor jeder Berührung zurück, weil sie Schmerzen verursacht.» (Der Gelbe Kaiser, ebd. S. 292)

Auch äußere Hitze kann zu Verletzungen führen

Besteht in einem Körper ein Yin-Mangel, entwickelt sich ein relativer Yang-Überschuss. Dieser Yang-Überschuss erzeugt eine Unausgewogenheit, die sich in Fieber und Unruhe manifestiert.

Verletzungen durch Trockenheit

«Trockenheit zieht Austrocknung nach sich… Symptome wie schnelles, schweres Atmen, ein Engegefühl im Brustkorb und Obstruktion werden durch Trockenheit verursacht und stehen im Zusammenhang mit der Lunge.» (Der Gelbe Kaiser, ebd. S. 374)

Verletzungen durch innere Kälte

Huangdi sagte zu seinem Arzt Qi Bo: «In gewissen Fällen treten Frösteln und Erkältungen nicht deswegen auf, weil man äußerer Kälte ausgesetzt oder zu leicht bekleidet ist oder weil von Natur aus Kälte im Körper existiert. Diese Art von Kälte scheint vielmehr vom Körper selbst produziert zu werden. Was ist der Grund dafür?»

Qi Bo erwiderte: «Bei Patienten mit einem solchen Krankheitsbild liegen ein *bì*-Zustand[16], eine generelle Yang-Schwäche vor, sie tendieren zu Stagnation. In Relation zum Yang besteht ein Yin-Überschuss, der dann Kälte hervorruft.» (ebd., S. 182)

Verletzungen durch Wind und Kälte

Huangdi sagte: «Es gibt auch ein Fieber, das nur in den Extremitäten auftritt. Setzt man sich Wind-Kälte aus, dann erreicht das Fieber ein Ausmaß, dass man glaubt, zu brennen. Was ist der Grund dafür?» Qi Bo antwortet:

«In diesem Fall liegt ein Yin-Mangel bei gleichzeitigem Yang-Überschuss vor. Die Gliedmaßen sind Yang. Sind sie Wind ausgesetzt, erschöpft sich das Yin-*qì* und das Yang nimmt entsprechend zu. Der Mangel an Yin kann dann das Yang nicht ausbalancieren. Aufgrund dieses Yang-Überschusses ist das Wachstum vermindert, es entwickelt sich eine Atrophie.» (Der Gelbe Kaiser, ebd.)

«Der kalte Schauer, der über den Rücken läuft, die kalten Füße, das innere Frösteln, die eingefrorene Mimik sind Ausdruck vorherrschender Kälte.» (Platsch, ebd. S. 31)

---

16 Siehe das «*bì*-Syndrom» in Kapitel 13.2

Kälte hat drei Eigenschaften:

- «sie blockiert den Fluss von *qì* und Blut
- sie verlangsamt alle energetischen Prozesse als Folge der Blockade des *qì*-und Blutflusses.
- sie retrahiert, d.h. der Körper zieht sich zusammen und die psychomentalen Funktionen ziehen sich zurück und erstarren.» (ebd.)

Auch die Gefühlsreaktionen verlangsamen sich. Aus diesem Grund kann es sein, dass Sie aus Angst nicht rechtzeitig reagieren. Das bedeutet, dass sich die Angst auf die Leber ausgewirkt hat. Denn die Leber ist für das richtige Timing und das Setzen von *qì*-Impulsen verantwortlich.

Über die Kältepathogene schreibt Gao Tianshu:

«The common cold is an exogenous disease, caused by pathogene wind. It's main clinical symptoms include stuffy and running nose, sneezing, cough, headache, chilliness, fever, and general discomfort. It may happen throughout the whole year. But more common in winter or spring, in which it has more climatic changes than in the other two (seasons). Spring is the wind season and wind is the head of the six climatic evils. Wind, therefore, has more chance to attack the human body due to its moving and changeable property...

When the resistance is weak, or pathogens' attack is severe, six pathogenic factors and pestilential factors can attack the body from the skin, hair, mouth and nose, resulting in disharmony of defensive *qì* and disfunction of the lungs' dispersing and descending. Thus, the common cold ensues. Wind is the head for the six pathogenic factors so wind is the predominant etiological factor... The body's constitution plays a role in the attack. A person with Yang deficiency is susceptibel to wind-cold, and one with a yin deficiency is susceptible to wind-heat and dryness-heat. In a case of excess dampness and phlegm, he is likely to be attacked by external dampness. (ebd. S.27)

In diesem Zusammenhang ist auch wichtig, die **Feuchtigkeit** zu erwähnen, die sich in ihrer pathologischen Form in vielen Krankheiten zeigt. Die Natur der Feuchtigkeit gehört zum Yin.

Gao Tianshu schreibt:

«It is an external contraction disease resulting from hypofunction of the middle *jiāo* in transformation and transportation due to dampness obstruction, whose main symptoms include fullness in the epigastrium and abdomen, a heavy sensation of extremities, a poor appetite etc.» (ebd. S. 36)

«Dampness obstruction has a lingering course of development, a long course of disease and a fixed location. Its occurrence is related to rainy days and wet areas.

It's main symptoms include general tiredness, a heavy sensation in the limbs, fullness in the epigastrium and abdomen, a poor appetite, a sticky tongue coating and a soggy pulse:» (ebd. S. 37)

«Wird man im Herbst von Feuchtigkeit angegriffen und sammelt sich Feuchtigkeit in der Lunge, kommt es zu *wěi-jué*, zu kalten Gliedmaßen und Schlaffheit, zu Husten und Ausgemergeltsein.» (Der Gelbe Kaiser, ebd. S. 30) (siehe auch die *wěi*-Zustände in Kapitel 14.1.6)

Feuchtigkeit in Zusammenhang mit **Hitze** führt zu verschiedenen Krankheiten, vor allem zu Entzündungen. Wenn zum Beispiel Hitze den Darm und die Harnblase angreift, entstehen Entzündungen, Geschwülste, Polypen und Divertikeln. Wenn Gelenke durch Hitze und Feuer angegriffen werden, so entstehen rheumatische Erkrankungen, Arthrose und Gicht. Feuchtigkeit und Hitze bei Fettsucht führt vor allem bei Männern zu einem harten Bauch. Werden die Gallenblase und die Nieren durch Hitze und Feuchtigkeit angegriffen, entstehen Entzündungen und Steine. Hitze und Feuchtigkeit in den Reproduktionsorganen führt zu gynäkologischen Entzündungen, Ausfluss, Myomen und Prostataerkrankungen. Wenn das Herz von Hitze und Feuchtigkeit angegriffen wird, entsteht hoher Blutdruck, erhöhtes Cholesterin und Fette. (vgl. Gao Tianshu, S. 221)

Wie bereits früher erwähnt, beeinflusst Hitze und Feuchtigkeit auch die Haut, sodass es zu Ekzemen, Hautgeschwüren, Abszessen, Furunkeln, Akne, Psoriasis kommt. Durch entsprechende Nahrungsmittel kann die Hitze und Feuchtigkeit ausgeleitet werden.

9.1.2 Empfehlungen zum Schutz vor kosmologischen Störeinflüssen 如何 防范外邪 *(rúhé fáng fàn wài xié)*

Das chinesische Medizinkonzept beruht auf der **Vorbeugung**. Diese nimmt in der TCM einen hohen Stellenwert ein.

Wir sollten darauf achten, uns dem Wetter entsprechend und nicht nach dem Kalender zu kleiden. Wir ziehen uns z.B. weil wir wissen, dass Juni ist, dünn an und übersehen dabei, dass in diesem Jahr ein ungewöhnlich kalter Juni ist. Oder wir hüllen uns in warme Kleider und Schals dick ein, obwohl dieser Winter sehr mild ist. Auch auf Trockenheit sollten wir achten, also entsprechend viel trinken und bei Regen unseren Kopf bedecken und feste Schuhe anziehen, Nässe kann sich wie die Kälte in unsere Meridiane einnisten und den *qì*-Fluss behindern. Wir sollten daher möglichen Krankheiten vorbeugen.

«Wenn wir die Phänomene der Natur beobachten, dann werden wir feststellen, dass sich die Natur den kosmologischen Einflüssen anpasst. Zum Beispiel können wir beobachten, dass sich Gras, welches vom Regen und Hagel zu Boden gedrückt wird, wieder aufrichtet, wenn der Sturm vorbei ist...

Wenn wir die Natur, die Blumen, Bäume und Sträucher beobachten, so können wir sehen, dass die Zweige, Blätter, Stängel und Gräser sich vom Wind tragen lassen, ihm nachgeben, sich formen, wiegen und biegen lassen und so schadlos bleiben. Sie lassen den Wind wehen, wie er will. Sie lassen sich vom Regen und Sturm auf die Erde drücken. Was sich dem Wind entgegenstemmt, zerbricht und wird vernichtet.» (Heindler-Weinlich Gerti, Gesprächspsychotherapie und Meditation, Lizentiatsarbeit Universität Zürich, 1977, S.73)

So heißt es im Nei Jing:

«Während der Wintermonate welken die Dinge, sie ziehen sich zurück, gehen nach Hause und treten in eine Phase der Ruhe ein, so wie Seen und Flüsse zufrieren und Schnee fällt. Es ist eine Zeit, in der das Yin das Yang dominiert. Deswegen solltet Ihr es vermeiden, die Yang-Energie übermäßig zu beanspruchen. Zieht Euch bald zurück, und steht mit der Sonne auf, also später als zu anderen Zeiten des Jahres. Vor allem solltet Ihr Eure sexuellen Begierden zügeln, als wolltet Ihr ein freudiges Geheimnis verbergen.

Haltet Euch warm, meidet die Kälte, und lasst die Poren geschlossen. Vermeidet jedes Schwitzen.» (Der Gelbe Kaiser, S. 23)

Wenn der Körper geschwächt ist und ein Ungleichgewicht zwischen Yin und Yang entsteht, resultiert daraus Schwitzen. Gao Tianshu gibt folgende Gründe für das Schwitzen an:

1. Schwäche des Lungen-*qì*
2. Disharmonie zwischen ernährendem *qì* und Abwehr-*qì*.
3. Schwäche des Herzblutes.
4. Hyperaktivität des Feuers durch Yin-Schwäche.

«Both spontaneous sweating and night sweating are caused by the weakness of the body surface and imbalance of Yin and Yang. Spontaneous sweating refers to frequent sweating at daytime, which is often worsened on exertion but not affected by environmental conditions. Sweating that occurs during sleep and stops upon wakening is called as night sweating. Spontaneous sweating and night sweating either occur alone or can be seen in the course of other diseases... Abnormal sweating resulting from hyperthyroidism, functionel disorders of vegetative nerves, rheumatic fever, tuberculosis, etc. In Western Medicine can be differentiated and treated according to this section.» (Gao Tianshu, S. 221)

Interessant ist auch folgende Ansicht von Qi Bo:

> «Schwitzen nach dem Essen wird vom Magen verursacht. Schwitzen nach einem Schreck wird vom Herzen verursacht. Schwitzen nach einer körperlichen Überanstrengung, wie sie zum Beispiel bei weiten Reisen mit schwerem Gepäck auftritt, wird von der Niere verursacht. Schwitzen nach einer Flucht voller Angst wird von der Leber verursacht. Im Kontext der jahreszeitlichen Wandlungen von Yin und Yang ist die Ursache einer Krankheit oft in der Konstitution, der körperlichen Aktivität, der emotionalen Verfassung und den Ernährungsgewohnheiten des Patienten zu suchen.» (Der Gelbe Kaiser, S. 128)

9.1.3 Wie denkt die westliche Medizin darüber?
西方 医学 理论 如何 认为 呢? *(xī fāng yī xué lǐ lùn rúhé rèn wéi ma?)*

Es ist mir nicht bekannt, dass in der Schulmedizin kosmologische Störeinflüsse in der Diagnose von Krankheiten berücksichtigt werden. Eine Ausnahme bildet vielleicht die Umweltmedizin. Die Umweltmedizin ist die Lehre von der Prävention, Diagnose und Behandlung, die mit Umweltfaktoren in Verbindung gebracht werden. Allerdings ist in der ärztlichen Praxis der Einfluss der Umweltmedizin nicht sehr spürbar. Denn es wird von manchen Ärzten noch immer die Auffassung vertreten, dass z.B. Kälte der Gesundheit nicht schade. Sie sind gewohnt in der Erkältung nur eine Virusinfektion zu sehen. Weitere dahinterliegende Ursachen werden ausgeklammert. Das gleiche gilt für Wind. In der TCM wird der Wind mit 90% als Ursache von Krankheiten bezeichnet (vgl. das Kapitel 13.4: «Der Wind als Ursache körperlicher Störungen»). Es heißt daher:

> «Meide den Wind wie einen Pfeil!»

Auch vom Einfluss der kosmologischen Energien vor allem der Kälte oder Hitze und Nässe auf das Blut und die dadurch entstehende Schädigung des Blutes weiß die Schulmedizin so gut wie nichts. Dies dürfte auch der Grund sein, dass sie die Ursache von Rheuma nicht kennt.

Die Schulmedizin hat Erfahrungen mit Thermo- und Kryotherapie gemacht und manche Leiden, wie z.B. die rheumatoide Arthritis gelindert. Sie kennt aber nicht die Ursache dieser Krankheiten.

Zum Beispiel werden im Bad Vöslau in Österreich Ganzkörperkältetherapien angeboten. Wie ich erfahren habe, konnte bei einer Patientin bereits nach einer Woche Behandlung eine Rückläufigkeit der Schwellungen an den Hand- und Kniegelenken festgestellt werden. Die Laborwerte bestätigten, dass der Entzündungsprozess in den Gelenken gestoppt war. Die Kur hatte noch einen Nebeneffekt. Die Patientin konnte nach Verlängerung einer Woche ihres Kuraufenthaltes wieder gut schlafen.

Auch ist von der Hypothermie in den USA bekannt, dass z.B. bei Gehirntumoren die Körpertemperatur auf 17° abgekühlt wird, sodass das Tumorgewebe schrumpft und der Tumor herausoperiert werden konnte. Dies ist allerdings eine Methode, die wegen der so tiefen Körpertemperatur für den Patienten gefährlich ist.

Zur Kältetherapie muss gesagt werden, dass diese nur dann sinnvoll ist, wenn sie zeitlich und lokal begrenzt angewandt wird. Sie sollte aber keinesfalls mit gleichzeitigem Wind oder Nässe verbunden sein. Das macht nämlich einen großen Unterschied.

Kälte verbunden mit Nässe führt zu rheumatischen Erkrankungen (*bì*-Syndrom!). Dies gilt auch für die thermisch kalten Nahrungsmittel, welche im Körper Nässe erzeugen. Zum Beispiel kann auch zu viel Süß zu hohem Nässegehalt im Körper führen, was Verdauungsprobleme, unregelmäßigen Stuhlgang und Ödeme zur Folge haben kann.

> «Die Kältetherapie (*qíng fă,* auch *qíng rè fă* oder antipyretische Methode) zur Beseitigung von Hitze-Syndromen (als Folge hoher Temperaturen außerhalb des Körpers oder infolge eines sog. Yin-Mangels im Körperinneren): Typische Symptome bei Vorliegen eines Hitze-Syndroms sind: schneller Puls, gerötete Zunge mit gelblicher und trockener Belegung, Verstopfung, Durst und Fieber.» (Wieser, Wolfgang, Texte zur Behandlung von Aids im Rahmen der TCM, S. 43)

Nach Auffassung der TCM ist **Kälte der bioklimatische Faktor der Niere**. Wenn wir längere Zeit auf kaltem Fußboden sitzen oder stehen oder zu wenig bekleidet sind, dringt Kälte in den Körper. Innere Kälte entsteht durch einen Mangel an Wärmeressourcen des Körpers bei Yin-Mangel oder bei spärlichem *mìng mēn*[17]-Feuer. Kälte blockiert den Fluss des *qì*, was zu einer Verlangsamung aller energetischen Prozesse führt. Der Körper zieht sich durch Kälte zusammen. So erstarren im seelischen Bereich auch die psychosozialen Funktionen und ziehen sich zurück. Auch auf der emotionalen Ebene zeigen sich Kältemuster. Deswegen brauchen speziell Kinder Wärme und Liebe ihrer Eltern, damit sie gut gedeihen und wachsen können. Vgl. René Spitz, der bei Säuglingen entdeckt hat, dass sie bei Entzug von Liebe und Wärme und dem Fehlen der Mutter in ihrer Entwicklung zurückgeblieben sind.

Die Natur zieht sich bei Winterkälte zurück, sodass die Bäume durch den Säftemangel kahl werden. Erst wenn die Wärme des Frühlings kommt, können sie wieder Knospen bilden und austreiben.

---

17 *mìng mēn* = die «Pforte des Lebensloses». *mìng* der Auftrag, das «Lebenslos» (Porkert, Systematische Akupunktur, S. 324) und *mēn* «Tor der Lebenskraft» (Josef Viktor Müller)

Die westliche Medizin sieht die Wirkung der Kälte im Zusammenhang mit Muskelaktionen, wie dies aus folgendem Zitat hervorgeht:

> «Wenn die Thermorezeptoren der Haut eine zu niedrige Außentemperatur melden, laufen entgegengesetzte Vorgänge ab. Noch bevor die Körpertemperatur sinkt, drosselt der Körper die Hautdurchblutung, um die Wärmeabgabe einzuschränken, Durch eine gesteigerte Wärmebildung kann er dem weiteren Auskühlen entgegenwirken. Dazu dienen zum einen willkürliche Muskelbewegungen, wie sie beispielsweise mit den Füssen stampfende Menschen an einer Bushaltestelle im Winter ausführen. Reichen die Muskelaktionen nicht aus, so löst das thermoregulatorische Zentrum unwillkürliche Muskelaktionen aus. Das Kältezittern, bei dem viele winzige Muskelfasern in Aktion treten, dient der Wärmebildung und wirkt dem Auskühlen des Körperkerns entgegen.» (Schäffler, Arne et al. Mensch, Körper, Krankheit, S. 8)

Da RLS-Betroffene Kälte lieben, frage ich mich, ob ihre Beinbewegungen evtl. mit dem Überwinden der Kälte, der sie sich aussetzen, im Zusammenhang stehen, ohne dass ihnen dies bewusst ist. Durch Kälte entsteht Hitze und Hitze verlangt wiederum nach Kälte.

9.2 Geschädigtes Blut durch Blutverluste bei starker Menstruation,Geburten, Verletzungen, Unfällen, Operationen, Blutspenden

因大量 失血 引起 的 血损,月经, 分娩, 受伤, 意外, 伤害, 手术, 或 是 捐血

(yīn dàliàng shīxuè yǐnqǐ de xuè sŭn yuèjīng, fēnmiăn, shòushāng, yìwaì, shānghài, shóushù, huò shì juānxuè)

Wie eingangs erwähnt, kann ein Blutverlust nicht nur zu einem Yin- und Blutmangel oder einer Blutstauung führen, sondern auch zu einem damit verbundenen Eisenmangel. Wie ich noch zeigen werde, hat der durch chronische Blutungen bedingte Eisenmangel als mögliche Ursache von RLS auch mit einem Leber-*qì*-Mangel, Blutstase und einer *qì*-Stagnation zu tun.

Blutmangel steht gemäß der westlichen Medizin oft mit **Eisenmangel** in Verbindung. Sollte bei RLS ein Eisenmangel infrage kommen, so muss in erster Linie an einen Blutmangel gedacht werden. Bei Blutarmut (Anämie) ist die Synthese von Häm und Hämoglobin gestört, wenn Eisen fehlt. Eisenmangel zieht einen verminderten

Hämoglobingehalt der abnorm kleinen Erythrozyten mit sich. Man spricht dann von einer hypochromen oder mikrozytären Anämie. Die häufigste Form der Anämien (80%) finden wir bei Frauen im gebärfähigen Alter. Es liegt daher sehr nahe, bei RLS an einen Blutmangel und an Kälte zu denken. Bei den Dialysepatienten ist durch die häufige Blutwäsche die Qualität des Blutes gemindert, sodass dieses nicht genügend ernährt werden kann (vgl. Kapitel 11). Dadurch wird der Organismus geschwächt. Es handelt sich also hier um einen qualitativen Blut-Mangel, d.h. um «erschöpftes» Blut. Solchen Patienten werden oft Eisenpräparate verschrieben.

Hanspeter Braun meint dazu:

> «Bei einer Eisenmangelanämie, die sehr häufig bei Frauen des gebärfähigen Alters auftritt, sollte nicht der Körper mit Eisenpräparaten überschwemmt werden, sondern es sollte versucht werden, zu verstehen, warum die entsprechende Person zu wenig Wärme in sich hat. Kummer? Sorgen? Stress? Traurigkeit? Diese «psychische Kälte» verringert das *shén* und kühlt den Organismus als ganzen ab. Der Körper reagiert dann verständlicherweise mit verstärkten Blutungen, da er versucht, die Kälte (das Blut ist energetisch gesehen kalt, weil es das Innerste darstellt) loszuwerden. Mit entsprechenden wärmenden Medikamenten kann hier abgeholfen werden, zum Beispiel mit Agnus castus (Mönchspfeffer) oder im akuten Fall Capsella bursae pastoris (Hirtentäschel). Selbstverständlich kann auch mit einer Nahrungsumstellung, weg von «Rohkost und Yoghurts» hin zu wärmenden Lebensmitteln, Ingwer, Gelbwurz, Pfeffer, Chili usw. viel erreicht werden.» (ebd., S. 88)

Die Wirkung und die Auswahl dieser Lebensmittel sollte aber von einem TCM-Arzt/-Therapeuten kontrolliert werden.

Wenn das Blut nach außen fließt, entsteht im Körper ein Mangel an *qì* und Blut. Denn wenn man Blut verliert, dann verliert man auch *qì*. In dieser Zeit sind wir Frauen anfälliger für von außen eindringende Faktoren wie Kälte. Dies würde auch erklären, warum mehr Frauen an RLS leiden als Männer. Wenn man während der Periode kalte Speisen und Getränke zu sich nimmt, kann das *qì* blockiert werden und essentiell wichtige Funktionen behindern. Man sollte daher vor und während der Periode nicht barfuß auf kaltem Boden stehen, da sonst Kälte in den Körper dringt und Schmerzen verursacht. Eine Patientin berichtete uns, dass sie vor der Periode barfuß ihre Wohnung geputzt hat und danach starke Bauchschmerzen hatte. Zudem hat sie Taubheitsgefühle an Händen, Armen und Beinen. Sie trägt im Winter unter ihren Bluejeans keine Strümpfe oder warme Leggings.

Ich erinnere mich auch an eine junge Studentin in der Diplomfachschule für Naturheilkunde, wo mein Mann und ich Anatomie, Physiologie und Pathologie unterrichteten. Die Studentin bat mich während des Unterrichts, nach Hause gehen zu dürfen, weil sie so starke Bauchschmerzen habe. Ich bot ihr eine Moxa-Behandlung in der Pause an. Sie war damit einverstanden. Ihre Schmerzen kamen von der Kälte, da sie im Winter keine warme Unterwäsche und keine Strümpfe unter ihrer Bluejean trug. Ich wärmte ihr mit der Glut einer angezündeten Moxa-Zigarre – das ist eine Zigarre aus Beifußkraut – die Punkte Magen 36 und Milz 6. Sie spürte die wohltuende Wärme bis in den Bauch aufsteigen, sodass ihre Schmerzen bald verschwanden. So konnte sie am Unterricht weiter teilnehmen.

Auch der Verzehr von kalten Nahrungsmitteln (siehe Kapitel 20.3) belastet die Milz. Sie schaffen damit ein Ungleichgewicht und können sie angreifen. Kalte Nahrung kann zu Blutstauungen führen. Die Aufgabe der Milz ist es, das Blut in den Gefäßen zu halten. Kälte schadet somit der Milz, sodass sie ihre Aufgaben nicht mehr erfüllen kann. Auf diese Weise kann es zu starken Blutungen, zu Muskelkrämpfen, Übelkeit oder Heißhunger auf Süß kommen.

Blutverluste durch starke Menstruation, Geburten, Unfälle, Verletzungen, Operationen, oftmaliges Blutspenden können nicht nur zu einem Eisenmangel bzw. zu einer Eisenmangelanämie führen, sondern auch zu einem Blut-Mangel bzw. Yin-Mangel, denn Blut ist Yin. Damit geht auch *qì* verloren. Blutmangel führt wiederum zu Blutstase. Dies betrifft auch das Blutspenden.

Wenn das gespendete Blut geschädigt ist, so erhält der Empfänger des Blutes auch geschädigtes Blut, was evtl. Krankheiten oder Missempfindungen auslösen kann. Wie bereits erwähnt, hat eine Patientin 29-mal Blut gespendet. Sie hat seit der Geburt ihres ersten Kindes RLS. Auch durch den bei der Geburt notwendigen Kaiserschnitt hat sie viel Blut verloren, was zu einem Blutmangel und damit zu einem *qì*-Mangel führte.

Durch das Blutspenden hat die oben genannte Patientin ihr geschädigtes Blut an andere Empfänger weitergegeben. Es müsste das Blut und die Symptomatik des Spenders und des Empfängers vor und nach dem Blutspenden untersucht werden.

9.3 Geschädigtes Blut durch unterdrückte Emotionen und Stress 紧张与情绪压力者血损

(jǐn zhàng yǔ qíng xù yālì zhè xuè sǔn)

Wenn es die Situation erfordert, können wir schreien, wüten oder weinen und wenn sich das Leben von seiner humorvollen und lustigen Seite zeigt, können wir lachen, singen und tanzen. Das Ausdrücken der Gefühle ist gesund. Nicht aber, wenn wir sie unterdrücken oder zu starke Emotionen haben.

Dass neben klimatischen Ursachen auch unterdrückte oder zu starke Emotionen bei der Entstehung von Blutstase und RLS eine Rolle spielen, zeigen die Berichte von betroffenen Patientinnen, welche angeben, dass u.a.

- seelische Traumata, Angst, Schock und Schrecken
- Stress und Leistungsdruck und
- die Trennung oder der Tod eines nahen Menschen

ihre Missempfindungen ausgelöst haben. Wie stark die Missempfindungen sind, hängt allerdings von der Stärke und der Häufigkeit dieser Einflüsse ab. Vgl. die Patientin, deren Mutter kurz nach der ersten Geburt ihres Sohnes gestorben ist, sodass ein weiterer schädigender Faktor «Trauer» hinzukam (siehe Kapitel 11).

9.3.1 Stress 压力 *(yālì)*

Seit der Industrialisierung im 19. Jahrhundert ist der Wert der Leistung gestiegen und damit die Beschleunigung des Zeitempfindens. Muße und Gelassenheit bleiben dabei auf der Strecke. Stress ist heutzutage weit verbreitet. Sie sagen. «Ich mache das noch schnell», Ich gehe noch schnell auf die Post», «Ich schreibe noch schnell eine Notiz», «Ich gehe noch schnell einkaufen», obwohl Sie keine Zeit mehr haben, weil Sie noch mit anderen Dingen beschäftigt sind. Wenn wir mit einer Arbeit beschäftigt sind und gleichzeitig an das denken, was wir noch erledigen müssen oder wenn wir das Gefühl haben, einer Aufgabe nicht gewachsen zu sein und dennoch beweisen wollen, dass wir die Anerkennung, die wir für unsere Arbeit bekommen, verdienen, dann strengen wir uns doppelt an und kommen dadurch in Stress. Für andere Aufgaben oder für Ruhepausen haben wir dann keine Zeit mehr. Oder wir unterdrücken gleichzeitig unsere Emotionen, da wir die Arbeit nicht gefährden wollen. Wir stehen so gleichzeitig unter Zeit-, Leistungs- und Erwartungsdruck.

In der heutigen Zeit treten immer häufiger Autoaggressions- und Immunkrankheiten als Folge von übermäßigem Stress, *gùo dù jǐn zhāng* 过度紧张, auf.

Die quantitative Stärke der Stress-Belastung ist weniger wichtig als die Art der Stress-Belastung. Zum Beispiel kann ich beim Zahnarzt Schmerzen ertragen, im Wissen, dass sie zeitlich begrenzt sind, vor allem wenn ich diese während der Behandlung mit Akupressur reduzieren kann. Bei langandauernden Schmerzen, welche mit Sorgen, Entscheidungszwängen und Existenzängsten verbunden sind, kann derselbe Stressfaktor unter Umständen eine größere schädigende Wirkung haben, als ohne diese Begleitumstände. Diese Stressfaktoren sind nur qualitativ beschreibbar. Stress ist also nicht gleich Stress.

Stress entsteht durch alles, was den Körper aus dem Gleichgewicht bringt. Dazu gehören alle Faktoren wie ich sie im Kapitel 9.1–9.7 beschrieben habe. Wenn wir nicht krank werden wollen, müssen wir einen Rhythmus von Spannung und Entspannung finden.

> «In Stresssituationen – wenn man beispielsweise einen Kampf gewinnen will – ist beim Menschen die Schmerzschwelle erhöht, dies wird als stressinduzierte Analgesie (SIA) bezeichnet. Die durch Akupunktur erlangte analgetische Wirkung wird allerdings nicht über eine SIA vermittelt, obwohl es bei der Nadelung durchaus zu einer Stresssituation für den Patienten kommen kann.» (Leung, ebd. S. 145 f)

Der Körper reagiert auf Stress. Dazu gehören auch Verletzungen, Operationen und Infektionen. Aber auch emotionale Belastungen wie Ärger, Angst, Leistungsdruck und Freude setzen im ZNS Reaktionsketten ingang, die zusammen als Stressreaktion bezeichnet werden. Auch zwischenmenschliche Beziehungen können zu Stress führen.

> «Stress bedeutet immer, dass der einzelne Mensch, das Individuum als das unteilbare Wesen, in Konflikt mit seiner Umwelt gerät. Zwischen diesen beiden Komponenten des Daseins besteht ein inniges Wechselspiel. Je mehr eine Verbindung besteht zwischen dem Einzelnen und den Anderen, desto mehr tritt das Spiel des Miteinanders in den Vordergrund und je mehr der eine Part will, desto mehr muss der andere agieren. Das birgt Konfliktpotential und führt zu Stress.» (Noll, Andreas, Stresskrankheiten. Vorbeugen und Behandeln mit chinesischer Medizin, S. 2)

> «Stress im zwischenmenschlichen Bereich kann vom gespannten Verhältnis zum Chef bis zum Streit mit dem Nachbarn reichen. Doch den meisten Kummer bereitet ein unglückliches Liebesleben.» (ebd. S.13)

Normalerweise ist unser Körper darauf eingerichtet, mit Stress umzugehen. Es sind die von den Nebennieren produzierten Botenstoffe, die uns für kurze Zeit befähigen, auf Stress schnell zu reagieren, d.h. zu kämpfen oder zu fliehen. Durch Stress und Notsituationen werden alle Organe und der Kreislauf gesteuert. **Dauerstress aber überfordert die Nebennieren,** sodass sie die vom Stress geforderten Hormone nicht mehr produzieren können. Dies führt dann zu Antriebslosigkeit, Müdigkeit und Erschöpfung. (Vgl. Wilson, James, ebd.)

Wie reagiert unser Gehirn auf Stress?

In der ersten Stressreaktion wird der Hypothalamus aktiviert, der das CRH (Corticotropin-Releasing-Hormon) auszuschütten beginnt, was in der Hypophyse zur Freisetzung von ACTH (adrenocorticotropin hormon = Kortikotropin) führt.

Dieses stimuliert wiederum in der Nebennierenrinde die Ausschüttung von Glukokortikoiden. Bei der zweiten Reaktionskette wird über den Sympathikus das Nebenrindenmark aktiviert, was in Sekundenschnelle zur Ausschüttung eines Katecholamingemisches von 80% **Adrenalin** und von 20% **Noradrenalin** führt. Bei Dauerstress dominieren die Effekte der Glukokortikoide. Deswegen werden sie auch **Stresshormone** genannt.

Ständige stressorische Belastungen führen zu einer Dauerhypersympathikotonie. Das bedeutet, dass sich permanent mehr Stresshormone wie Adrenalin und Noradrenalin im Kreislauf befinden. Diese Stresshormone beschleunigen den Herzschlag, erhöhen die Pumpleistung des Herzens und verengen die Blutgefäße (siehe Kapitel 14.1.4), was wiederum zu Bluthochdruck führt. Zu den Folgen von Stress gehört auch Blutstase.

Auf der Suche nach Krankheitssignalen, deren Kenntnis eine Vorhersage des Verlaufs einer Lungenentzündung erlaubt, ist die Professorin Mirjam Christ-Crain, Universität Basel, auf Stresshormone gestoßen. Sie hat bemerkt, dass Patienten mit einem hohen Stresspegel – also mit einer erhöhten Konzentration von Stresshormonen wie beispielsweise Cortisol[18] – einen schlechteren Krankheitsverlauf und ein erhöhtes Sterberisiko aufweisen. Hier wäre es interessant zu wissen, ob der schlechtere Krankheitsverlauf mit Blutstase in Verbindung steht? **Ein zu hoher Cortisol-Gehalt hemmt die Immunantwort des Körpers, was sich bei Lungenentzündungen fatal auswirkt.** «Der Stresslevel sollte nicht zu hoch, aber auch nicht zu tief sein», sagt Christ-Crain. Denn der Körper ist auf ein Mindestmaß an Stresshormonen angewiesen, um solch eine große Belastung wie eine Lungenentzündung zu überstehen. Die im Grunde genommen gleiche Fragestellung, verfolgt Christ-Crain auch bei Patienten, die einen Schlaganfall erlitten haben. Sie fragt: «Wie stelle ich objektiv fest, welcher Patient sich schnell erholt und welcher hingegen einem erhöhten Risiko ausgesetzt ist, an den Folgen des Schlaganfalls zu sterben?» Auch hier findet sie einen Zusammenhang: je größer die Menge der im Blut zirkulierenden Stresshormone desto größer die Wahrscheinlichkeit eines schlechten Krankheitsverlaufs (Persönliche Mitteilung).

«Dauerstress» siehe Anmerkung auf Seite 324.

Stress und unterdrückte Emotionen haben deswegen einen großen Einfluss auf das Blut und damit auf verschiedene Krankheiten. Leber-Yang-Krankheiten sind stressbedingte Krankheiten im Sinne der Schulmedizin. Dazu gehört auch die essentielle labile Hypertonie (Bluthochdruck).

18 Cortisol = Antistresshormon (entzündungshemmend). Es wird von der zona fasciculata (= dickste Schicht der Nebennierenrinde) ausgeschüttet.

Es wäre interessant, die Korrelation zwischen dem Stresshormonspiegel und der Blutviskosität zu erforschen. Die Aussagen von Christ-Crain zeigen deutlich die Verbindung zu den stressauslösenden Faktoren und dem dadurch entstehenden Ungleichgewicht im menschlichen Körper.

Nach Yan De-Xin liegt die Ursache von Schlaganfall in der Blutstase (siehe Kapitel 14) wie ich dies in meinem Buch beschrieben habe (siehe auch die «Weißkittelhypertonie» in Kapitel 9.5.2).

Am 10. September 2010 wurde im 3-Sat Fernsehen vom Epigenetischen Institut der Max Planck Universität München berichtet, dass Stress, der durch Angst oder andere belastende Gefühle entsteht, epigenetische Veränderungen verursacht, welche die Freisetzung von Stresshormonen hemmen. Die Angst gelangt so in die Gene, die dann vererbt werden. Dasselbe gilt auch für Umwelteinflüsse.

Und Jörg Blech schreibt, dass Stresshormone während der Schwangerschaft vom Mutterleib in das Kind gelangen und so seine Reaktion auf Stress beeinträchtigen. Er vermutet, dass sich dadurch nicht nur eine spätere Hyperaktivität, sondern auch seelische Erkrankungen entwickeln können. (Mehr dazu siehe im Schluss)

Im Zusammenhang mit Stress spielen die Emotionen Ärger, Wut und Angst eine wichtige Rolle. Ärger und Wut sind der Leber und Angst der Niere zugeordnet. Diese werden psychologisch gesehen als Einheit unter dem Begriff «Stress» zusammengefasst. Wenn Konflikte zu lange andauern und nicht gelöst werden, resigniert der Mensch und fällt in eine Depression, welche sich in verschiedenen Symptomen zeigt. Es entsteht ein Mangel an Selbstwertgefühl. Der Mensch wird verstimmt, ist traurig, antriebslos und neigt zu einem fortwährenden Schlafbedürfnis (Lethargie). Diese Symptome sind gemäß der TCM der Nieren-Yang-Leere zugeordnet. Menschen mit einer Nieren-Yang-Leere neigen zu endogenen Depressionen.

Wenn die Angst zu lange andauert, zeigt sich dies in verschiedenen Stressreaktionen: innere Unruhe, Nervosität, Tachykardie, Herzrasen und Schläfrigkeit. Dies sind Symptome, die mit der Nieren-Yin-Leere assoziiert werden.

9.3.2 Unterdrückte Emotionen 压抑 情绪 *(yāyì qíng xù)*

Nach Auffassung der TCM sind die Gefühle *qì* und seinem Wesen nach fließt *qì*. Die Gefühle unterliegen dem Wandel, einem ständigen Kommen und Gehen. Einmal sind wir heiter, einmal traurig, wir haben Angst, sind zornig und gereizt, voll Sorge usw. Gefühle sind weder gut noch schlecht. Sie gehören einfach zum Leben und zum Überleben. Solange Gefühle fließen, haben sie eine schützende und *qì*-regulierende Funktion. Werden aber z.B. Aufregung, Ärger und Wut zurückgehalten, unterdrückt, führt dies zu einem Blutstau mit *qì*-Stagnation und kann zum Herzinfarkt führen. Denn die meisten der Betroffenen drücken die Wut, den Ärger nicht aus, sodass das Herz überfordert ist und dementsprechend reagiert. Herzinfarkte werden oft durch ein plötzliches Übermaß an Gefühlen z.B. bei Streit, Aufregungen usw. ausgelöst.

Gefühle gehören zu einem Warnsystem, welches uns das Überleben gewährleistet. Zum Beispiel führt Angst zur Flucht und der Mensch begibt sich in Sicherheit. Trauer hilft uns, die zahlreichen Abschiede zu überwinden. Die Gefühle erfüllen wichtige Aufgaben zur Erhaltung und zum Fortbestand des Lebens.

Die Leber steuert unsere Gefühle und das *qì* der Leber den Blutfluss. Das *qì* fliesst durch die Leber bevor es die Gebärmutter erreicht, sodass die Leber auch den Menstruationszyklus steuert. Alle emotionalen Faktoren, die uns beunruhigen, wie Reizbarkeit und Niedergeschlagenheit während der Menstruation, können ein Zeichen dafür sein, dass das Leber-*qì* blockiert ist (siehe dazu «Bluthochdruck» in Kapitel 9.5.2).

9.3.3 Die Bedeutung der sieben Emotionen für unsere Gesundheit

中医 七 钟 情绪 对 之于 健康 意义

(zhōngyī qī zhōng qíng xù dùi zhī yú jiānkāng yìyì)

> «Die Sieben Emotionen sind unsere nachhimmlischen Interaktionen mit der Welt.» (Wang Ju Yi / Robertson, Jason, S.100)

Die TCM unterscheidet sieben Emotionen. **Angst, Wut/Zorn, Freude, Mitgefühl, Traurigkeit** und **Kummer**. Bei einem Ungleichgewicht der Emotionen entsteht ein **Mangelzustand**. Ärger oder andere Emotionen können das Gesicht erblassen oder erröten lassen. Möglicherweise ist dies ein Zeichen, dass *qì* und *xuè* sich trennen.

Kaiser Huangdi fragte seinen Arzt Qi Bo:

> «Könnt Ihr mir den Mangel-Zustand erklären, der auf Yin-Ebene, also im Inneren des Körpers auftritt?»
>
> Qi Bo antwortete: «Wenn die Gefühle bei einem Menschen nicht ausgeglichen sind und er sich von ihnen hinreißen lässt, dann entsteht eine Stagnation, in der das Yin-*qì* sich in abnormaler Weise aufwärts bewegt, wodurch in der unteren Körperhälfte, ein Defizit entsteht. Herrscht aber im unteren Bereich ein Yin-Mangel, dann dringt das Yang-*qì* ein und füllt die Leere aus, was zu einem Überschusszustand führt.» (Der Gelbe Kaiser, ebd, S. 292f)

Weiter heißt es:

> «Es ist bekannt, dass alle Krankheiten aus Störungen des *qì* entstehen.
> **Zorn, Wut** treibt das *qì* an,

Freude lässt das *qì* lasch werden
Trauer löst das *qì* auf,
Angst lässt das *qì* sinken,
Furcht bringt das *qì* durcheinander und
Kummer lässt das *qì* stagnieren.
Dadurch wird das Blut und der *qì*-Fluss behindert und tritt akut oder subakut auf.» (ebd.)

Die dabei entstehende Mangelversorgung an *qì* und Blut führt zu Schmerzen, die sich auf Druck und Massage bessern. Bei Belastung, zu langem Laufen oder bei körperlicher Anstrengung können sich die Schmerzen allerdings verschlimmern. **Kummer** führt zu einer Verknotung des *qì*, d.h. die Energie bleibt auf einem Punkt fixiert. Zum Beispiel immer auf den gleichen Gedankenkreis oder immer auf dasselbe Erlebnis fixiert.

Bei **Schreck** ist es umgekehrt. Schreck zerstreut das *qì*.

Solche Menschen können nicht loslassen und wiederkäuen ihre negativen Erlebnisse zum Ärger ihrer Mitmenschen.

Ein Übermaß an Gefühlen kann nicht nur Erkrankungen der Speicher- bzw. *zàng*-Organe hervorbringen, sondern auch umgekehrt kann eine Schwächung von *qì* und Blut oder eine Erkrankung der inneren Organe, Gefühle hervorbringen. Dass Emotionen das Blut beeinflussen, zeigt die Ihnen sicher allen bekannte Redewendung: «Mir gefriert vor Schreck das Blut in den Adern.»

Das Frieren zeigt einen Bezug zur Niere und damit zur Kälte, welche der Niere zugeordnet ist. Sowohl Kälte als auch Angst lassen das Blut stagnieren.

Im Klassiker der TCM «Der Gelbe Kaiser» heißt es, dass Menschen, die immer erschrecken oder traumatisiert sind, an einer Blockade von *qì* und Blut in den Haupt- und Nebenleitbahnen leiden. Menschen mit einer Blutstase und RLS-Betroffene leiden oft unter Muskelzuckungen. Nach Auffassung der TCM hat dies mit dem «**Schreck**» zu tun.

«Der Schreck, *jīng*, kann sowohl emotionale als auch körperliche Ursachen haben… Die Ursachen für einen Schreck *jīng* können auch rein physischer Natur sein. Schreck ist immer mit körperlichen Symptomen verbunden. Man schreckt auf, springt auf, man zuckt zusammen – Reaktionen, die Muskelaktionen entsprechen und von daher auf eine Dysfunktion der Leber hinweisen.» (Klaus-Dieter Platsch, ebd. S. 170)

«Die Yin- oder Blut-Leere der Leber kann das Yang nicht mehr ausreichend kontrollieren, sodass es zu unkontrollierten Muskelbewegungen kommt.» (ebd.)

Der **Schreck** kann auch **Epilepsie** (= Fallsucht) – besonders im Kindesalter – verursachen. Wenn z.B. Epilepsie-Syndrome in der Kindheit entstehen, so sind sie oft angeboren. Das Kind leidet unter Epilepsie, wenn seine Mutter während der Schwangerschaft **einen Schreck** erlebt hat. Der Grund dafür ist, dass **Angst und Schreck das *qì* stören und die renale Essenz aufbrauchen.** Ist das essentielle *qì* der Mutter aufgebraucht, führt dies zu einer Missbildung des Fötus und zukünftigen Epilepsie-Syndromen. Angst und Schreck sind dafür verantwortlich.

Auch ein Windeinfluss kann mit Epilepsie in Zusammenhang stehen.

> «In den medizinischen Texten wird *jīng* auch als Bezeichnung für Krämpfe und Epilepsie verwendet. Die Behandlung von *jīng* ist also groß und reicht von einem kleinen Aufschrecken bis zu einem großen epileptischen Krampfanfall.» (Platsch, ebd.)

In der TCM werden neben einer Stagnation von *qì* und Blut und Störungen der Leber, der Milz und der Niere auch emotionale Ursachen für die Entstehung von Epilepsie genannt, die sich von den Ursachen der westlichen Medizin unterscheiden.

> «Epilepsy is mostly caused by emotional upsets, congenital factors, head trauma, improper diet, overstrain and other diseases. These pathogenic factors, may cause the dysfunction of ***zèng-fù*** organs, and the production of phlegm turbidity which will disturb the flow of *qì*, thus causing the stirring up of wind and hyperactive Yang inside the body. Phlegm is the most pathogenic factor.» (Gao Tianshu, S. 117)

Gemäß der westlichen Medizin ist bei Epilepsie **vielfach keine bestimmte Ursache fassbar**. Susanne Krieger nennt in ihrem Buch «Pathologie für Heilpraktiker» u.a. Durchblutungsstörungen, Gehirnerkrankungen, Entzündungen und Tumor sowie metabolische Störungen wie Hypoglykämie, Urämie und Vergiftungen.

Ärger führt leicht zu *qì*-Stagnation, indem er den freien Fluss des Leber-*qì* affiziert. Eine Leber-*qì*-Stagnation kann sich zu einer Blutstase entwickeln. RLS- und Blutstase-Betroffene haben meistens eine Leber-*qì*-Stagnation.

Ein **Zuviel der Emotionen** schadet auch in Bezug auf die **Freude**. Wir alle sind davon überzeugt, dass Freude doch etwas Schönes ist. Wie sollte sie uns daher schaden? Ja, man darf sich auch freuen, aber mit Maß. Dies betrifft auch alle anderen Emotionen.

Wenn z.B. zu viel **Freude** über einen längeren Zeitraum hinweg empfunden wird, bedeutet dies **Stress** für das Herz, weil die Freude dem Herzen zugeordnet ist. Wie bereits früher erwähnt, wird durch Stress – und das kann auch Freude sein – der Herzschlag beschleunigt, die Pumpleistung erhöht und die Blutgefäße werden verengt.

Gemäß der TCM können «überschwängliche Gefühle» zu denen MS-Patienten neigen, u.a. die Blutgefäße verengen und Multiple Sklerose (MS) auslösen (siehe Kapitel 14.1.4 «Multiple Sklerose»).

> «Nach der chinesischen energetischen Physiologie wird die Geistesenergie im Herzen bewahrt. Daher darf man nicht allzu sehr das Herz erfreuen, denn es muss ruhig und heiter sein, um seine Funktionen zu erfüllen. Eine Vorschrift sagt: ‹Erfreut man das Herz zu sehr, verletzt man den Geist (Geistesenergie). Das Herz entspricht der Freude; eine zu große Freude verletzt das Herz.›» (Van Nghi, Huang Ti Nei King So Ouenn, Band 1, S. 34)

Unser TCM-Lehrer Kuan Hin erzählte uns von einem Mann, der Krebs hatte. Eine neuere Untersuchung ergab, dass der Krebs verschwunden war. Darüber hatte sich der Mann so gefreut, dass er für seine Freunde ein Fest organisierte, um seine wiedererlangte Gesundheit mit seinen Freunden zu feiern. Er kaufte alles ein und bereitete das Fest vor. Doch kurz darauf starb er. Einige haben gesagt, es ist die große Anstrengung, weil er das Fest selbst organisiert hatte. Das habe ihn überanstrengt.

Kuan Hin sagte:

> «Es war die große Freude über seine wiedererlangte Gesundheit, die das Herz angegriffen hatte.» Wahrscheinlich traf beides zu.

In der TCM werden Gefühle als innere Krankheiten betrachtet, wenn sie das Maß überschreiten. So heißt es im Suwen, dem Klassiker der TCM:
- zu viel Angst schädigt die Nieren (die Essenz zieht sich zurück)
- zu viel Wut/Zorn schädigt die Leber (das *qì* wird gegenläufig)
- zu viel Freude schädigt das Herz
- zu viele Sorgen schädigen die Milz
- zu viel Trauer schädigt die Lunge.

Angst wird der Wandlungsphase Wasser zugeordnet. Durch Angst geht die adstringierende Funktion des Nieren-*qì* verloren. Dies führt zu Schwitzen und Diarrhoe. Dieses kann durch das Organ verursacht sein oder von einem bestimmten Gefühl ausgehen, welches das Organ beeinflusst.

Durch die Verletzung der Emotionen entsteht ein **Mangelzustand** bzw. ein **Ungleichgewicht**. Dieses kann durch das Organ verursacht sein oder von einem bestimmten Gefühl ausgehen, welches das Organ beeinflusst.

Hat ein Mensch zum Beispiel zu lange getrauert, wird diese **Trauer** nicht umgewandelt. Die **Trauer** entspricht der Lunge. Wenn Traurigkeit im Übermaß besteht, wirkt sich dies schwächend auf die Lunge aus. Dadurch werden die Energien im oberen Körperbereich blockiert, sodass die Nähr- und Abwehrenergie nicht mehr frei zirkulieren kann. Dadurch entsteht Hitze. Diese kann sich in

- Bronchitis,
- Müdigkeit,
- Atemnot und
- Depression zeigen (siehe «Trauer» als Ursache von Entzündungen, in Kapitel 14.1.4).

Durch die flache Atmung kommt es zu einer verminderten Sauerstoffaufnahme im Blut. Dies zeigt sich am schwachen Kreislauf, an einer blassen Gesichtsfarbe und einer Neigung zu Apathie.

> «Durch Kummer und Traurigkeit dehnt sich die Lunge übermäßig aus und drückt nach oben, das ruft einen Stau im oberen *jiāo*, in der oberen Höhle, hervor. In diesem Fall können *yíng-qì* und *wèi-qì* nicht frei fließen.» (Der Gelbe Kaiser, S.205)

Trauer kann daher auf energetischem Wege den Fluss des Lungen-*qì* aus dem Gleichgewicht bringen und sich in Form einer Erkältung, Asthma oder sogar einer Schuppenflechte zeigen.

Die Schuppenflechte (Psoriasis) ist ein typisches Zeichen für ein Ungleichgewicht in der Lunge, da die Haut das der Lunge zugeordnete Gewebe ist. In der westlichen Medizin ist die Ursache der Schuppenflechte nicht bekannt. Es gibt nur Medikamente, welche die Symptome etwas lindern, aber die Krankheit nicht heilen.

Wer über längere Zeit einen Lungen-*qì*-Mangel hat, ist eher anfällig für Melancholie und dafür, dass bei einem leisesten Vorwurf oder bei einer traurigen Geschichte gleich Tränen fließen.

> «Tränen sind die natürliche Sekretion der Lunge. Im Grunde kann jedes starke Gefühl Anlass zum Weinen sein. Rund um die Augen befinden sich viele Leitbahnen, die als Gefäßvernetzungen, *jīng maì*, der Kontrolle des Herzens unterstehen. Gefäße und Leitbahnen fördern auch Körperflüssigkeiten.
>
> Da das Herz über die fünf Aspekte des Geistes *shén* mit allen *zàng fù* verbunden ist, und *shén* die Verbindung der körperlichen, psychischen und spirituellen Ebenen herstellt, wird das Herz von jedem Gefühl bewegt. Wenn durch eine Gefühlsbewegung das Herz die Kontrolle für die Gefäße und Leitbahnen verliert, dann fließen die Flüssigkeiten entgegen ihrer Richtung und laufen in den Augen über, die Tränen fließen. So kann man Tränen der Trauer, Tränen des Kummers,

> Tränen der Angst, der Freude oder der Wut weinen. Jedes Gefühl kann Tränen hervorrufen, wenn es das Herz bewegt und die Kontrolle über die *jīng maì* verloren geht.» (Platsch, ebd. S. 165)

Sie kennen vielleicht auch die Ausdrucksweise «Vor Freude kommen mir die Tränen». Die Tränen sind der Versuch des Körpers das Gleichgewicht wieder herzustellen.

> «**Angst** kann Krankheiten der Knochen, der knöchernen Anteile der großen Gelenke, besonders der Knie, der Wirbelsäule mit der nierenspezifischen Region der LWS oder allgemeine Rückenbeschwerden verursachen. Auch Ohrenkrankheiten wie Hörsturz, Schwerhörigkeit, Taubheit und Tinnitus können infolge von Angst und Schock auftreten.» (ebd. S. 31)

Nach Auffassung der TCM wird das Blut in der Milz erzeugt und in der Leber gespeichert. Die **Leber** ist ein sehr empfindliches Speicher-Organ. Sie ist das Schwesterorgan der Gallenblase. Die Leber hat mit den Emotionen: **Zorn, Reizbarkeit, Aggression** und **Wut** zu tun, die auch für Blutstase- und RLS-Betroffene zutreffen. Übermäßig starke Emotionen und leichte Reizbarkeit, sowie Depressionen und Manie haben eine wechselseitige Beziehung zur **Blutstase**. Wenn das Blut in der Leber gestaut wird, so führt dies zu Schmerzen und zu Hitze. Schmerzen oder Missempfindungen machen den Menschen gereizt und nervös.

Die sieben Emotionen *(qí qíng)* können zur Unordnung der Aufgaben der Funktionskreise, zur Disharmonie von *qì* und *xuè* und zur Blockade der Leitbahnen führen, wodurch Erkrankungen entstehen.

Zum Beispiel spielt bei der Entstehung von Schlaganfall nicht nur der Alterungsprozess, der meistens durch eine Blutstase verursacht wird, eine maßgebliche Rolle, sondern auch eine ungesunde Lebensführung kann zu einer langjährigen emotionalen Disharmonie führen. Wenn viele emotionale Belastungen über Jahre andauern, bewirken Kummer, Trauer und Ärger eine Leber-*qì*-Stagnation, eine Leber-Hitze und ein Leber-Feuer (siehe Kapitel 15). Leber-Yang-Krankheiten sind stressbedingte Krankheiten.

In der westlichen Medizin wird der Schlaganfall in der akuten Phase als Notfall stationär behandelt. In der Phase der Rekonvaleszenz kann die TCM die Spätfolgen eines Schlaganfalls mindern und einen Rückfall verhindern.

9.4 Geschädigtes Blut durch Überanstrengung/Überarbeitung

过度营养引起的血损 *(guò dù píláo yǐnqǐ de xuè sǔn)*

> «Traumen und Verletzungen aller Art, **Überanstrengungen** und Verausgabungen, Wutausbrüche mit verkehrt fließendem *qì*, all diese Ursachen lassen das Blut in

seinem Fluss anhalten und sich stauen.

Hinweise darauf sind z.B. Hitze- und Kältegefühle, gelblicher Teint, druckempfindliche, schmerzhafte Stellen oder Spannungsgefühle in der Brust unterhalb der Rippen und im Oberbauch.» (Neeb, G., ebd. S. 310)

Wie bereits erwähnt, können nicht nur kosmologische Einflüsse und Emotionen das Blut stauen, sondern auch **Überanstrengung**.

Die meisten Menschen achten nicht darauf, wenn sie z.B. bei offenen Fenstern im Haushalt arbeiten und gleichzeitig im Durchzug stehen oder im Freien auf dem Feld oder am Bau arbeiten oder Sport betreiben und dabei vom Wind angegriffen werden. Beliebt sind auch die Kippfenster, bei denen man vergisst, dass sie offen sind. Einen Angriff des Windes bei gleichzeitiger körperlicher Beanspruchung wird in der TCM als ***lăo fēng*-Syndrom** bezeichnet.

Auf die Frage von Huangdi, was man darunter versteht, antwortete Qi Bo:

> « ***lăofēng* ist ein Angriff des Windes bei gleichzeitiger körperlicher Beanspruchung.** Dieses Syndrom tritt im unteren Teil der Lunge auf. Der Patient hustet so stark, dass es scheint, als würden ihm dabei die Augäpfel aus den Höhlen fallen. Außerdem leidet er an verschwommenen Sehen, Fülle im Brustkorb, dickem, zähem Schleim, er hat Schwierigkeiten auf dem Rücken zu liegen. Schlaflosigkeit, Frösteln, Fieber und eine Abneigung gegen Wind kommen hinzu. **Ursache** ist eine **Erschöpfung** aufgrund **körperlicher Überanstrengung**. Dadurch wird das antipathogene *qì* verletzt und Wind-Hitze kann angreifen. Sie stagniert und sammelt sich in den unteren Lungenteilen an.» (Der Gelbe Kaiser, S. 179 f)

Eine Patientin erzählte uns, dass sie ständig arbeitet. Kommt sie nach einer mehrstündigen Autoreise abends nach Hause, wäscht sie gleich ihre mitgebrachte Wäsche und bügelt sie, anstatt sich auszuruhen. Dadurch wird ihr Yin-Blut verbraucht. Zum Beispiel, wenn man abends zu lange aktiv ist, erschöpft sich die Niere. Überarbeitung führt zu Kurzatmigkeit, Schwäche und Schwitzen und damit zu Erschöpfung. Nicht nur körperliche, sondern auch geistige **Überanstrengung** können unserer Gesundheit schaden. Auf jeden Fall schädigt sie das Herz, da das Herz den Geist regiert. Dadurch wird die Milz geschädigt.

Gao Tianshu schreibt:

> «Overthinking will damage the heart since the heart dominates the mind. Overwork will damage the spleen since the spleen dominates the muscles. Excessive sexual activities damage the kidneys since the kidneys store essence. Overstrain will cause deficiency of *qì* and Yin of the heart, spleen and kidneys. *qì* deficiency will lead to the inability to control the blood, causing spontaneous external blee-

ding, hematemesis, hemafecia and purpura. Yin deficiency will cause the hyperactivity of fire, which will cause the reckless movement of blood, further resulting in spontaneous external bleeding, hematuria and purpura.» (Gao Tianshu et al. Traditional Chinese Internal Medicine, S. 214)

Huangdi unterscheidet **fünf Arten der Überanstrengung,** die man besser vermeiden sollte.

> «Zu langes Starren schädigt das Blut, zu langes Liegen schädigt das *qì*, zu langes Sitzen schädigt Fleisch und Muskeln, zu langes Stehen schädigt die Knochen, zu langes Gehen schädigt die Sehnen.»(ebd. S.140)

9.5 Geschädigtes Blut durch Überernährung/Fülle

营养过剩或饮食过量引起的血损

(yíng yǎng guòshèng huò yǐnshī guòliàng yǐnqǐ de xuè sǔn)

9.5.1 Fülle 过盛 *(guòshèng)*

> «Mangel und Überschuss beschreiben den Zustand des pathogenen und des antipathogenen *qì*. Ist reichlich pathogenes *qì* vorhanden, sprechen wir von einem Überschusszustand. Ist nicht genug antipathogenes *qì* vorhanden sprechen wir von einem Mangel-Zustand.» (Der Gelbe Kaiser, ebd. S. 156)

Auch auf psychologischer Ebene kann «Fülle» und «Überschuss» verstanden werden. Die Begriffe «Überschuss» und «Fülle» werden synonym gebraucht und bezeichnen einen relativen Prozess. Dabei handelt es sich um die Folgen einer Blockade, die auf mangelnden Respekt anderen gegenüber zurückzuführen ist. Meistens tritt dort Fülle auf, wo weder die eigenen noch die Grenzen anderer respektiert werden. Menschen mit Fülle halten alles für machbar. Sie nehmen sich mehr als sie brauchen. Um die ständig wachsenden Ansprüche zu befriedigen, greift der Mensch zu Nahrungs- und Genussmitteln. Solche Personen leben nicht mehr in der Realität. Darum ist es schwer, aus diesem Zustand ohne Hilfe herauszukommen. Solche Menschen sind in ihrem Denken blockiert. Auch das Blut und das *qì* sind blockiert (vgl. Heider de Jansen). Sie haben daher **Stauungszeichen** wie:

- ein rotes Gesicht,
- Krampfadern und
- Hämorrhoiden

Menschen mit Fülle zeigen, dass ihr inneres Erleben nicht mehr in Harmonie mit ihrer äußeren Welt der Bedingungen übereinstimmt. Sie leiden unter einem inneren Druck, der sich in Bluthochdruck äußert. Dies führt zu Migräneanfällen und großer Unruhe.

9.5.2 Bluthochdruck 高血压 (*gāo xuè yā*)

Eine der häufigsten Krankheiten ist der arterielle Hypertonus (Bluthochdruck). Er ist ein wesentlicher Risikofaktor für viele kardiovaskuläre Folgeerkrankungen. Herzinfarkt, Schlaganfall und Durchblutungsstörungen der Beine sind die Spätfolgen. Ein langjähriger Bluthochdruck schädigt die Niere und führt zur chronischen Niereninsuffizienz.

Diesen Patienten wird daher empfohlen
- die Kochsalzzufuhr zu reduzieren
- ebenso das Gewicht
- den Lebensstil der Bewegung und einem regelmäßigen Ausdauersport anzupassen
- und negative Stressfaktoren abzubauen,
- auf Rauchen und Alkohol zu verzichten und
- vor allem sich zu entspannen und
- Stress zu vermeiden.

Nach Schätzungen der WHO soll im Jahr 2025 die Zahl der an Bluthochdruck Erkrankten auf 60% der Weltbevölkerung angestiegen sein.

Ein Beispiel für erhöhten Blutdruck ist die sog. Weisskittelhypertonie (WKH). Darunter versteht man konsistent erhöhte Blutdruckwerte bei der Messung in einer Arztpraxis, wobei zu anderen Zeiten normale Werte gemessen werden. Bei Weisskittelhypertonikern tritt im Stresstest eine vermehrte Stressagibilität auf, die auch in sozialen Situationen auftreten. WKH wird mit sozialen Ängsten aber auch mit temperamentbedingtem Ärger assoziert, die beim Arztbesuch aktiviert wird. Die WKH wird als eine Vorstufe für hohen Blutdruck bezeichnet.

Franz Alexander, der Begründer der psychosomatischen Medizin hat 1939 festgestellt, dass bei unterschiedlichen Persönlichkeiten und Temperamenten sich häufig hoher Blutdruck entwickelt, wenn aggressive Antriebe dauerhaft gehemmt werden und gleichzeitig Angst auftritt (siehe dazu Kapitel 9.3.2). Interessant ist in diesem Zusammenhang, dass bei einer chronischen Nierenerkrankung sich das Blutdruck-Verhalten verändert. Anders als bei Gesunden unterbleibt die nächtliche Blutdruckabsenkung im Schlaf. Im Gegenteil steigt der Blutdruck oft deutlich an.

Hier könnte es einen Zusammenhang mit RLS geben, da die Betroffenen aufgrund des hohen Blutdrucks nicht zur Ruhe kommen und nicht schlafen können. Auch könnte aus westlicher Sicht ein niedriger Kaliumspiegel dabei eine Rolle spielen. Nach westlicher Auffassung ist der Bluthochdruck die Folge eines erhöhten Herz-Zeitvolumens, eines erhöhten Widerstandes der peripheren Blutgefäße oder beider Faktoren.

(Blutdruck = Herzzeitvolumen x Gefäßwiderstand)

Es gibt verschiedene **Ursachen für Bluthochdruck** wie z.B.
- Diabetes mellitus Typ II,
- Fettstoffwechselstörungen,
- Gicht,
- eine Nierenzyste,
- Nierentumore usw.

Bluthochdruck beeinflusst auch die Verkalkung der Nierenarterien. Das sind alles Krankheiten, welche auch viele RLS-Betroffene haben und mit einer Blutstase in Verbindung stehen. Bei über 90% der Patienten lässt sich aus westlicher Sicht keine Ursache für den Bluthochdruck feststellen.

Bei **emotionalen** Belastungen steigt sowohl das Blutvolumen als auch der Gefäßwiderstand an. Zum Beispiel Kränkungen, Bedrohung, vermeintliche Wehrlosigkeit bauen sich zu einem inneren seelischen Druck auf, der körperlich nicht zum Ausdruck kommt. Blutdruck ist der Spiegel der Seele.

Menschen mit Bluthochdruck fällt es schwer, auf kleine Ursachen zu reagieren. Sie bagatellisieren sie. Sie sind unauffällig, anpassungsfähig und höflich, nachgiebig und konfliktscheu, beherrscht und leistungsorientiert. Normalerweise führt das Erleben von Feindseligkeit zu Kampf und Flucht. Wenn dies immer wieder unterdrückt wird, werden nicht nur das sympathische Nervensystem und das Kreislaufregulationssystem sowie die Regulationssysteme der Niere aktiviert, sondern es entsteht **hoher Blutdruck** (Bluthochdruck im Zusammenhang mit Rastlosigkeit siehe auch Kapitel 16).

> «Hypertension is one of the commonly seen diseases in the elderly. In the hypertensive patient, there is great danger of developing cardiac and/or cerebral vascular complications. Careful treatment will not only reduce the incidence of serious cardiac and cerebral complications and lower the death and disability rate but can also lengthen longevity and improve the life of the aged.
>
> The chief cause of this disease is loss of regulation and orientation and lack of

> discipline in drinking and eating. There may be long-standing nervous tension, irritation, anger, worry, and overthinking. Thus there is liver *qì* depression and stagnation with enduring depression transforming into fire.
>
> It is also possible that taxation and damage beyond the limit may lead to kidney yin vacuity and deficiency. The liver thus loses its nourishment and yin does not restrain yang. Hence liver yang becomes hyperactive above. If one eats without restraint sweet, fatty foods or drinks alcohol beyond limit, dampness and turbidity will gather and check. Enduring brewing transforms into fire, fluids are stewed into phlegm, and phlegm turbidity comes with liver fire to harass above.
>
> Under the influence of the above-mentioned various factors, the dispersion and growth of yin and yang in the human body lose their regulation. In particular, the liver and kidney yin and yang lose their regulation, giving rise to the pathological phenomena of vacuity below and repletion above. Thus one may see headache, dizziness, and tinnitus. Kidney disease may reach the heart, causing loss of communication between the heart and kidneys. Hence one may also see heart palpitations, poor memory, and insomnia. If liver wind enters the network vessels, one may see numbness in the four limbs and, if serious, deviation of eyes and mouth. If liver fire counterflows upward, the eyes may be red and the patient likes to get angry. If wind and fire fan each other, blood will follow *qì* and be upborne. This disturbs the spirit brilliance and mists the clear portals. It may further bring about the serious consequences of wind stroke and syncope.» (Yan De-Xin, ebd. 179 f)

9.5.3 Übergewicht 肥胖病 *(féi pàng bìng)*

Übergewicht und **Stress** stehen nach westlicher Auffassung auf dem Boden einer genetischen Veranlagung zur Manifestation. Prof. Dr. med. Richard Béliveau schreibt in seinem Buch: «Krebszellen mögen keine Himbeeren», S.27, dass der Überfluss an Nahrungsmitteln zu erschwinglichen Preisen Menschen dazu verleitet, «dass sie zu viel (und schlecht) essen und ihren Organismus mit Zucker und Fetten überlasten. Zu den schwerwiegendsten Konsequenzen dieses übermäßigen Konsums von Fetten und Zucker gehört der daraus (resultierende) Kalorienüberschuss, der direkt zu Fettleibigkeit führt…»

> «Bedauerlicherweise kochen die Leute immer weniger und greifen stattdessen ersatzweise zu solchen Produkten. Dadurch schränken sie ihre Möglichkeit, die Bestandteile ihrer Mahlzeiten zu kontrollieren, deutlich ein. Die unmittelbare Konsequenz dieser Industrialisierung der Ernährung ist, dass die gegenwärtige westliche Ernährungsweise nichts mehr mit dem gemein hat, was noch vor kaum zehn Generationen die Essenz der menschlichen Ernährung ausgemacht hat. Die moderne Ernährung ist im Vergleich zur traditionellen Ernährung gekennzeichnet durch einen mindestens doppelt so hohen Fettverzehr, einen weitaus höheren

> Anteil gesättigter im Vergleich zu ungesättigten Fetten als ein Drittel, eine Flut von Zucker auf Kosten komplexer Kohlenhydrate und paradoxerweise auch durch das Verschwinden von Vitalstoffen.» (ebd. S. 26)

Gao Tianshu beschreibt das Übergewicht als eine Folge von *qì*-Schwäche und Exzess von Schleim-Feuchtigkeit.

> «Obesity is caused by deficiency of *qì* and excess of phlegm-dampness due to congenital factors, overeating greasy and sweet food, and lack of exercise, etc. The body weight of an obesity patient is 20% heavier than the standard body weight recommended by WHO (World Health Organisation). The accompanying symptoms include dizziness, lassitude, fatigued spirit, dislike of speech, lack of body movements and shortness of breath. Simple obesity (including constitutional obesity and acquired obesity), obesity secondary to hypothalamic disorder, pituitary disorder, disorder of pancreatic islets and hypothyroidism in Western medicine can be differenciated and treated according to this section.» (ebd. S. 248 f)

Patricia Krinninger, schreibt in einem Artikel in der Zeitschrift «Chinesische Medizin 02.14, Juni 2014, S. 97 zum Thema: Ernährungstherapie bei Adipositas aus Sicht der westlichen und chinesischen Medizin:

> «Adipositas gilt als der wichtigste Promotor des methabolischen Syndroms, das mit einem hohen Risiko für die Entstehung von Typ 2-Diabetes und Arteriosklerose assoziiert ist … Adipositas ist … durch eine niedriggradige chronische Entzündung gekennzeichnet und begünstigt hierdurch die Entstehung einer Insulinresistenz. (Hauner 2004).»
> «Die westliche Medizin zeigt ein tiefes Verständnis von Adipositas und assoziierten Erkrankungen auf zellulärer Ebene. Die genauen Zusammenhänge sind allerdings immer noch nicht genau geklärt und bleiben im Fokus aktueller Forschung.» (ebd)

Die chinesische Medizin bietet die Möglichkeit einer anderen Sichtweise des Krankheitsgeschehens (siehe Kapitel 14.1.5 Diabetes).

9.5.4 Ursachen von Fülle 过盛的原因 (*guòshèng de yuányīn*)

Fülle kann durch verschiedene Faktoren bedingt sein.

- durch Überernährung
- durch Eindringen von krankheitserzeugenden Faktoren.

So heißt es im Klassiker des Gelben Kaisers:

> «Fülle lässt uns vergessen, was richtig und gut ist und lässt uns nachlässig werden!»

Demgegenüber entsteht **Defizienz** durch einen **Mangel** an
- Flüssigkeiten,
- Wärme und Substanzen

Exzess entsteht durch ein Zuviel
- an Hitze,
- Flüssigkeiten und
- anderen Substanzen.

Dies zeigen die verschiedenen Krankheiten westlicher Länder, welche durch den **Exzess energetischer Hitze** und **Feuchtigkeit** und durch reichhaltigen Konsum **proteinreicher Nahrung** entstehen, wie Eiern und Eierzusätzen in Nudeln und Gebäck, durch Käse und Milchprodukte, vor allem mit reichhaltigen fetten, stark gewürzten, denaturierten Nahrungsmitteln und Nahrungsmitteln mit giftigen Bestandteilen, sowie durch übermäßigen Fleischkonsum, vor allem rotes Muskelfleisch und fettes Fleisch.

Auch durch ein Übermaß an gebratenem und fritiertem Essen, stark gesüßter Nahrung, raffinierten und ranzigen Ölprodukten, chemischen Zutaten wie Geschmacksverstärker oder künstliche und sog. natürliche oder naturidentische Geschmackszusätze und Farbstoffe kann es zu einem Exzess kommen.

9.5.5 Folgen der Überernährung
营养 过剩 的 后果 *(yíngyăng guòshèng de hòu guŏ)*

Wenn ein Übermaß dieser Substanzen erreicht ist, entstehen verschiedene Symptome von Krankheitszeichen. In den letzten Jahren hat sich der Prozentsatz übergewichtiger Amerikaner mehr als verdoppelt. 65% der Amerikaner leiden heute an Übergewicht. In Deutschland leidet die Hälfte der Bevölkerung an Übergewicht. Und in Österreich ist jeder Vierte übergewichtig. Die Folge davon ist Diabetes mellitus II (siehe Kapitel 14.1.5). In Deutschland und in den USA leiden 10% der Bevölkerung an Diabetes.

> «Zwar haben die Medien mittlerweile begonnen, die Bevölkerung für die schädlichen Folgen von Fettsucht zu sensibilisieren, doch noch immer sind sich viel zu wenige Menschen der Tatsache bewusst, dass diese Krankheit allein die wichtigste ernährungsbedingte Ursache für die Entstehung von Krebs darstellt… (Endometrium-, Brust-, Dickdarm-, Speiseröhren- und Nierenkrebs)…» (Beliveau Richard, ebd. S. 27)

Wie ich in Kapitel 11 berichtet habe, sind gemäß Frau Dr. Trenkwalder Menschen mit diesen Krankheiten gefährdet, an RLS zu erkranken.

9.6 Geschädigtes Blut durch Ernährungsgewohnheiten

经由 饮食 习惯 的 血 损 *(jīngyóu yǐnshí xíguàn de xuè sǔn)*

Störungen der Milz entstehen durch **zu viel** Essen als auch durch **zu wenig** Essen, aber auch durch **zu kalte** oder **zu heiße** Nahrung.

Heiße Nahrungsmittel sind z.B.:

- Alkohol
- Zimtrinde
- Cayennepfeffer
- Sternanis
- Fencheltee
- Hammelfleisch
- Knoblauch
- Salami
- Getrockneter und kandierter Ingwer
- Roher Schinken
- Rosmarin
- Soyaöl

Kalte Nahrungsmittel sind z.B.:

- Algen
- Löwenzahn
- Spargel
- Obst (Banane, Grapefruit, Khaki, Heidelbeere, Rhabarber, Wassermelone, Zitrone)
- Kurkuma
- Salz
- Tomate
- Soyasauce
- Meerestiere (Austern – salzig, Jakobsmuscheln, Krabben, Tintenfisch)

Es gibt Menschen, welche ihre Mahlzeiten zu heiß einnehmen. Sie schlürfen einen heißen Tee oder Kaffee oder eine heiße Suppe oder Fritiertes aus dem heißen Öl, obwohl sie sich fast den Mund und die Zunge verbrennen. Oder sie trinken ihre Getränke direkt aus dem Kühlschrank, ohne dabei zu bedenken, dass die kalten Nahrungsmittel oder Getränke sowohl für den Magen (Gastritis!) bzw. für die Milz schädlich sind.

In Japan sind es meistens Männer, welche Kehlkopfkrebs bekommen, weil sie ihre Mahlzeiten zu heiß einnehmen.

Zu viel Nahrung

Klaus Dieter Platsch schreibt:

> «Ein zu großes Nahrungsangebot überlastet die Milz. Sie verwertet die Nahrung nur noch unvollständig, und kann nicht mehr ausreichend *qì* und Blut aus ihr extrahieren und formiert im Zuge des überforderten Stoffwechsels **Nässe**. Die **Adipositas**[19] ist die eklatanteste stofflich manifeste **Nässebildung** durch eine Milzschwäche. Es können aber ebenso gut Ödeme, Schweregefühl, Müdigkeit oder bei Frauen Ausfluss entstehen.» (ebd. S. 181)
>
> «Isst man zu viel, werden die Muskeln und Blutgefäße von Magen und Eingeweiden überdehnt und halten die Nahrung zurück, Dies führt zu Durchfall und Hämorrhoiden.» (Der Gelbe Kaiser, S. 29)

Alexandra Kautzky und Elisabeth Tschachter haben in ihrem Buch «Gesundheit: eine Frage des Geschlechts. Die weibliche und männliche Seite der Medizin» S. 29 mitgeteilt,

> «dass Gunnar Koati anhand von Daten von Menschen, die in den Jahren 1890, 1905 und 1920 in der nordschwedischen Gemeinde Överkolix geboren wurden, festgestellt hat, dass die Nachkommen umso eher Herzkreislauf-Erkrankungen und Diabetes entwickelten, je üppiger ihre Vorfahren als Kinder ernährt worden waren. Auch die nahrhafte Kost von Frauen während der Schwangerschaft beeinflusst das Essverhalten und damit das Risiko für gewisse Krankheiten ihres Kindes im späteren Leben. Ebenso können ständiger Stress, aber auch Umweltgifte Spuren im Erbgut von Nervenzellen hinterlassen und damit die Entstehung psychischer Erkrankungen begünstigen.»

Wie bereits erwähnt, erschöpft kaltes und rohes Essen im Übermaß das wärmende Yang-*qì* der Milz. Dies führt zu *qì*-Leere. In Verbindung mit Kälte kann dies zu Blutstase führen. Das betrifft auch fettes, üppiges und süßes Essen. Wenn Alkohol und Nikotin noch dazukommen, bildet sich Schleim und innere Hitze. Die Folge davon ist eine Blutstase.

---

19 Adipositas = Fettsucht.

Klaus Dieter Platsch schreibt:

> «Die Nahrungsaufnahme und -transformation wird von der Milz gesteuert. Ungesunde und ungeeignete Kost überlasten und schwächen den Funktionskreis Milz-Magen. Als Folge entwickeln sich Verdauungsinsuffizienz mit Durchfällen und Unverdautem, **Nässesymptome**, Adipositas oder auch anorektische Störungen. Die Milz wird überfordert durch zu viel Essen, zu kalte Nahrung, zu heiße Nahrung.» (ebd. S. 181)

Zu wenig Nahrung

schadet ebenso der Milz, weil dies einen Mangel an energetischen und substanziellen Ressourcen bedeutet. Dadurch wird die Milz leer, sodass sie auch den übrigen Organen und Geweben nicht mehr genügend *qì*, Blut und Körperflüssigkeiten zur Verfügung stellen kann. Folge davon ist, dass die Patienten abmagern, blass sind, die Haut welk wird und ihren Turgor[20] verliert.

> «Einseitige Ernährung und maßloses Essverhalten können zur Schädigung der Funktionskreise Milz und Magen führen. Dadurch wird die Quelle der Umwandlung geschwächt. *qì*, *xuè* und die Säfte *jīn yè*, werden nicht mehr in ausreichendem Umfang hervorgebracht und umgewandelt, die Schleimhäute von Hals, Nase und Magen werden nicht mehr befeuchtet und können erkranken. Eine Schädigung der Funktionskreise Milz und Magen *(pí wèi)* kann auch zu Erkrankungen aufgrund von Disharmonie von Yin und Yang in den Funktionskreisen führen. In diesem Zusammenhang sind auch infektiöse Magen-Darm-Erkrankungen von Bedeutung.» (Hoffmann, Michael et al. Hrsg., TCM in der Hals-, Nasen- und Ohrenheilkunde, S.31)

9.7 Geschädigtes Blut durch ungesunde Lebensweise

不良 的 生活 习惯 引起 的 血 损

(bù liáng de shēnghuó xí guàn yǐn qǐ de xuè sǔn)

Was die Lebensweise der Patienten angeht, so sind starke Raucher, Trinker und Freunde von süßen und fetten Speisen und solche mit aufbrausendem oder ängstlichem Temperament ebenfalls prädisponiert, dass Blutstase oder RLS entsteht. Ferner findet sich manchmal noch eine Vorgeschichte von Epilepsie und psychischen Erkrankungen (vgl. G. Neeb).
Wenn wir ausgeglichen leben, erhalten wir unsere Gesundheit. Damit wird verhin-

20 Turgor = der durch den intra- und interzellulären Flüssigkeitsgehalt bedingte «Tonus» eines Körpergewebes, der dieses bei normalem Wasser- und Elektrolythaushalt prallelastisch erscheinen lässt.

dert, dass wir unsere Essenz zu schnell verbrauchen. So erhalten wir unsere Abwehrkräfte des Körpers. Für die alten Chinesen war daher ein angemessenes Verhältnis zwischen Arbeit und Ruhe die Voraussetzung für eine gute Gesundheit. Sie warnten vor sinnlichen und sexuellen Exzessen.

So wird gesagt, dass wir einen regulären Lebensstil pflegen, uns um eine angemessene Diät kümmern sollen und für eine ausgeglichene Zeit von Arbeit und Muße besorgt sein sollen. Auch sollten wir auf Geschlechtsverkehr in betrunkenem Zustand verzichten. Dies gehört u.a. zu den Regeln der Gesundheitsvorsorge in der TCM.

> «Viele weitere Erkrankungsfaktoren sind darauf zurückzuführen, für welchen Lebensstil man sich entscheidet, ob man etwa schlecht oder regelmäßig isst, im Übermaß geistig und körperlich arbeitet, zu wenig, falsch oder zu viel Sport betreibt oder exzessiv oder unregelmäßig sexuell aktiv ist.
>
> Bei einer schlechten Verfassung ist man stärker anfällig für Krankheiten. Weitere krankheitsverursachende Faktoren sind Traumen, falsche Behandlungen und westliche Medikamente (iatrogene Erkrankungen, Seuchen und Gifte (Maciocia, 1989, Ross, 1985).» (Leung et al. ebd.. S. 81)

In diesem Sinne empfiehlt der Gelbe Kaiser:

> «Deshalb sollte man genau darauf achten, was man zu sich nimmt, und sicherstellen, dass Knochen, Sehnen und Bänder, Gefäße und Haupt- und Nebenleitbahnen wachsen, reifen und sich entwickeln können. Dann sind *qì* und Blut in der Lage, frei zu fließen und dem Menschen ein langes Leben zu bescheren.» (Der Gelbe Kaiser, ebd. S.30)

Das Nichtbeachten des Lebensstils kann auch zu Kältepathogenen im Körper führen. Gao Tianshu schreibt:

> «An irregular lifestyle, ignorance for the changes in temperature and overfatigue will losen the skin and interspace of the muscles, impairing their functions of preventing external pathogenic factors. The common cold thus ensues. Old age, congenital deficiency and prolonged diseases may weaken the defensive *qì*, thus allowing the pathogenic factors to attack the human body easily. The common cold then occurs.» (Gao Tianshu, ebd. S.27)

Zu einer gesunden Lebensweise gehört auch, dass wir auf die Erhaltung der Essenz, *qì*, und Vitalität achten. Sowohl der Daoismus als auch der Konfuzianismus hat viele Ärzte wie Hua Tuo, Sun Simiao, Wang Chong u.v.a. hervorgebracht, welche sich mit der Gesundheitsvorsorge beschäftigt haben. So steht im Huang Di Nei Jing, dass die Gesundheitsvorsorge nicht nur ein medizinisches Problem darstellt, sondern auch eine Frage des Lebensstils und des sozialen Problems ist:

«It had already been recognized ... that the issue of health preservation is not only a medical problem which can be resolved by therapy methods, but also a question of how to deal with the living style, and still more, a social problem. The widely use of acupuncture, moxibustion, *qì gōng*, massage, warming, as well as sunshine, air, diet, sports, time series, color, music, fragrance and sounds etc. can all keep the doctors away and that has made a great influence in the later generations.» (Zhanwen, ebd. S.235)

10. Die Suche nach den Ursachen von RLS

探索 不安腿 的 原因 *(tànsuǒ bùāntuǐ de yuányīn)*

Nachdem mir Patienten berichteten, dass sie wegen des RLS nicht nur viele Ärzte aufgesucht – die sie oft nicht ernst genommen haben – sondern es auch mit Akupunktur versucht haben, und diese ihnen aber nicht geholfen habe, habe ich mich gefragt, woran dies liegen könnte. Dies kann verschiedene Gründe haben.

Wie ich bereits angedeutet habe, nehmen sich nicht alle Ärzte Zeit, sich mit Ihnen über die genauen Missempfindungen und Schmerzen Ihrer Krankheit, Ihrer Lebensweise, Ihrer Ernährung usw. zu unterhalten und so behandeln sie meistens nur die Symptome. Bei chinesischen Ärzten ist es ähnlich. Aber dort kann es auch ein Sprachproblem sein, sodass die Verständigung trotz Übersetzung vom Deutschen ins Chinesische und umgekehrt nicht immer gelingt. Dies hat meinen Mann und mich auch veranlasst, Chinesisch zu lernen. Es ist vor allem nützlich, auch die chinesischen Schriftzeichen lesen zu können, um TCM-Drogen sicherer identifizieren zu können.

Der Name «restless legs» ist ein Begriff aus dem Englischen, der lediglich die «Unruhe der Beine» bezeichnet und daher relativ unbekannt ist, weil damit noch keine Ursache oder Zuordnung zu einer bestimmten Krankheit ausgedrückt wird.

Die westlichen Mediziner denken bei «unruhigen» Beinen sofort an neurologische Erkrankungen wie Neuropathie oder Polyneuropathie usw. deren Symptome auf den ersten Blick gleich aussehen, die aber von den Ursachen dennoch verschieden sein können. Sie verschreiben ihren Patienten gegen die Unruhe daher Psychopharmaka wie Dopamin-Agonisten oder Levodopa, Medikamente gegen

Epilepsie oder Parkinson oder auch Antidepressiva. Die Ursache wurde aber noch nicht gefunden und die Krankheit noch nicht geheilt.

Der Begriff «RLS» umfasst nicht die ganze Palette der Missempfindungen und körperlichen und geistigen Veränderungen. Dennoch wird bei diesbezüglichen Forschungen die «Unruhe der Beine» wie das englische Wort sie bezeichnet, als Hauptsymptom gesehen. Aus diesem Grund wird sofort an neurologische Störungen gedacht, mit denen sich dann die Neurologie und Psychiatrie beschäftigen. Aber diesen Störungen liegt eine bestimmte Ursache zugrunde, die erforscht werden muss.

In der TCM ist der Begriff «restless legs» als solcher nicht bekannt, da die Bezeichnung «RLS» nicht ohne weiteres ins Chinesische übersetzt werden kann. (Siehe dazu mehr im Schluss). Darum erscheint es ganz logisch, dass diese Krankheit bis jetzt von der TCM noch nicht effektiv behandelt werden konnte. Dazu kommt, dass die Betroffenen nicht die für eine längere Behandlung nötige Geduld, Zeit oder finanzielle Mittel aufbringen (Die TCM-Behandlungen werden von der Grundkrankenkasse nicht bezahlt) und nach den ersten drei bis vier Sitzungen die Therapie abbrechen, wenn der gewünschte Erfolg sich noch nicht eingestellt hat. So sagen sie. «Mir hat die Akupunktur nicht geholfen.» Eine jahrelang andauernde Krankheit lässt sich auch nicht mit ein paar TCM-Sitzungen behandeln. Zusätzlich sollte auch eine Umstellung der Ernährung und Lebensweise in Betracht gezogen werden.

Aber gerade diese Umstellung bzw. Änderung ihrer Gewohnheiten macht ihnen zu viel Mühe.

Bis jetzt wurde RLS von den Neurologen mit Medikamenten behandelt. Wie allgemein bekannt ist, können auch Medikamente Symptome auslösen, welche denen der RLS-Betroffenen sehr ähnlich sind. Es handelt sich dabei um übelkeitssenkende und einige blutdrucksenkende Mittel, ebenso um Antihistaminika[21], Antiepileptika[22], Neuroleptika[23] oder Lethinin. Medikamente führen dem Körper Kälte zu, welche das Blut schädigt und Missempfindungen auslöst.

Für manche Patienten erscheint ein Medikament, das einen momentanen Erfolg gegen einzelne Beschwerden, wie z.B. das Kribbeln zeigt, das Mittel der Wahl zu sein. Doch niemand der Betroffenen und auch nicht die Ärzte, welche sie verschreiben,

21 Antihistaminikum im Organismus vorkommender oder synthetisch hergestellter Stoff, der die Wirkung des Histamins abschwächt oder aufhebt.

22 Antiepileptika = Mittel zur Behandlung von Epilepsie.

23 Neuroleptika sind psychotrope Substanzen mit antipsychotischer, sedierender und psychomotorischer Wirkung, die aufgrund vielfältiger möglicher Nebenwirkungen nicht kritiklos verwendet werden sollten.

wissen, was die langjährige Einnahme von Neuroleptika, dopaminergen Substraten oder anderen Psychopharmaka im Körper an Nebenwirkungen auslösen. Ob RLS-Patienten solche Medikamente im Laufe ihres Lebens vor dem Auftreten von RLS eingenommen haben, müsste bei der Erforschung der Ursachen von RLS berücksichtigt werden, da sie Hinweise auf die Entstehung von RLS geben können. Auch in der Schulmedizin braucht es eine viel genauere Befragung der Patienten im Hinblick auf eingenommene Medikamente und zwar noch vor Ausbruch von RLS. Auch sollten die Patienten über ihre Lebens- und Essgewohnheiten, Auswahl der Nahrungsmittel, Sportaktivitäten, Verarbeitung von Stresssituationen und Emotionen, Partnerbeziehungen usw. befragt werden.

Dies erfordert natürlich ein Wissen über die Ernährung und über die Eigenschaften der Nahrungsmittel.

So weit ich von den PatientInnen erfahren habe, stellen Ärzte diesbezüglich sehr selten Fragen, wenn man nicht gerade unter Übelkeit, Magenbeschwerden oder Übergewicht klagt.

Was Sie als RLS-Betroffene selbst tun können: Führen Sie ein Tagebuch, um herauszufinden, unter welchen Umständen oder Momenten der Juckreiz, das Kribbeln oder andere Beschwerden am schlimmsten sind. So können Sie sich der Krankheit annähern, indem Sie jedes Detail aufschreiben. In der Komplementärmedizin nennt man das «Achtsamkeit».

11. Ursachen von RLS aus der Sicht der westlichen Medizin

从西医观点看不安腿的原因

(cóng xīyī guān diǎn kàn bùāntuǐ de yuányīn)

Das Restless Legs-Syndrom (RLS) wurde bereits im Jahr 1685 vom englischen Arzt Dr. Thomas Willis recht zutreffend beschrieben. In der europäisch-stämmigen Bevölkerung sind nach verschiedenen Autoren 7% Männer und 13% Frauen von RLS betroffen.

Die Ursache ist aber bis heute nicht bekannt. Es gibt nur einige Vermutungen darüber. Umso realer und bekannter sind deren Symptome. Diese werden von den Betroffenen mit verschiedenen Missempfindungen angegeben:

- Kribbeln (Ameisenlaufen)
- Ziehen und Jucken vornehmlich an den Beinen
- bohrende Schmerzen wie elektrisch vibrierend
- Schmerzen wie Nadeln oder Messerstiche
- starke Hitzegefühle
- Brennen und Jucken
- Gefühlsstörungen
- Taubheitsgefühle an den Gliedmaßen
- Unruhe, Angstzustände
- Schwindel
- ein unbändiger Bewegungsdrang
- Gereiztheit und Nervosität
- es können möglicherweise auch Strukturen im Bereich des Hirnstamms oder des Spinalmarks beteiligt sein
- Ein- und Durchschlafstörungen
- Müdigkeit und Erschöpfung
- Depressionen, Selbstmordgedanken
- Konzentrationsstörungen
- Wadenkrämpfe/Wadenschmerzen
- Gefühl der Enge in der Haut
- Spannungsgefühle
- Schweißausbrüche u.a.,
- Bindehautentzündungen,

die sich auch in anderen Krankheiten wie z.B. Polyneuropathie, Multiple Sklerose usw. und auch bei Blutstase wieder finden. Susanne Krieger beschreibt in ihrem Buch «Pathologie, Lehrbuch für Heilpraktiker» S. 343 die Krankheitsbilder als

- sensible Störungen,
- Parästhesien (Empfindungsstörungen),
- Ameisenlaufen,
- Kribbeln,
- Taubheitsgefühle,

- Brennen oder ziehende Missempfindungen.
- Beginn meistens an den unteren Extremitäten, manchmal auch an den oberen (Hände).

Gao Tianshu beschreibt die Symptome eines Leber-Yin-Mangels, welche den Symptomen von RLS sehr ähnlich sind, wie folgt:

> «Restlessness, irritability, dizziness, tinnitus, dry eyes, blurred vision, or distending headache, flushed face, red eyes, a dry and red tongue and a taut and thready or a rapid pulse.» (Gao Tianshu, Traditional Chinese Internal Medicine, S. 213)

RLS wird nach Auskunft des Buches «Gesundheit heute» hrsg. von Dr. med. Arne Schäffler und anderen Autoren als eine der häufigsten neurologischen Erkrankungen bezeichnet, die allerdings bis vor ungefähr zehn Jahren kaum jemals diagnostiziert und noch seltener richtig behandelt wurden. Darin werden ein idiopathisches und ein symptomatisches RLS unterschieden.

11.1 Das idiopathische RLS 源发性不安腿 *(yuán fāxìng bùāntuǐ)*

Beim **idiopathischen RLS** wird eine Störung des Botenstoffwechsels, genauer ein Dopamin-Stoffwechsel des Gehirns vermutet. Auch wäre eine Vererbbarkeit nicht ausgeschlossen.

11.2 Das symptomatische RLS 不安腿的症状 *(bùāntuǐ de zhèngzhuàng)*

Beim **symptomatischen RLS** dagegen lässt sich eine Ursache feststellen, am häufigsten ein Eisen-, Vitamin B_{12}-, oder Folsäure-Mangel oder eine rheumatische Gelenkerkrankung (vgl. Kapitel 13.2 «Das *bi*-Syndrom»).

So weit ich orientiert bin, haben sich in der westlichen Medizin vorwiegend Neurologen, Psychiater, Schlafforscher und Genforscher mit dieser Problematik auseinandergesetzt. Ihren Erkenntnissen zufolge hat sich auch die Pharmaindustrie um Medikamente zur Behandlung der Symptome von RLS mit mehr oder weniger Erfolg bemüht. In einem Video über «RLS» sagt Frau PD Dr. med. Claudia Trenkwalder, Neurologin an der Paracelsus-Klinik in Kassel, dass Patienten mit einer

- Schilddrüsenerkrankung, einem

- Diabetes mellitus und einer
- Polyneuropathie oder
- Nierenerkrankung

besonders gefährdet sind, an RLS zu erkranken.

Auch vermutet sie, dass zentral wirksame Substanzen im Bereich der Neurotransmissionen vor allem der dopaminergen oder noradrenergen Systeme eine entscheidende Rolle spielen. Sie meint, dass möglicherweise auch Strukturen im Bereich des Hirnstamms oder des Spinalmarks beteiligt sein können, die zur Entstehung der Symptomatik führen.

Frau PD Dr. med. Ilonka Eisensehr, Neurologin in München, meint, dass vermutlich eine falsche Übertragung von Nervenimpulsen im Gehirn und Rückenmark für die Symptome verantwortlich seien und dass bei Schwangeren und Dialysepatienten die sog. «unruhigen Beine» ebenfalls vorkommen.

Eine Patientin berichtete uns, dass ihr ein Arzt mitgeteilt habe, dass bei ihr eine Verletzung der **Substantia nigra** als mögliche Ursache in Frage käme, welche bei einem Unfall im Alter von neun Jahren – durch einen Sturz aus sieben Metern Höhe auf das Kinn – verletzt worden sein könnte. Gemäß ihren Angaben wurde bei ihr aber erstmals RLS nach der Geburt ihres ersten Kindes mit Kaiserschnitt im Alter von 38 Jahren ausgelöst. Die Patientin hat 29-mal Blut gespendet und hatte Konflikte mit ihrer Schwiegermutter, die sie sehr belasteten. Kurze Zeit nach der Geburt ihres ersten Kindes starb ihre Mutter, sodass sie gleichzeitig Gefühle der Trauer hatte, die sie aber unterdrückte. Um ihre Missempfindungen zu lindern, muss sie sich ständig bewegen und sich beschäftigen.

Sie berichtete:

> «Ich brauche ständig diese aktiven Tätigkeiten, denn die Bewegung ist ja gerade die Erholung für uns Betroffene. Wir können beim besten Willen nicht ruhig sitzen, allein beim Fernsehen in dieser kurzen Zeit beginnen schon diese Beschwerden. Viele Betroffene führten schon einen Suizid durch. Ich war selbst schon mal so weit …»

Blutverluste bei Unfällen, Geburten, Stress, unterdrückte Gefühle wie Ärger und Trauer u.v.m., welche die Patientin erlebt hat, gehören aus der Sicht der TCM zu den auslösenden Faktoren für Blutstase, Leber-*qì*-Stagnation und RLS wie ich noch zeigen werde.

Eine Pressemitteilung vom 18. Juli 2007 gab bekannt, dass von Münchner Wissenschaftern des Forschungszentrums für Umwelt und Gesundheit (GSF) der TU München und des Max-Planck Institutes für Psychiatrie, **Sequenzen im Genom** identifiziert wurden, die bei RLS-Patienten häufiger sind als in der Normalbevölkerung. Dennoch muss hier die Frage gestellt werden, was hinter dem Genom steckt.

Es wäre wünschenswert zu erforschen, wie es zu einer falschen Übertragung von Nervenimpulsen, zu einer Schilddrüsenerkrankung, zu Diabetes oder einer Nierenerkrankung bzw. Störungen im Gehirn usw. kommt, die Frau Dr. Trenkwalder und Frau Dr. Eisensehr als mögliche Ursache von RLS angeben.

Die eigentlichen Ursachen und der Zusammenhang mit diesen erwähnten Krankheiten wurden bisher aber noch nicht gefunden. Hanspeter Braun meint:

> «Ja, es ist sehr erstaunlich, wie wenig wir uns mit den tiefer liegenden Ursachen von Krankheiten beschäftigen. Man kann versuchen zu verstehen, warum das so ist. Es sind vor allem die Ärzte, die sich nicht tiefer für die Ursachen von Krankheiten interessieren. Der Grund dafür liegt in der Tatsache, dass noch immer die Ursachen in der Materie gesucht werden. Die offizielle Wissenschaft, die lehrende Medizin, lehnt eine Beteiligung psychischer Momente bei der Krankheitsentstehung in zunehmendem Maße kategorisch ab. Heute hat man die Gene als Ursachen der Krankheiten – ‹erkannt›. Das ist nicht ganz von der Hand zu weisen. Gene lösen Krankheiten aus, das ist so. Aber man muss sich fragen, warum diese Gene plötzlich aktiv werden. Warum können Gene, die sich seit Geburt im Körper befinden, plötzlich aktiv werden? Jeder Mensch trägt Gene für diverse Krankheiten in sich, und diese sind von Mensch zu Mensch, von Familie zu Familie verschieden. Aber letztlich sind es nicht die Gene, die die Krankheit verursachen, sondern der Mensch selbst, die Gene lösen sie nur aus. In diesem Sinne ist die Krankheit eine Reaktion auf eine Belastung». (Hanspeter Braun, Zhong Yi, Wärme, Schärfe, Gesundheit, Einführung in die Traditionelle Chinesische Medizin, S. 9) (vgl. die «virologische Forschung» vom 1. März 2013 in Kapitel 1)

Durch bestimmte Belastungen (Kapitel 9.1–9.7) können Gene aktiviert werden, die die Krankheit auslösen. Genetische Determinierungen sind unbestritten. Aber es gibt Interdependenzen, die naturwissenschaftlich noch nicht genügend geklärt sind, auch wenn man es gern hätte, weil der Verweis auf die genetische Bedingtheit uns scheinbar eine weitere Suche nach Ursachen erspart.

Wie aus dem folgenden Zitat von Livia Kohn hervorgeht, ist die TCM auf ein Zusammenwirken aller Strukturen im Menschen ausgerichtet. Deswegen ist sie eher in der Lage die Ursachen einer Krankheit zu finden, als dies in der westlichen Medizin der Fall ist.

> «Chinese medicine sees the larger picture of the human being in a cosmic and social context. It understands the essential unity and close correlation between body and mind, where Western doctors often still try to heal without taking emotions

and thoughts into consideration. It deals with complex entities – the entire body, the person as a member of family and community – rather than with parts, such as livers, kidneys, or hearts. It is integrative, seeing the way different aspects work together, rather than reductionistic, trying to pinpoint the one single part that causes the disease of discomfort…

Eastern doctors see every patient as a living whole and try to understand the exhibited symptoms in a synchronistic fashion. Without giving up the notion of the cause of a disease, they see this cause not in the defect of one part or the other, but find it in the pattern of interaction among the parts.» (Kohn, Livia, Health and Long Life, The Chinese Way, ebd. S. 6) (vgl. dazu Kapitel 9.3)

11.3 Ungleichgewicht von Yin und Yang als Ursache von Blutstase und RLS

阴阳 失调 是 血瘀 与 不安腿 的 原因 之一

(yīnyáng shītiáo shì xuèyū yú bùāntuǐ de yuányīn zhīyī)

«Ein Schlüsselbegriff in der chinesischen Anschauung von der Gesundheit ist der des Gleichgewichts. Die Klassiker sagen, Krankheiten äußern sich dann, wenn der Körper dieses Gleichgewicht verliert und das *qì* nicht richtig zirkuliert. Es gibt vielfältige Ursachen für ein solches Ungleichgewicht. Mangelhafte Ernährung, Mangel an Schlaf, Mangel an körperlicher Bewegung oder ein Zustand der Disharmonie in der Familie oder Gesellschaft können bewirken, dass der Körper aus dem Gleichgewicht gerät, und in solchen Zeiten treten dann Erkrankungen auf. Unter den äußeren Ursachen verdienen jahreszeitliche Veränderungen besondere Aufmerksamkeit; ihr Einfluss auf den Körper wird in allen Einzelheiten beschrieben. Innere Ursachen werden einem Ungleichgewicht im Gemütszustand eines Menschen zugeschrieben und nach dem Korrespondenzsystem mit spezifischen inneren Organen in Verbindung gebracht.

Eine Erkrankung wird aus dieser Sicht nicht nur durch einen eindringenden Krankheitserreger verursacht, sondern durch eine ganze Kombination von Ursachen, die Disharmonie und inneres Ungleichgewicht auslösen. Doch strebt die Natur aller Dinge und auch der menschliche Organismus danach, immer wieder zu einem dynamischen Gleichgewichtszustand zurückzukehren. Aus dem Gleichgewicht zu geraten und wieder ins Gleichgewicht zurückzukommen, ist ein natürlicher Vorgang, der sich im ganzen Lebenszyklus ständig wiederholt. Daher ziehen die traditionellen Texte auch keine scharfe Trennungslinie zwischen Gesundheit und Erkrankung. Beide gelten als natürlich und als Teil eines Kontinuums. Es sind Aspekte desselben Prozesses, bei dem der individuelle Organismus sich in seinem Verhältnis zur sich wandelnden Umwelt ebenfalls ständig verändert.» (Capra, Fritjof, Wendezeit, Bausteine für ein neues Weltbild, S. 351)

Auch das Restless Legs Syndrom und die Blutstase lassen sich auf ein Ungleichgewicht von Yin und Yang zurückführen. RLS ist demnach eine Krankheit, bei der sich Yin und Yang im Ungleichgewicht befinden. Durch Blutverluste, erschöpftes Blut und die zu große Aktivität sowie durch die fehlende Ruhe der Betroffenen wird das Yin geschädigt. Das Yin wird immer kleiner. Die Hyperaktivität der Betroffenen, die immer ihre Beine bewegen müssen, um die Missempfindungen auszuhalten, schädigt nochmals das Yin, indem es nicht mehr die Kraft hat, das Yang aufzunehmen, sodass ein Teufelskreis entsteht. Der Schlaf könnte das Yin stärken. Aber die mit den Missempfindungen verbundene Schlaflosigkeit schädigt noch einmal das Yin, da es seine Regeneration verhindert. Somit ist das Gleichgewicht von Yin und Yang gestört. Auf die Mangelkrankheiten werde ich in Kapitel 14 noch zurückkommen.

Blut ist Yin. Das Blut braucht für seine Regeneration eine gelassene Umgebung, eine ruhige Geisteshaltung und eventuell Freiräume für Muße und Entspannung. Gerade diese fehlen den RLS-Betroffenen. Durch das ständige Bewegen der Beine und die dadurch entstehende Unruhe wird die Regeneration des Blutes verhindert. Dies führt zu Gereiztheit der Betroffenen, sodass sich der Geist, *shén,* nicht im Blut verankern kann.

11.4 RLS eine Erbkrankheit?

不安腿 是 遗传 性 疾病 吗? *(bùāntuǐ shì yíchuán xìng jíbìng ma?)*

Wenn wir uns diese obige Beschreibung der Ursachen von RLS vor Augen halten, dann werden Sie vielleicht verstehen, warum RLS nicht unbedingt als eine Erbkrankheit betrachtet werden kann, wie dies von manchen Ärzten vermutet wird. Denn alle Störungen, die die Missempfindungen auslösen, hängen von verschiedenen äußeren und inneren Faktoren ab, denen wir alle ausgesetzt sind und waren (vgl. Kapitel 9.1–9.7). Auch unsere Eltern und Großeltern können diese Missempfindungen und Schmerzen gehabt haben, weil sie vermutlich auch nicht auf die kosmologischen Störeinflüsse, auf eine gesunde Ernährung, auf Verletzungen, Überanstrengungen, oder ihre Emotionen usw. geachtet haben. Auch unsere Eltern haben Emotionen unterdrückt. Wenn sie nun ähnliche Missempfindungen hatten, heißt dies noch lange nicht, dass diese vererbt sind. Sondern wir haben ihr Verhalten übernommen. Nur wenige Eltern achten auf eine gesunde Ernährung ihres Kindes.

Viele Eltern geben ihren Kindern Süßigkeiten, Eis und thermisch zu kalte und zu heiße Nahrungsmittel. Ich konnte beobachten, wie eine Mutter ihrem knapp drei-jährigen Sohn kurz vor dem Mittagessen eine große Tafel Schokolade gab und danach fette Pommes Frites. Die Mutter achtete nicht darauf, dass ihr Kind auch

Gemüse isst. Nach dem Genuss von Schokolade und Pommes Frites hat das Kind keinen Appetit mehr, noch Gemüse zu essen, das es aber für seine Gesundheit dringend brauchen würde.

Ich beobachte oft, wie schon ganz kleine Kinder zwischen einem Jahr und drei Jahren eine große Portion Eis erhalten und mit Süßigkeiten vollgestopft werden. Sie erhalten auch keine kindgerechte Nahrung und essen das Essen von Erwachsenen: Fleisch, Bratwurst mit Senf und Ketchup, Salami usw. Das Verdauungssystem kleiner Kinder ist noch nicht genügend ausgereift, sodass sie Verdauungsprobleme bekommen können.

Ob bei eiskaltem Wetter oder Regen oder im Sommer bei starker Hitze und Sonnenschein kann man beobachten, dass die meisten Menschen keine Kopfbedeckung tragen, d.h. sich weder vor Wind, Kälte, vor Regen noch vor Sonne schützen. Und oft werden auch ganz kleine Babys vor Wind, Kälte und Sonnenschein nicht geschützt. Manche Menschen tragen Sommer und Winter die gleiche Kleidung, gehen bei jeder Witterung mit einem T-Shirt bekleidet ins Freie. Sie haben das Gespür für den Unterschied von Wärme und Kälte, ebenso das Gespür für die richtige Ernährung, bzw. die Menge der Nahrungsmittel verloren.

Die **Unfähigkeit, wahrzunehmen**, dass sie frieren, dass ihnen das Essen, welches sie zu sich nehmen, nicht gut tut, dass sie ihre Emotionen unterdrücken, usw. **ist die eigentliche Krankheit**.

Diese Menschen schützen weder sich selbst noch ihre Kinder. So werden eine ungesunde Lebensweise und Krankheiten vorprogrammiert. Die Kinder, die so aufwachsen, übernehmen automatisch das Verhalten ihrer Eltern und Großmütter. Sie glauben, dass dies so richtig sei. Ich glaube daher, dass die Missempfindungen, die die Eltern gehabt haben sollen, eher mit deren Verhalten bzw. ihrer Lebensweise (siehe Kapitel 9.7) zu tun haben, welches wir unbewusst durch ihr Vorleben übernommen haben und weniger mit Vererbung. Es kann davon ausgegangen werden, dass RLS durch die **unreflektierte Übernahme** bestimmter **Verhaltensmuster** und den Folgen einer Blutstase entsteht.

Es gilt heute als erwiesen, dass traumatische Situationen und damit verbundene emotionale Stressbelastung chemische Veränderungen im Blut nach sich ziehen, die dann auch genetisch weitergegeben werden. Aus dieser Sicht müssten wir überlegen, ob die gängige Unterscheidung von «vererbt» oder «erworben» noch sinnvoll ist. Das würde heißen, das «Entweder-oder-Denken» aufzugeben und durch ein neues Paradigma das «Entweder-u n d-Oder» zu ersetzen (siehe dazu Kapitel 9.3.1).

11.5 Die Nierenerkrankung als eine mögliche Ursache von RLS

肾脏病 可能 为 不安腿 的 原因 之一

(shènzàng bìng kěnáng wéi bùāntuǐ de yuányīn zhīyī)

Ich wurde einmal von einer Patientin gefragt, warum RLS schon bei kleinen Kindern auftritt, nachdem ich ihr gesagt habe, durch welche Einflüsse das Blut geschädigt werden kann. Sie glaubte nicht, dass schon Kinder, die RLS haben, von diesen Faktoren betroffen sein können.

Diese Frage möchte ich so beantworten: Auch Kinder sind durch ihre Eltern emotionalen und kosmologischen Einflüssen (Wind, Kälte, Nässe usw.) ausgesetzt. Sie können überernährt sein und auch gezwungen sein, ihre Emotionen zu unterdrücken, weil ihre Umwelt (Eltern) das nicht duldet. Noch viele denken: «Ein Bub weint nicht!» Eltern können z.B. dem Kind ihre Liebe entziehen, wenn es weint, weil das nicht in ihre Vorstellung passt, wie ein Kind sich verhalten soll. Das Kind muss daher seine Gefühle unterdrücken, damit es weiterhin geliebt wird. Wenn Kinder oft allein gelassen werden, erhalten sie Süßigkeiten und Schokolade und andere Dinge. Das führt dann zu Übergewicht. Das alles kann zu Blutstase und damit zu RLS führen.

Gemäß der TCM ist jeder Wandlungsphase ein bestimmtes Lebensalter zugeordnet (beim Mädchen früher und beim Jungen etwas später), welches durch bestimmte Krankheiten gekennzeichnet ist.

Tritt z.B. in der Wandlungsphase Wasser (Niere/Blase) in den ersten Lebensjahren eine Störung auf, so werden alle Funktionen des Wassers beeinträchtigt sein. Es handelt sich vor allem um psychosoziale Einschränkungen. Es kann z.B. sein, dass ein Kind in den ersten sieben (Mädchen) oder acht (Knaben) Jahren eine ungute Lebenssituation ertragen muss. Das können kosmologische Störeinflüsse sein, vor denen das Kind nicht geschützt wird und das Kind dadurch Erkältungskrankheiten bekommt, der Verlust seines Zuhauses, seiner Familie, Krieg, Hunger oder Streit in der Familie, was beim Kind Angst (= Wandlungsphase «Wasser») auslöst, zu wenig Liebe, Wärme usw. Oder es kann auch vorkommen, dass das Kind durch eine ungewollte Schwangerschaft im Mutterleib erlebt, dass es nicht erwünscht ist. Auch eine Zangengeburt oder Sectio schädigt das Yin. Angst ist der Niere zugeordnet. Diese ist nicht altersgebunden.

So schreibt Braun:

> «Schädigungen des Wassers in den ersten 7 oder 8 Lebensjahren sind nicht wieder gut zu machen. Solche Menschen weisen lebenslang eine Schwäche der Niere mit all ihren Funktionen auf. Man kann sich da nur helfen, indem man sich diese

> Dinge bewusst macht und ein Leben lang auf seine Nieren aufpasst. Das bedeutet, früh ins Bett zu gehen, früh aufzustehen und sonst jeglichen Stress und Ängste zu vermeiden. Ein chinesisches Sprichwort sagt: «*zăo shuì zăo qì shēntĭ hăo!*» Das bedeutet: «früh ins Bett gehen, früh aufstehen ist gut für die Gesundheit» (Braun, ebenda, S.59)

Ich habe die Wandlungsphase des Wassers bzw. der Niere deswegen als Beispiel gewählt, weil Frau Dr. Trenkwalder angibt, dass Menschen mit einer Nierenerkrankung prädestiniert sind, an RLS zu erkranken, aber nicht angibt, woher die **Nierenerkrankung** kommt. Die TCM liefert für die Entstehung der Nierenkrankheit und das sich daraus entwickelnde RLS eine plausible Erklärung. Mit diesen Ausführungen ist nicht nur obige Frage beantwortet, sondern auch die Frage nach der Ursache von Nierenschwäche. Eine Nierenschwäche kann zu einer Mangel- bzw. Leere-Erkrankung führen (siehe dazu Kapitel 14).

Wie bereits oben erwähnt, sollten wir auf unsere Nieren besonders im Winter gut achtgeben. Liu Zhanwen schreibt:

> «In the human body, the kidney is the organ for storing essence energy for human life, for that reason, the kidney function and the winter are related to each other. Therefore, counteracting the rule of winter climate will damage the kidney... The kidney, storing original *yin* and *yang* of the human body, corresponds to winter, so daily life should focus on protecting kidney *qì*; While the coldness in winter is very strong, health maintenance should defend the coldness to help *yang-qì* storing». (Liu Zhanwen et al. Health Preservation of Traditional Chinese Medicine, S. 523)

12. Anamnese von Natalie

娜塯莉 的 病史 *(nàtălì de bìngshĭ)*

Als Natalie zur ersten TCM-Konsultation kam, war sie 66 Jahre alt. Sie wirkt matt im Ausdruck, müde und ängstlich. Ihre Haut hat im Gesicht und am ganzen Körper Sommersprossen. Sie hat auch Altersflecke. Hauptsächlich sind ihre Oberschenkel kalt. Der Unterbauch hat eine feste Spannung. Die obere Mitte ist hart. Sie hat kalte Hände. Sie hatte eine Operation am rechten Bein (Knöchel-Arthrose) mit einer

Narbe. Ein Jahr vor dem RLS hatte sie Kribbeln auf der Fußsohle. Ihre Gliedmaßen sind eher kalt als warm. Sie spricht mit leiser Stimme und versucht freundlich zu sein. Natalie zeigt uns als erstes gleich ihre Fingernägel und macht uns auf die darauf sichtbaren weißen Flecke aufmerksam. Die Nägel erscheinen brüchig und spröde. Das trifft auch für ihre Fußnägel zu. Sie zeigt uns ihre Füße, die bis zu den Knöcheln gerötet sind. Seit vier Jahren habe sie diese Rötung an den Füssen, jetzt auch an der Hand. Taubheitsgefühle an Füssen und Hand habe sie gleich von Anfang an gehabt. Mein Mann machte bei ihr den Akabane-Test[24]. Danach zeigten ihre Füße durch die dabei entstehende Wärme ein normales Hautkolorit. Natalie erzählte uns, dass sie ihre Schuhe im Eisschrank kühle, um die brennende Hitze der Füße zu lindern. Wenn sie mit Schuhen läuft, dann schmerzen die Füße. Ihr Arzt sagte ihr, dass sie keine Polyneuropathie habe. Sie bevorzuge Kälte. Sie hat Schlafstörungen und kann nur mit dem Medikament «Lyrika»[25] einschlafen.

Natalie erzählte, dass sie eine «speedy person» war. Jetzt nicht mehr. «Ich hatte eine sitzende berufliche Tätigkeit. Ich habe jeden Tag Stress, dann ist es am schlimmsten. Es beginnt im Kopf, dann an den Armen, Beinen und Gehirn. Ich habe Angst, mein Gedächtnis zu verlieren. Es ist schwer zu beschreiben. Ich kann keine

24 **Der Akabane-Test:** «Es handelt sich um ein Diagnostikum, das über die energetischen Zustände in den Meridianen Auskunft zu geben vermag. «Ursprünglich prüft man die Tsing-Punkte nacheinander einzeln mittels eines glimmenden Räucherstäbchens. Mit diesem Räucherstäbchen bestreicht man die Punkte in gleich bleibendem Tempo, etwa zwei Streichungen pro Sekunde, solange, bis der Patient subjektiv in den Punkten und von den Punkten ausgehend in den Meridian strahlend, entweder das berühmte «*dé-qì*»-Gefühl [*dé-qì*-Gefühl = die gewünschte Wirkung (in der Nadeltherapie)] …, oder auch ersatzweise ein stechendes Ziehen empfindet. Also nicht nur den lokalen Schmerz, der vermieden werden sollte und eine falsche Ausführung des Testes bedeuten würde, sondern ein stechendes Gefühl, das in den Meridian ausstrahlt. Die Anzahl der Streichungen, die zum Erreichen dieses Zieles benötigt werden, gibt Auskunft über die Sensibilität, oder anders gesagt, ist ein Parameter dieser Empfindlichkeit. So prüft man Punkt für Punkt die Empfindlichkeit der Meridiane. Zuerst auf der rechten Körperhälfte und dann auf der linken und vergleicht die Ergebnisse. Ist die Differenz zwischen der zur Erzielung des genannten Phänomens notwenigen Anzahl von Streichungen zwischen den GLEICHEN Meridianen der rechten Körperseite und der linken Körperseite erheblich, dann ist der betreffende Meridian behandlungsbedürftig, d.h. mit anderen Worten: Ist die zur Erzielung dieses beschriebenen Gefühls in den Meridianen erforderliche Anzahl von Streichungen zwischen rechter und linker Körperhälfte unbedeutend, so sind die Meridiane nicht behandlungsbedürftig. Ist der Unterschied aber im Vergleich zur Gesamtheit wesentlich … so ist eine Behandlung angezeigt …» (Brodde, August, Brennen mit Moxakraut. Der Akabane-Test als thermisches Diagnostikum, S. 87)

25 Lyrika wird angewendet zur Behandlung peripherer und zentraler neuropathischer Schmerzen im Erwachsenenalter. Es wird auch als Zusatztherapie bei Epilepsie und generalisierten Angststörungen im Erwachsenenalter angewendet. (ProPharma Artikelkompendium).

sitzende Tätigkeit ausüben. Nur wenn ich Jasskarten spiele, dann bin ich abgelenkt, dann habe ich kein RLS.» Sie erzählt, dass sie nie Ruhepausen habe. Sie sei ständig in Bewegung. «Wenn ich mich hinlege, bekomme ich Angst, nicht schlafen zu können.» Bei der Geburt ihres ersten Kindes bekam sie eine Peridural-Anästhesie, damit sie bei der Geburt nichts spüre. Ein Raynaud[26]-Syndrom mit rosa und heller Haut habe sie nicht. Aber wenn sie mit der Hand eine Tasche oder einen Sack trage, habe sie Schmerzen am rechten Arm wie eine Stauung, die sich bis nach hinten zur Schulter zögen.

Natalie leidet sehr unter Hitze. Deswegen liebe sie Kälte und hasse Hitze. 2006 habe sie das Amalgam aus den Zähnen entfernen lassen. Sie sei bis zum 60. Lebensjahr nie krank gewesen. Sie leide seit einem Jahr unter Bindehautentzündung, ebenso unter Konzentrationsstörungen. Sie habe drei Kinder, davon eine Tochter. «Als ich 20 Jahre alt war, gab es noch keine Kontrazeptiva. Mein Mann starb an Krebs als ich schwanger war.»

Sie erzählt, dass sie verschiedene Medikamente einnimmt wie «Lyrika»[25] und «Rivotril»[27]. Sie meint, dass sie wegen der Medikamente einen trockenen Mund und Trockenheit am ganzen Körper habe. «Ich sollte keine Medikamente gegen die Depressionen nehmen, weil sie RLS verschlimmern. Ich habe seit einem Jahr vom Arzt B-Vitamine verordnet bekommen. Sie sind hoch dosiert.»

Natalie hat keine Epilepsie! («Epilepsie» siehe Kapitel 9.3.3 und 13.4) Am meisten leidet sie unter Kribbeln – die Zuckungen tun nicht weh – und unter Konzentrationsstörungen, Ruhelosigkeit und depressiven Verstimmungen.

Natalie hat ein Körpergewicht von 56 kg. Aus dem Internet habe sie sich eine Diät geholt. Es ist eine Diät ohne Fleisch, ohne Milch, keine kohlensäurehaltigen Getränke (Sprudel), viel Gemüse und Soya. «Ich habe damit 10 kg abgenommen.» Sie hat einen Blutdruck von 140/90.

Der Cholesterinspiegel beträgt 6. Wenn Natalie Süßes isst, hat sie Geschwüre im

26 Raynaud-Krankheit = Gefäßkrämpfe im Bereich der Finger oder Zehen. In schweren Fällen mit Gangränbildung. «Das primäre Raynaud-Syndrom ist funktionell bedingt, d.h. es ist keine organische Ursache für die vorübergehenden Spasmen (Krämpfe) der Gefäße zu finden. Bei den Anfällen werden die Finger der Patienten blass und kalt und die Schweißabsonderung ist vermehrt. Die Anfälle werden oft durch Kälte aber auch durch emotionalen Stress ausgelöst. Diese Art des Raynaud-Syndroms ist harmlos. Der Anfall ‹löst› sich von selbst und Organschäden bleiben nicht zurück.» (Burbach, Elvira, Naturheilpraxis heute, Lehrbuch und Atlas, (Urban & Fischer) 2013)

27 «Rivotril» ist ein Medikament gegen Epilepsie. Mehrheit der klinischen Formen der Epilepsie des Säuglings und des Kindes, insbesondere typische und atypische Absenzen ... Kann auch bei Erwachsenen und bei fokalen Anfällen Anwendung finden. (Propharma Artikelkompendium)

Mund. Sie hat eine Hämorrhoide. Seit einem Jahr hat sie trockene Haare. Sie leidet unter Rückenschmerzen und Schmerzen in der Kreuzgegend (Lumbosacralgie). Sie ist heute mehr gereizt und zornig als früher. Einmal im Monat geht Natalie in die Sauna.

Sie erzählte uns, dass sie durch eine Freundin auf das RLS aufmerksam wurde. Ihre Eltern hatten kein RLS. Ihre Missempfindungen hat sie meistens bei Stress. Als sie einmal im Zug saß und gemeldet wurde, dass der Zug verspätet in Zürich ankommen werde, geriet sie in Stress und sofort begannen ihre Beine zu kribbeln und zu zittern. Sie fürchtete zur TCM-Behandlung zu spät zu kommen. Stress und emotionale Probleme dürften bei Natalie als Ursache in Frage kommen. Sie klagt über Rückenschmerzen beim Aufwachen.

Sie hatte bis zum 35. Lebensjahr die Spirale genommen. Seither hatte sie keine Periode mehr. Dies könnte mit einer Blutstase in Verbindung stehen.

Natalie erzählte uns, dass sie zwei Zysten in der Niere habe. Laut Angabe von Natalie ist ihre Niere 11 cm groß und die Zysten 6 cm groß. Dies ist bedenklich.

Sie hatte nie eine Grippe oder Erkältung. Auch keine Verdauungsbeschwerden. Sie liebe kalten Wind und am wohlsten fühle sie sich, wenn alle Fenster in der Wohnung geöffnet sind und es durchzieht. Sie liebt eine Raumtemperatur von 16 °C. Auch dusche sie gerne kalt. Sie habe oft Alpträume.

Pulsdiagnose:

Natalie hat einen schwindenden Nierenpuls, was auf eine Energie-Leere der Niere hinweist. Der Herzpuls ist rollend und tief. Dies weist auf Fülle hin. Der Lungenpuls ist verknotet, was auf eine Energiestauung hinweist. Hier zeigt sich bereits ein Ungleichgewicht zwischen Herz-Fülle und Nieren-Leere, was sich auf die Lunge auswirkt (vgl. die *qì*-Leere in Kapitel 14).

Zungendiagnose:

Natalie hat Risse in der Zunge, die auf eine Erschöpfung der Körperflüssigkeiten hinweisen. Der Zungenkörper ist trocken und erscheint wie rohes Fleisch (Leber-Yin-Leere).

Die rote, trockene und zitternde Zunge deutet auf extreme innere Hitze, die inneren Wind aufkommen lässt. Die rote Zungenspitze ist auf Fülle im Herzen bzw. Herzfeuer zurückzuführen (vgl. den Herzpuls). Dies ist oft die Folge von emotionalen Problemen. Natalie erzählt, dass sich ihr Freund vor ein paar Jahren von ihr getrennt habe und sie fünf Monate vorher RLS bekommen habe. Sie hatte dann eine Depression.

Die Rötung der Zungenspitze kann aber auch die Folge einer chronischen Überbelastung und Überarbeitung sein. Falls dies auszuschließen ist, so kann mit Sicherheit auf emotionale Probleme geschlossen werden.

Die emotionalen Probleme von Natalie bestehen schon eine relativ lange Zeit. Es muss daher bei ihr von einer Blutstase ausgegangen werden, welche die inneren Organe schädigt. Nachdem Natalie eine dunkelrote Zunge hat und die Zungenspitze noch röter ist, kommt eher Zorn und nicht Trauer – oder beides – als Ursache der Depression in Frage. Auch Hitze im Herzen ist nicht auszuschließen. Depressionen gehören zum Holz-/Leber-Funktionskreis.

In der Mitte der Zunge befindet sich eine Delle, die vermutlich durch die geschwollene Leber- und Gallenzone verursacht ist. Eine Delle im vorderen Teil der Zunge deutet auf *qì*- und Blut-Leere, auf Magen- und Milz-Leere und auf eine Schwäche eines Beines oder Verminderung der groben Kraft einer Hand (vgl. Natalie: das Tragen von einem Sack mit der rechten Hand, verursache Schmerzen) und Ameisenlaufen bzw. Taubheitsgefühle einer Körperhälfte hin. Nach Aussagen von Natalie trifft dies zu. Ihr Zungenbelag ist weiß, trocken und dünn. Es liegt die Vermutung nahe, dass die Flüssigkeiten der Lunge durch einen Angriff von Wind-Kälte oder Wind-Hitze geschädigt wurden und dass der pathogene Faktor sich noch im äußeren Bereich aufhält. (täglich kalte Duschen, Durchzug etc.) Es kann auch die Auswirkung eines äußeren Angriffs durch Trockenheit sein. Dies ist vor allem bei trockenen und heißen Klimabedingungen zu erwarten.

Zusammenfassung der letzten drei Konsultationen:

Die Ursache der RLS-Missempfindungen von Natalie dürften gemäß der Zungen-und Pulsdiagnose, Auskultation und ihrer persönlichen Mitteilungen seelische und z.T. kosmologische Ursachen haben, die in ihrem Inneren Hitze erzeugen und eine *qì*- bzw. Leber-Blut-Stauung hervorrufen, welche nochmals zu Hitze führt. Falsche Ernährung ist nicht auszuschließen. Natalie erzählt, dass sie hauptsächlich Obst isst. Früchte sind kalt, sodass wiederum Kälte in den Körper eindringt. Sie hat eine Vorliebe für Saures. Saures gehört zum Leberfunktionskreis. Die Missempfindungen von Natalie wie z.B. das Zittern der Beine erinnern an eine nicht durchlebte und nicht verarbeitete Trauer. Man zittert vor Kälte, bei Angstzuständen und Trauergefühlen, die man nicht verarbeitet hat, usw. Trauer gehört zum Herbst (Metallelement) also zur Trockenheit, welche auch das Jucken der Haut hervorbringt. Der Herbst ist die Zeit des Abschiednehmens (vgl. die Trennung von Natalies Freund). Was ihre Zystitis betrifft, so wird diese gemäß Rita Traversier von der Psyche her gedeutet, als «ein Weinen von unten, als nicht verkraftete Enttäuschung und als Nicht-Loslassen-Können». (Referiert am 10. Internationalen TCM-Kongress in Graz, 26.–28. Sept. 2013)

13. Die Entstehung von Schmerzen aus der Sicht der TCM 从中医观点看疼痛的发生

(cóng zhōngyī guāndiǎn kàn téngtòng de fāshēng)

Der Ursache von Schmerzen liegt eine Fülle- oder Leere-Krankheit (siehe Kapitel 14) zugrunde. Es kommt zu einer *qì*-Stagnation und Blut-Stauung. Durch Fülle und Mangel entstehen Stauungen, die schmerzhaft sind. Aber auch durch Parasiten kann es zu Stauungen kommen. Gemäß der TCM haben **stechende** Schmerzen mit einer Blutstase und **dumpfe** Schmerzen mit einer *qì*-Stagnation zu tun. RLS-Betroffene werden von beiden Schmerzempfindungen geplagt.

Mangelkrankheiten betreffen die Hohl- und Speicherorgane, welche nicht ausreichend ernährt werden. Das führt zu Schmerzen. Es handelt sich um schneidende Schmerzen, um Druckschmerzen, zum Beispiel leichter Druck auf dem Magen.

Bei Mangelkrankheiten wird tonisiert. Wind und Kälte werden vertrieben. Gelenke z.B. werden durch Wärme geschützt.

Füllekrankheiten führen ebenso zu Schmerzen, z.B. wenn Feuchtigkeit in den Körper eindringt. Bei einem Überschuss wird die Ableitungsmethode angewandt.

> Huangdi sagte: «Ich möchte verstehen, wie Schmerzen entstehen.»
>
> Qi Bo antwortete: «Werden *qì* und Blut, die gleichmäßig durch die Leitbahnen im Körper strömen, von einem Kälte-Pathogen angegriffen, stagnieren sie. Greift das Pathogen außerhalb der Leitbahnen, an der Peripherie an, verringert es einfach den Blutfluss. Greift es aber innerhalb der Leitbahn an, blockiert es den Fluss des *qì* und ruft Schmerzen hervor.» (Der Gelbe Kaiser, S. 201)

13.1 Die Bedeutung des Leberorgans für die Entstehung von Blutstase und RLS 肝脏之于血瘀与不安腿发生的意义

(gānzàng zhī yú xuè yū yǔ bùāntuǐ fāshēng de yìyì)

Das Leberorgan, auch «Meer des Blutes» genannt, ist ein Speicherorgan mit Yin-Charakter. Es spielt bei der Entstehung von Schmerzen eine entscheidende Rolle. Die Leber, *gān,* beherbergt die Hauchseele, *hún,* die es ermöglicht situationsgerecht zu reagieren. Störungen führen zu exzessiven Träumen oder auch zu Ängstlichkeit und Trance. Sowohl äußerer Wind als auch Saures kann anreizen, d.h.

der Mensch wird lustig oder er wird zornig, überreizt. Die Monate Februar bis März sind Zeiten der höchsten Empfindlichkeit. Entsteht ein Lustgefühl, so befindet sich die Krankheit noch im Anfangsstadium. Bei starkem Windeinfluss aber schreitet die Krankheit fort und kann chronisch werden. Es entstehen Zorn und Gereiztheit.

Wie bereits erwähnt, sorgt die Leber für eine fließende Bewegung des Blutes. Durch unterdrückte Gefühle wie Ärger und Wut, staut sich die Leber.

Wie im folgenden Zitat zum Ausdruck kommt, dürfte die folgende Erklärung über die Aktivität des Blutes bei Tag und der Ruhe bei Nacht einen Zusammenhang mit RLS aufzeigen.

Im Klassiker der TCM sagt der Gelbe Kaiser Huangdi:

> «Die Leber speichert das Blut. Tagsüber liefert sie das Blut für Bewegung und Aktivität, sodass das Blut durch alle Leitbahnen zirkulieren kann. In der Nacht, wenn der Mensch ruht, kehrt das Blut in die Leber zurück. Nährt das Blut die Leber, kann man sehen. Durchströmt das Blut die Füße, kann man gehen. Nährt das Blut die Hände, kann man fassen. Erreicht das Blut die Finger, kann man tragen.
>
> Alle Störungen lassen sich darauf zurückführen, dass Blut und *qì* gewisse Ströme und Täler und Höhlen der Reizpunkte nicht erreichen. Dann erhält der bösartige (schädigende, Anm. v. Verf.) Wind Gelegenheit, einzudringen und kann die *bì*-Obstruktions-Syndrome und Spasmen hervorrufen.» (Der Gelbe Kaiser, ebd, S. 69 ff) (vgl. dazu die Anamnese von Natalie, Kapitel 12)

In diesem Zusammenhang ist es interessant, dass RLS-Betroffene den Höhepunkt ihrer Schmerzen und Missempfindungen zwischen 23 Uhr und 3 Uhr morgens erleben. Das betrifft die Zeit der Gallenblase (23 Uhr bis 1 Uhr morgens) und der Leber (1 Uhr bis 3 Uhr morgens). RLS-Betroffene haben meistens eine Leber-*qì*-Stagnation. Zur Leber gehören die Finger- und Fußnägel. Die Nägel der RLS-Betroffenen sind weiß gefleckt und die Zehen weisen oft Taubheitsgefühle auf. Dies deutet auf Blut-Leere und *qì*-Stauungen hin, die Schmerzen verursachen.

Es ist daher durchaus möglich, dass die Beine oder Hände der RLS-Betroffenen zu wenig durchblutet sind, da nach Auffassung der TCM das Blut besonders in der Nacht in die Leber zurückkehrt. Dazu kommt, dass das Blut durch die Überaktivität der Betroffenen, die nicht zur Ruhe kommen, völlig erschöpft, leer ist. Auch der Blutdruck, der bei Gesunden in der Nacht absinkt, ist hier erhöht. So versuchen die Betroffenen durch Bewegung der Beine gegen die Stauung anzukämpfen, indem sie aufstehen und herumgehen. Meistens nützen sie diese Zeit, um etwas zu arbeiten, was aber wiederum zu Erschöpfung ihres Blutes führt. So entsteht ein Yang-Überschuss. Von einer RLS-Patientin habe ich erfahren, dass sie Yoga-Übungen macht, wenn sie in der Nacht aufgrund ihrer unruhigen Beine aufstehen muss. Die Übungen helfen ihr, sich zu beruhigen, sodass sie danach wieder schlafen kann. Meditative Übungen wie Yoga oder *taì jí quán* beruhigen den Geist, *shén*. Ein ruhiger Geist kann sich im Blut verankern. Yoga, *taì jí quán* oder *qì gōng*, sind jedenfalls bewährte Mittel der Selbsthilfe.

Wer sich unablässig bewegt, hat einen Yang-Überschuss. Dies führt zur Erschöpfung, welche als Blockierung der Energie oder als Stagnation bezeichnet wird. Zuerst entsteht eine Verlangsamung des Energie- und Blutflusses, welche zunächst durch Yang-Mangel erzeugt wird. Ursache dafür ist ein Mangel an Wärme im Meridian- und Organ-System. Wenn die Kälte zunimmt, dann kehrt sich der Energiefluss um, sodass die Strömungsverhältnisse in die gegenläufige Richtung laufen.

Das bedeutet, dass z.B. die Nierenenergie (Yin), die sich in Yang-Leere befindet, nicht mehr entgegen der Gravitation nach oben fließen kann. Sie fließt nach unten. Dadurch kann die Nierenenergie die Lungenenergie nicht erreichen und nach unten ziehen, sodass die Ausatmung verhindert wird.

Um ausatmen zu können, braucht es die Nierenenergie, sonst entsteht Asthma. In diesem Fall entsteht unten eine Yin-Fülle und oben eine Yang-Fülle, **das ist die Krankheit. Yang-Fülle** bedeutet «**Entzündung**», die als Schmerz wahrgenommen wird. Entzündung bedeutet nach Auffassung der TCM «**Hitze**».

RLS-Betroffene versuchen deshalb die dadurch entstehende «**falsche**» **Hitze** durch Kälte zu behandeln. (kalte Duschen, ungenügende Bekleidung im Winter, niedrige Raumtemperaturen, kalter Wind, Durchzug usw.) Dies bringt aber keinen Erfolg, denn die falsch laufende Energetik verstärkt die Missempfindungen. Anstatt das Yang abzukühlen, müsste das Yin aufgebaut, d.h. erwärmt werden. Man muss das Yin mit Yang aufladen (vgl. das schwarze Feld mit dem weißen Punkt im *taì jí*-Symbol). Führt man sich Kälte zu, wird die Kälte im Körper gepflegt. Es braucht Wärme, d.h. Yang. Anfänglich kann ein wenig gekühlt werden, z.B. bei Migräne, da sie auch mit Hitze verbunden ist. Aber wenn diese abgeklungen ist, dann müssten die Ursachen behandelt werden, was bedeutet, zu wärmen. Alles was Yin wärmt, nützt der Gesundheit. Bei allem was Yin kühlt, sollte man vorsichtig sein.

RLS-Betroffene haben meistens eine Leber-*qì*-Stauung und leiden unter Schlaflosigkeit. Da der Leber auch die Muskeln zugeordnet sind, stehen die «unruhigen Beine» der RLS-Betroffenen mit der Leber in Zusammenhang.

Wie im folgenden Zitat zum Ausdruck kommt, steht die Leber mit der Schlaflosigkeit in Verbindung:

«Die Leber öffnet sich in den Augen hin. Bei Kälte jedoch können sich die Augen Tag und Nacht nicht schließen und es entsteht Insomnia für mehr als eine Woche. Die Leber regelt außerdem den glatten Fluss des *qì*». (Neeb, ebd. S. 194)

13.2 Das *bì*-Syndrom 痹症 *(bìzhèng)*

Auch die Erkrankungen des *bì*-Syndroms (= schmerzhaftes Obstruktionssyndrom/Rheuma) spielen bei der Entstehung von Blutstase eine Rolle. Mit dem Konzept des *bì*-Syndroms lassen sich Gelenk- und Gliederschmerzen und andere Erkrankungen einteilen und beschreiben. Das gemeinsame Charakteristikum aus westlicher Sicht betrifft die immunologisch oder metabolisch bedingte Entzündung körpereigener Gewebe, welche die Krankheiten Arthritis, rheumatoide Arthritis, Osteoarthritis, Muskelrheuma, Ischias und Gicht betreffen.

In einem weiteren Sinne werden dem *bì*-Syndrom alle Schmerzzustände mit ähnlicher Symptomatik zugeordnet wie z.B. einige neuropathische Schmerzsyndrome, Zirkulationsstörungen von *qì* und Blut, wie Angina pectoris (Thorax-*bì*-Syndrom) oder die periphere arterielle Verschlusskrankheit.

Aus chinesischer Sicht sind es äußere schädigende Einflüsse wie Wind, Kälte, Hitze und Feuchtigkeit, welche über die äußere Hülle in die Leitbahnen und Netzgefäße eindringen. Durch diese schädigenden Einflüsse wird die Bewegung von *qì* und Blut behindert, was sowohl zu Schmerzen als auch zu Schwellungen und Einschränkungen der Funktionen führt.

Das chinesische Wort für *bì* (ausgesprochen mit dem 4. Ton, siehe S. 272) bedeutet: durch Kälte, Zugwind, Feuchtigkeit u.ä. hervorgerufene Gliederschmerzen oder -taubheiten, Rheuma.

Erwähnt wird das *bì*-Syndrom bereits in frühen Texten der TCM, wie z B. im Suwen, Kapitel Bi Lun – Elementare Fragen: Erörterung des *bì*-Syndroms:

«Eine Kombination dreier krankheitsauslösender Faktoren ‹**Wind, Kälte und Feuchtigkeit**› dringt in den Körper ein und führt zu einer Obstruktion und damit zu *bì*. Dominiert der Wind, sprechen wir von *xíng bì*, von bewegendem *bì*; dominiert die Kälte, sprechen wir von *tòng bì*, von schmerzhaftem *bì*; dominiert die Feuchtigkeit, dann handelt es sich um *zhù bì*, oder hartnäckigem *bì*.» (Der Gelbe Kaiser, S. 218)

Diese drei *bì* treten vermischt auf: Sie verbinden sich miteinander und bilden die Thematik der *bì*-Syndrome. Wo das Wind-*bì* überwiegt, entsteht die **wandernde** *bì*-Symptomatik (*fēng bì*). Wo das Kälte-*bì* überwiegt, entsteht die **schmerzende** *bì*-Symptomatik (*hán bì*). Wo das Feuchtigkeits-*bì* überwiegt, entsteht die **anhaltende** *bì*-Symptomatik (*shī bì*). Wo Hitze überwiegt, spricht man von fieberhaftem *bì* (*rè bì*). Sind die Knochen und Gelenke angegriffen spricht man von Knochen-*bì* (*gŭ bì*). Sind die Bewegungseinschränkungen mit Taubheit verbunden, spricht man von *má bì*. Auch die Kinderlähmung, *xiăo ér má bì zhèng*, 小 儿 麻痹 症 gehört zu den *bì*-Syndromen. Je nachdem um welche *bì*-Symptomatik es sich handelt, werden auch die entsprechende Therapie und die entsprechenden Kräuter verordnet. Dies zeigt den individuellen Ansatz der TCM. Ist der Organismus schwach und weist auf eine innere Leere-Symptomatik, d.h. auf eine Schwäche der antipathogenen Abwehrkräfte hin, so ist er für die Invasion klimatischer Faktoren anfällig und es entsteht ein *bì*-Syndrom. Oder mit Porkert ausgedrückt:

> «Das *bì*-Syndrom (occlusio) subsumiert die verschiedenen Formen rheumatoider Erkrankungen» (Porkert/Hempen, S. 407).

Die rheumatischen Erkrankungen gehören nach wie vor in die Gruppe von Krankheiten, die man in der westlichen Medizin noch nicht richtig unter Kontrolle hat.

> «Es kommt hierbei zu einer Blockade und Unterbrechung des Energieflusses in einer oder mehreren Leitbahnen, bedingt durch *ventus, algor* oder *humor*. In Ausnahmefällen kommt eine *calor*-Komponente hinzu – woraus sich dann eine *calor-venti-*[28] oder *calor-humidus*[29]-Symptomatik entwickelt. Die *calor*-Heteropathie kann in die *intima* vordringen und von dort eine *occlusio*, z.B. der oo. *cardialis et pericardialis* induzieren. (oo = orbes = Funktionskreise) Demnach kann man fünf verschiedene Formen von *occlusiones* unterscheiden, bedingt durch
> a. *ventus* (Wind)
> b. *humor* (Feuchtigkeit)
> c. *algor* (Kälte)
> d. *calor* (Hitze)
> e. *calor intimae der oo. cardialis et pericardialis* (Hitze im Inneren der Funktionskreise Herz und Perikard)» (Porkert, ebd.)

Die Symtome der *bì*-Syndrome sind

- Empfindlichkeit,
- Taubheit,
- schwere und begrenzte Bewegungen der Muskeln, Sehnen, Gelenke oder Rötungen,
- Schwellungen oder brennende Empfindungen in einem schweren Fall.

28 calor-venti = Hitze–Wind

29 calor humidus = Hitze–Feuchtigkeit

Oder mit Gao Tianshu ausgedrückt:

> «*bì*-syndrome is marked by soreness, numbness, heavyness and limited motion of the muscles, tendons and joints or even redness, swellings and a burning sensation in the joints in a severe case. It is caused by blockage of *qì* and blood in the channels and collaterals due to the invasion of the limbs by wind, cold, dampness and heat. *bì*-syndrome occurs only when deficient resistance causes weakness of defencive *qì*.» (ebd. S. 261)

Diese Symptome werden durch eine Blockade von *qì* und Blut in den Kanälen und Kollateralen, durch einen Angriff von Kälte, Wind, Feuchtigkeit und Hitze verursacht. *bì*-Syndrome treten nur auf, wenn der Körper geschwächt ist und die Widerstandskraft *(wèi qì)* vermindert ist. Man findet diese Art von Erkrankungen oft auch bei jungen, kräftigen Personen, oder bei Sportlern und Sportliebhabern, die es gewohnt sind, sich beim Sport in verschwitzter Kleidung der Kälte, Hitze, dem Wind und der Feuchtigkeit auszusetzen.

> «Wenn *yíng*[30] und *wèi*[31] in Unordnung geraten, bedeutet dies Ungleichgewicht und Krankheit. Die Krankheit kann dadurch geheilt werden, dass man den ordentlichen Fluss von *yíng* und *wèi* wiederherstellt. Verbinden sich nährendes und Abwehr-*qì* nicht mit Wind, Feuchtigkeit oder Kälte, kann sich auch kein *bì*-Syndrom herausbilden.» (ebd.)

Was die *bì*-Zustände betrifft, so können sie sowohl schmerzhaft als auch ohne Schmerzen sein. Diesbezüglich lasse ich Huangdi zu Wort kommen:

> Huangdi fragte: «Manche *bì*-Zustände sind schmerzvoll, andere wiederum nicht. Manche führen zu einem tauben Gefühl, zu Frösteln, Fieber, trockener und feuchtkalter Haut. Warum?»
>
> Qi Bo antwortete: «Wenn Schmerzen auftreten, dominiert die Kälte. Kommt es statt zu Schmerzen zu einem Taubheitsgefühl, ist der Zustand chronisch geworden; das Pathogen ist dann so weit eingedrungen, dass der Fluss von *yíng* und *wèi* gehemmt ist und die Leitbahnen leer sind. Die Haut wird gefühllos, weil sie nicht genügend genährt und geschützt ist. Dominiert Trockenheit, dann sind nährendes und Abwehr-*qì* blockiert und können die Haut nicht ernähren. Bei Frösteln besteht ein Mangel an Yang-*qì* und ein Überschuss an Yin-*qì*. Bei Fieber herrscht ein Übermaß an Yang und ein Mangel an Yin. Dominiert die Feuchtigkeit, dann fühlt sich der Patient klamm und feucht an.»

---

30 *yíng* ist die aus der Nahrung extrahierte Essenz.

31 *wèi* (*qì*) ist die Abwehr(-Energie).

> Huangdi fragte: «Was geschieht bei einem nicht schmerzhaften *bì*-Zustand?»
> Qi Bo antwortete: «Wenn *bì* die Knochen befallen hat, fühlt sich der Körper schwer an. Wenn *bì* die Blutgefäße befallen hat, kann das Blut nicht ordentlich fließen. Wenn *bì* die Sehnen befallen hat, hält sich der Patient gebeugt und kann sich nicht aufrichten. Wenn *bì* die Haut befallen hat, stellt sich Frösteln ein. Bei all diesen Zuständen leidet der Patient nicht unbedingt an Schmerzen. Allgemein gilt, dass durch Kälte hervorgerufene *bì*-Zustände in akuten Schüben auftreten, während durch Hitze ausgelöste *bì*-Zustände eine verminderte Intensität aufweisen.» (ebd, S. 221)

bì-Syndrome sollten von *wĕi*-Zuständen unterschieden werden. Zum Beispiel werden *bì*-Syndrome durch Schmerzen gekennzeichnet, während *wĕi*-Zustände, Muskelatrophie, ohne Schmerzen in Gliedern und Gelenken aufweisen (siehe Kapitel 13.2 bzw. Kapitel 14.1.6).

> «*bì*-syndrome should be differentiated with *wĕi*-disease. *wĕi*-disease is marked by flaccidity and weakness of the limbs, or even paralysis. *wĕi*-disease mainly damage the lower extremities while *bì*-syndrome may damage all the extremities, *bì*-syndrome is marked by pain, normal motion of the limbs and joints and no muscle atrophy. *wĕi*-disease is mainly marked by muscle atrophy and no pains in the limbs and joints.» (Gao Tianshu, S. 263)

Die Symptome von RLS stehen nicht nur mit Blutstase, sondern auch mit den *bì*-Syndromen in Zusammenhang.

13.3 Schmerzen durch Windkrankheiten 风邪痛 *(fēng xié tòng)*

Bei einem Angriff durch Wind ist der obere Teil des Körpers zuerst befallen. Wird hingegen der Körper durch Feuchtigkeit angegriffen, ist der untere Teil des Körpers zuerst befallen.

> «Ist der Wind sanft, wirkt er harmonisierend, erreicht er jedoch extreme Intensität, kann er zerstörerisch sein, sowie beim Menschen ein Gefühl sich in Zorn wandeln kann, wenn die Leber außer Kontrolle gerät.» (Der Gelbe Kaiser, S. 323)

Das Eindringen des WINDES in den Körper ist an folgenden Symptomen zu erkennen, wobei das *wèi-qì* (Abwehrenergie) angegriffen wird. Die hier aufgelisteten Symptome haben auch RLS-Betroffene:

- Muskelschmerzen und Muskelkrämpfe
- Zuckungen
- Jucken und Empfindlichkeit der Haut
- Hautausschläge
- Kribbeln
- Taubheit und
- Kopfschmerzen

Da RLS-Betroffene kühlen Wind lieben, bewirken sie ihre Missempfindungen manchmal selbst.

13.4 Der Wind als Ursache körperlicher Störungen

风是扰乱身体的外邪之一

(fēng shì rǎoluàn shēntǐ de wài xié zhī yī)

«Wind ist die Wurzel aller Krankheiten!» (Neijing)

Wind ist ein schädigender Yang-Einfluss. Er befällt vornehmlich Yang-Regionen. Sein Charakter ist öffnend und ausleitend. Seinem Charakter entspricht es, sich zu bewegen und häufig zu verändern. Die charakteristischen Eigenschaften des Windes werden zur Erfassung und Einordnung von Krankheitsbildern verwendet.

Da Wind ständig in Bewegung ist, entstehen verschiedene Anomalien der Bewegung. Folgende Krankheitsbilder sind u.a. durch pathologischen Wind verursacht:

- Tremor (Muskelzittern)
- Rigidität (Steifigkeit, insbesondere der Muskeln)
- Ataxie (= Störung des geordneten Ablaufs und der Koordination von Muskelbewegungen)
- Krämpfe
- Tics/Tick (nervöse Muskelzuckung)
- Fazialparese (Gesichtslähmung)
- Neuralgie (Nervenschmerz)
- Epilepsie («Fallsucht»; Bezeichnung für eine Gruppe erblicher, traumatisch bedingter oder auf organischen Schädigungen beruhender Erkrankungen, deren charakteristische Zeichen zerebrale Krampfanfälle, Bewusstlosigkeit, Schaum vor dem Mund, Zungenbiss und Einnässen sind).
- Morbus Parkinson. Auch Neuroleptika können Morbus Parkinson auslösen.

Störungen des Windes betreffen meistens den Kopf und die oberen Körperregionen, die Yang-Leitbahnen und die Oberfläche mit Haut und Muskeln.

Windempfindlichkeit wird durch das Öffnen der Poren auf der Haut durch den Wind erzeugt. Es entsteht Schweißausbruch. Attacken des Windes erzeugen Symptome von wechselnder Lokalisation, Stärke und Art. Der Wind greift zuerst die Oberfläche des Körpers an und dringt dann in die Organe. Dies führt zu verschiedenen Krankheiten. Es gibt einige chinesische Schriftzeichen, in denen der Wind als Ursache eines Krankheitsbildes vorkommt. Zum Beispiel werden Röteln mit *fēng zhěn* = «Wind und Hautausschlag», und Schlaganfall mit *zhòng fēng* = «Mitte/ Zentrum und Wind» wiedergegeben.

> Huangdi fragte: «Könnt Ihr die Pathologie der einzelnen Organsysteme und deren Beziehung zu den atmosphärischen Einflüssen beschreiben?»
>
> Qi Bo erwiderte: «Symptome wie Zittern und Schütteln der Gliedmaßen, Benommenheit und Schwindel werden gewöhnlich vom Wind verursacht und stehen in Zusammenhang mit der Leber. Viele Kontraktions- und Krampfzustände sind auf Kälte zurückzuführen und stehen in Beziehung zur Niere. Symptome wie schnelles, schweres Atmen, ein Engegefühl im Brustkorb, und Obstruktion werden normalerweise von Feuchtigkeit und mit der Milz assoziiert. Desorientiertheit, Verwirrtheit, Krämpfe und Anfälle, Schmerzen und Jucken sind meist von Feuer verursacht und stehen in Zusammenhang mit dem Herzen. Symptome wie Verstopfung oder Harninkontinenz sowie unkontrollierte Harnentleerung, (auch unwillkürlicher Samenverlust, *jīng*, (Essenzverlust, Anm. d. Verf.) und viele Arten von Ohnmacht gehen auf eine Störung des unteren *jiāo* zurück. Übelkeit, Erbrechen, Husten, Asthma und viele Arten von *wěi*, Schlaffheit, werden von Störungen im oberen und mittleren *jiāo* hervorgerufen. Symptome wie Steifheit, in Nacken und Kiefer, Muskel- und Sehnenkrämpfe sowie Kontraktionen werden von Feuchtigkeit verursacht. Kiefersperre, mentale und emotionale Störungen, Angst, Schwellungen und Entzündungen sind Symptome, die von Feuer verursacht werden. Viele plötzlich auftretende Erscheinungen, die mit einer allgemeinen Steifheit einhergehen, werden vom Wind verursacht. Schwellungen des Bauches, Magengeräusche, Ansammlung von Gasen in der Bauchhöhle, Erbrechen von Verfaultem, unakute, ruhrartige Erkrankungen mit Blut und Schleim im Stuhl werden im allgemeinen von Hitze verursacht. Symptome wie Frösteln und Durchfall mit klarem, wässrigem Stuhl kann normalerweise von Kälte herrühren. Wenn sich ein Arzt des Kranken annimmt, entdeckt er die Ursache der Krankheit, er erkennt die von ihr hervorgerufenen Veränderungen, er analysiert die *zàng*- und *fù*-Organbeziehungen, wirkt dem bösartigen Einfluss entgegen, belebt den Fluss von *qì* und Blut und stellt schließlich das Gleichgewicht im menschlichen Körper wieder her.» (Der Gelbe Kaiser, S. 374 ff)

Arten des Windes

Huangdi sagte: «In der Natur existieren acht Arten des Windes, in den Haupt- und Nebenleitbahnen des Körpers sind es nur fünf. Was bedeuten sie?»

Qi Bo antwortete: «Bei den in der Natur vorkommenden acht Arten von Wind handelt es sich um abnormale oder krankmachende Winde. Sie können die Leitbahnen des Körpers befallen und fünf Typen inneren Windes hervorrufen, die die ihnen entsprechenden Organe schädigen. Diese inneren Winde sind Leber-Wind, Herz-Wind, Lungen-Wind, Nieren-Wind und Milz-Wind. Sie werden durch abnormale Veränderungen der vier Jahreszeiten hervorgerufen. Zum Beispiel besiegt der Frühling den späten Sommer, der späte Sommer besiegt den Winter, der Winter besiegt den Sommer, der Sommer besiegt den Herbst und der Herbst besiegt den Frühling. Das entspricht dem Kontrollzyklus der Interaktionen der fünf Elemente in der Natur...

Wenn der Frühling den Spätsommer besiegt, ist das Wetter abnormal, das heiße, frühlingshafte Wetter tritt dann im späten Sommer auf. Die Reaktion des Körpers ist eine exzessive Leber-/Holz-Energie, die Milz/Erde überwindet. Wenn der Spätsommer den Winter besiegt und im Winter spätsommerliches Wetter hervorruft, dann wird Milz/Erde über Niere/Wasser siegen. Wenn der Winter den Sommer besiegt, kommt es zu Kälteeinbrüchen im Sommer und zu einem Übermaß an Niere/Wasser, das Herz/Feuer auslöscht. Besiegt der Sommer den Herbst und herrscht sommerliches Wetter mitten im Herbst, flammt Herz/Feuer auf und Lunge/Metall wird angegriffen. Besiegt der Herbst den Frühling, dann ist der Frühling trocken und windig wie der Herbst. Es kommt zu einer Überaktivität von Lunge/Metall, und gleichzeitig wird die Funktion von Leber/Holz beeinträchtigt.» (ebd. S. 31 ff)

Abbildung 3: Kosmologische Störeinflüsse im Kontrollzyklus der Interaktion der Fünf Elemente, siehe Anhang.

Wechselhafte und schädigende Wettereinflüsse wirken sich auch auf die Pflanzen und Obstbäume aus. So berichtete ein Bauer, dass er vor einigen Jahren einen Quittenbaum gepflanzt hatte. Als er zum ersten Mal die Früchte ernten wollte, war das Fruchtfleisch braun, obwohl sie von außen gesund aussahen. Diese Wirkung ist eine Folge von Stress, den es auch bei Pflanzen gibt. Wenn z.B. die Temperaturen verrückt spielen wie dies im Jahre 2011 der Fall war, wird den Früchten eine starke Spätsommerhitze zugemutet und eine Fleischbräune ist die Folge.

Krankheitssymptome durch Wind und Kälte zeigen sich bei einer Erkältung, *gān mào,* in Fieber, Kopfweh, lautem Husten, trockenen Nasenschleimhäuten, rinnender Nase, Niesen, welche während eines ganzen Jahres auftreten können. Die Wandlungen des *qì* in den vier Jahreszeiten sind nicht immer gleich. Die Auswirkung hängt von der körperlichen Stärke oder Schwäche des einzelnen Menschen ab. Die äußeren Übel können mild oder oberflächlich sein, wenn der schädigende Wind seinen Angriff auf Haut und Haar gestoppt hat und der Patient vom bösartigen *qì* außerhalb der Jahreszeit angegriffen wird, dann wird die Erkältung als (epidemische) Grippe, *liú găn,* bezeichnet. Meistens zeigen sich zuerst Symptome wie Kopfweh, starkes Nasenbluten, Niesen und Angst vor Kälte. Später verwandeln sich diese Symptome in Fieber, wunden Hals oder Husten und juckendem Hals. Wenn die Krankheit sehr ernst ist, ist auch das Fieber hoch und der ganze Körper fühlt sich wund und schmerzvoll an. Will man diese Krankheit behandeln, sollte man zwischen **Wind und Kälte** und **Wind und Hitze** unterscheiden. Wie gesagt, sollte man sich dem Wetter anpassen. Diese oben genannten Symptome zeigen sich, wenn das Wetter plötzlich umschlägt oder wenn der Wandel von Kälte und Wärme seine Normalität verliert. Wer unklug lebt und die Wandlungen von Hitze und Kälte missachtet, wer sich dem Regen aussetzt und nass wird oder auf seine Müdigkeit nicht achtet, der schädigt die interstitiellen Räume und das Abwehr-*qì*, was die Gesundheit verhindert.

Yan De-Xin schreibt:

> «According to TCM, in different seasons, wind evils commonly combine with the seasonal *qì* when they invade the body. For instance, in winter, wind evils are mostly categorized as wind cold. In spring, wind evils are categorized as wind heat. In damp seasons, they mostly come along with dampness. In summer, they mostly come along with summerheat. In autumn, they mostly come along with dryness. Generally, however, this pathocondition may be divided into two great patterns of wind cold and wind heat. Patterns accompanied with dampness, summerheat, and dryness are categorized as simultaneous (i.e. mixed) patterns. (ebd. S. 109)

Hier einige Beispiele von Windeinflüssen auf die inneren Organe und ihre Krankheiten:

Wenn der WIND die LUNGE angreift, erzeugt er

- Husten und
- Kurzatmigkeit

> «Lungen-Wind verursacht oft eine Abneigung gegen Wind und wird von spontanem Schwitzen begleitet, das Gesicht ist blass, und es kann zu Husten und Kurzatmigkeit kommen. Während des Tages bessert sich der Zustand, in der Nacht verschlechtert er sich. Die Blässe zeigt sich vor allem oberhalb der Augenbrauen.» (Der Gelbe Kaiser, S. 216)

WIND ruft im HERZEN
- Sprechstörungen hervor, sowie
- Trockenheit der Lippen und
- der Zunge

> «Herz-Wind manifestiert sich in Form einer Abneigung gegen Wind und in übermäßigem Schwitzen. Lippen und Zunge sind trocken und rissig. Die Körperflüssigkeiten sind erschöpft. Der Patient hat ein rotes Gesicht und wird leicht zornig. Bei heftigem Herz-Wind spricht der Patient nur undeutlich. Man sollte nach leuchtend-roten Stellen im Mund oder auf den Lippen Ausschau halten.» (ebd.)

Befällt der WIND die MILZ verursacht er
- ein Schweregefühl in den Gliedmaßen
- Appetitmangel und
- Müdigkeit

> «Milz-Wind äußert sich in übermäßigem Schwitzen, einer Abneigung gegenüber Wind, Müdigkeit, Gliederschwere, einer dunkelgelben Gesichtsfarbe und Appetitmangel. Man sollte auf eine Gelbfärbung, vor allem der Nase achten.» (ebd. S. 217)
>
> «Bei Magen-Wind kommt es zu übermäßigen Schwitzen in der Halsgegend, zu einer Abneigung gegen Wind, zu Appetitmangel und einer Stagnation in der Bauchgegend und im Zwerchfell sowie zu Blähungen. Nimmt der Patient kalte Nahrung zu sich, tritt Durchfall auf. Unter Umständen kommt es auch zu einer Auszehrung des Körpers, wobei der Bauch aber gebläht ist.» (ebd.)

Befällt der WIND die NIEREN treten folgende Symptome auf:
- Rückenschmerzen und
- Störungen im Bereich der Harnwege

> «Nieren-Wind manifestiert sich als übermäßiges Schwitzen und als Abneigung gegenüber Wind. Das Gesicht weist eine gräuliche Färbung auf, die Augen sind geschwollen. Das Gesicht kann aber sogar eine Färbung wie Kohle haben. Der Patient leidet an Rückenschmerzen und kann sich nicht aufrichten. Darüber hinaus kann es auch zu einer Blockade von Harnblase und Harnleiter kommen. Man sollte nach einer schwärzlichen Verfärbung im Gesicht und Fleisch suchen.» (ebd.)

Befällt der WIND die LEBER entstehen Trockenheit,
- Kontraktionen und
- Atrophie.

«Leber-Wind ruft reichliches Schwitzen und eine Abneigung gegen Wind hervor. Der Patient ist traurig und bekümmert, sein Gesicht ist leicht grünlich-blau, die Kehle trocken, der Kranke gerät leicht in Zorn. Unter Umständen besteht auch eine Abneigung gegenüber provokanten Menschen. Ein Anzeichen für Leber-Wind sind grünlich-blaue Verfärbunen der Augen.» (ebd. S. 216)

Der Arzt oder Therapeut sollte darauf achten, zu welchen Zeiten der/die PatientIn schwitzt, wie viel Schweiß er/sie verliert und an welchen Körperteilen der Schweiß mit den Begleitsymptomen vermehrt auftritt.

13.5 Kombination kosmologischer Störeinflüsse

交杂性气候也是干扰身体的外邪

(jiāo zá xíng qìhóu yé shè gān rǎo shēntǐ de wàixié)

Wind vermischt sich häufig mit anderen Einflüssen und verhilft ihnen, in den Körper einzudringen. Gemäß dem Klassiker der TCM werden Krankheiten ausgelöst durch

- zu kalte und zu heiße Außentemperatur
- Zugluft
- zu trockene und
- zu feuchte Umgebungsluft.

Der Wind kann nach den Lehren der TCM auch Ursache für Ekzeme und Psoriasis sein, aber auch für entzündete Augenlider.

Eine junge Frau, welche seit ihrem 14. Lebensjahr bis heute fast 20 Jahre mit dem Roller (Vespa) bzw. Motorrad unterwegs ist, leidet seither regelmäßig in bestimmten Abständen unter einem Gerstenkorn. Der untere Augenrand ist dann dick geschwollen, juckend und schmerzhaft. Der Wind, der ihr bei der Fahrt ins Gesicht bläst, verursacht Hitze, Juckreiz und damit eine Augenentzündung.

Die TCM beschreibt die Entstehung einer Entzündung in drei Stufen:

1. Herrscht ein Mangelzustand des Leber-*qì* und des Blutes, entsteht ein Hitzestau im Blut. Der Körper versucht die angesammelte Hitze durch die Haut auszuscheiden. Dies führt zu Entzündungen, Hautausschlägen, Schmerzen und Juckreiz.
2. Auf dieser Grundlage entsteht zusätzlich ein Mangelzustand des **Lungen**- und **Nieren-*qì***, sodass das ***wèi-qì*** (Abwehrenergie) geschwächt wird und der Betroffene anfälliger wird für krankmachende Faktoren.

3. Die Chinesen interpretieren eine Kontaktdermatitis (ein Kontaktekzem) als Eindringen des **Wind-, Feuchtigkeits- und Hitze-Teufels,** welche die Haut durchdringen.

Wind ruft das Jucken hervor,
Feuchtigkeit das Weinen (Nässen)
Hitze ein Brennen und Entzündungen.

In der TCM ist der **Juckzeiz** Symbol für den **Wind**, welcher sowohl von äußeren als auch inneren Faktoren verursacht wird. Zu den äußeren Faktoren zählen Umwelteinflüsse wie z.B. Wind, Durchzug, Lebensmittelallergien und -unverträglichkeiten. Wer ein unsicheres Gefühl oder Angst hat, von innerer Unruhe geplagt wird, produziert selbst «**inneren Wind**» und löst unter Umständen Juckreiz aus. Die Lunge ist ein Yin-Organ und der Dickdarm ein Yang-Organ der Wandlungsphase METALL (beide sind durch Energieleitbahnen/Meridiane miteinander verbunden), sodass Menschen mit Verstopfungsproblemen meist auch gleichzeitig unter Juckreiz leiden. Das betrifft auch viele Patienten mit Lungenproblemen. Da die Lunge auch mit der Haut verbunden ist, hat z.B. die **Ernährung** eine wichtige Auswirkung auf die Haut: saure Speisen ziehen die Haut zusammen und Gewürze öffnen die Poren. Bei Juckreiz sollte man deswegen saure Lebensmittel wie Tomaten und Zitrusfrüchte eher meiden und möglichst auch auf scharfe Zutaten wie Chili, Pfeffer, Zwiebeln, Knoblauch etc. verzichten. Auch Hühnerfleisch und z.T. Meeresfrüchte, alkoholische Getränke und Tabakgenuss wirken sich bei Windeinflüssen negativ aus.

> «In vielen klassischen Werken werden juckende Hautläsionen, speziell im oberen Körperbereich oder im Gesicht, in Beziehung zum Herzen gestellt. Sie können auf Hitze-Toxine im Herz-Meridian hinweisen, was z.B. häufig bei Akne oder Aphten der Fall ist.» (Wang, Ju Yi / Robertson, Jason, S. 139)

Aus westlicher Sicht wird die Ursache von Juckreiz wie folgt beschrieben:

> «Am Zustandekommen von Juckreiz sind das vegetative Nervensystem, das Gefäßsystem der Haut, die inneren Organe und psychische Faktoren beteiligt. Dauerhafter Juckreiz kann viele Ursachen haben. Er kann z.B. Begleiterscheinung einer Hauterkrankung, Ausdruck seelischer Probleme oder von Stress oder besonders bei älteren Menschen eine Folge trockener Haut sein. Hartnäckiger Juckreiz kann aber auch Folge einer schweren Erkrankung innerer Organe bis hin zu verschiedenen Krebsformen sein. Das zwanghafte Kratzen, das der Juckreiz auslöst, kann zu Hautverletzungen und Narbenbildung führen.» (Saller, Reinhard et al. Bittere Naturmedizin. Wirkung und Bewertung der alternativen Behandlungsmethoden, Diagnoseverfahren und Arzneimittel, S. 334)

Seniler Pruritus (Seniler Juckreiz) wird im allgemeinen als geriatrische Krankheit bezeichnet. Meistens wird dieser durch Hauttrockenheit verursacht, durch degenerative Atrophie, eine Abnahme in der Talgdrüsen- und Schweißdrüsenfunktion. Es ist aber durchaus möglich dass Arteriosklerose im Nervensystem oder Allergene in bestimmten Substanzen aufgrund mangelnder Durchblutung der cerebralen Blutgefäße auch wichtige Krankheitsursachen sind. Es kann auch mit äußerem Wind, Bluthitze und Blutleere zusammenhängen.

Yan De-Xin schreibt:

> «In TCM it is said, ‹Pain, sores, and itching all pertain to the heart›. The heart governs the blood. Therefore, itching pertains to either blood heat or blood vacuity. It is also said that, ‹All itching pertains to wind›. Eliminating external affection by the wind evils, blood vacuity can also engender wind. Senile pruritus is mostly categorized as blood vacuity engendering wind or blood heat mixed with external wind.» (ebd. S. 213)

In der TCM erfolgt die Behandlung von **Juckreiz** meistens mit Akupunktur und *qì gōng,* welche die Therapie sehr gut unterstützen können. Während der Therapie sollte man – je nach Allergiequelle – eine Frist festsetzen, während der man bestimmte Nahrungsmittel oder Ursachen des Juckreizes vermeiden soll. Wenn der Patient unter Nervosität, Schlafstörungen und Reizbarkeit leidet, welche die Energie des Patienten verringern, sollte auch die psychische Ursache behandelt werden. Eine begleitende Psychotherapie wäre von Vorteil.

Was die **Nässe** betrifft, so führt im letzten Trimenon (Zeit von drei Monaten) der Schwangerschaft zu viel Sex oder zu häufiges Heben oder Stehen zu einer Nierenschädigung und zum Absinken von Nieren-*qì*. Der Druck des wachsenden Fötus in der Schwangerschaft kann auf die Blase drücken und zusammen mit dem Absinken des Nieren-*qì* Harnretention verursachen.

Äußere Nässe kann in die Leitbahnen des Beins eindringen und sich bei Frauen in den Harnwegen festsetzen. Dadurch wird die Umwandlung und der Transport des Harns behindert und kann zu Harnretention führen.

Um Nässe zu vermeiden, sollte auf übermäßigen Verzehr von Milchprodukten und auf fette Nahrungsmittel verzichtet werden, damit sich die Nässe nicht in den beschriebenen Harnwegen absetzen kann und diese somit blockiert werden.

Äußerer Wind wird mit Akupunktur behandelt, die man mit Schröpfen unterstützt, damit der eingedrungene äußere Wind ausgeleitet wird. Man kann auch ***guā shā***

anwenden, welches das Schaben der Haut und des Bindegewebes mit einem Yade-Plättchen betrifft. ***guā shā*** ist ein fester Bestandteil der manuellen TCM-Therapie. (*guā shā* siehe in der Liste der chinesischen Begriffe)

Auch **innerer Wind**, der durch Ärger, Wut, Stress und Unzufriedenheit ausgelöst wurde, wird ebenso mit Akupunktur behandelt. Diese wird mit Bewegungs- und Atemtherapie und *qì gōng*, unterstützt. Zum Ausleiten des inneren Windes werden Heilpflanzen (chinesische Kräuter) in Form von Tee verwendet. Bei allen Therapieformen und Techniken gehört zum Behandlungskonzept auf jeden Fall der Aufbau einer inneren Ausgeglichenheit und einer bejahenden Einstellung zum Leben, vor allem bei Juckreiz.

Besonders im Herbst (Wandlungsphase Metall) leiden viele Menschen an Juckreiz. Dem Metall ist die Trockenheit zugeordnet, auf die die Lungen sehr empfindlich reagieren. Die Lungen sind für die Haut zuständig, sodass die Entstehung von Juckreiz in dieser Jahreszeit begünstigt wird.

In diesem Zusammenhang ist zu bemerken, dass die Bauweise in den Krankenhäusern auf die Reduktion von Durchzug Rücksicht nehmen sollte. Denn die in den meisten klinischen Abteilungen vorhandenen langen Gänge, die größtenteils in den Zimmern mit Schiebeglastüren und Fenstern über eine ganze Wand ausgestattet sind, ergeben einen enormen Durchzug. Bei gleichzeitig geöffneten Türen entsteht eine Kumulation von schlechtem *qì*, was sich besonders in der Dermatologie auf die Gesundheit der Patienten (Juckreiz) fatal auswirken kann.

Bei Eindringen des Windes in die Leitbahnen und Organe können folgende Symptome auftreten:
- Benommenheitsgefühle
- epileptische Anfälle
- emotionale Probleme
- starke Stimmungsschwankungen
- explosive Wutanfälle
- plötzliche oder unerklärliche Trauer

Wie bereits erwähnt, sollte man sich an die klimatischen Bedingungen anpassen und vor einem Übermaß an Wind, Kälte und Hitze, Feuchtigkeit und Trockenheit schützen.

Menschen mit RLS und Blutstase können sich nicht leicht an die kosmologischen Störeinflüsse anpassen. Aus der Kombination kosmologischer Störeinflüsse entstehen verschiedene Schmerzen, die mit Blutstase im Zusammenhang stehen.

Welche Wirkung die elementaren Energien des Kosmos auf den Menschen und seine Organe haben, zeigt folgendes Zitat:

> «Die Energie des Himmels zirkuliert spontan und kommuniziert mit der Energie der Erde. Die Energie des Himmels sinkt hinab und die Energie der Erde steigt auf. Bei diesem Zusammenspiel vermischen sich die Energien und das Ergebnis ist ein Gleichgewicht von Sonnenschein und Regen, Wind und Frost in den vier Jahreszeiten. Wäre die Energie des Himmels gestört, könnten sich Sonnenschein und Regen nicht durchsetzen. Ohne sie aber fänden die Lebewesen keine Nahrung und verlören ihre Vitalität. Ein Ungleichgewicht manifestiert sich als Sturm und Wirbelwind; ungewöhnliches Wetter stört die natürliche Ordnung und bringt Chaos und Zerstörung.
>
> In vergangenen Zeiten besaßen die Weisen die Fähigkeit, die Zeichen zu deuten und sich diesen natürlichen Phänomenen anzupassen, sodass derartige äußere Einflüsse, der ‹bösartige Wind› ohne Wirkung auf sie blieben und sie ein langes Leben genießen konnten. Handelt man jedoch diesem Zusammenspiel der elementaren Energien während der Jahreszeiten zuwider, stagniert die Leber-Energie, was sich auch als Krankheit im Frühling auswirkt. Im Sommer befindet sich die Herz-Energie in Leere und die Yang-Energie ist erschöpft. Im Herbst herrscht dann ein Stau der Lungenenergie.» (Der Gelbe Kaiser, S. 23 ff)

Die in der chinesischen Kultur praktizierte genaue Naturbeobachtung spiegelt sich nicht nur in der Medizin, wider, sondern in den empirisch überprüfbaren Regeln des *fēng shuǐ*, die einen enormen Einfluss sowohl auf gesunde wie auf kranke Menschen haben.

Die Ursache von Schmerzzuständen und deren Behandlung:

Kopfschmerzen entstehen

1. durch WIND und KÄLTE, welche in den Körper eindringen
   Merkmale: Schüttelfrost ohne Schweiß.
   Behandlung: Kälte und Wind vertreiben, Schmerzen lindern.
   Das *qì* staut sich in den Meridianen, welche undurchlässig werden.
2. durch WIND und HITZE, welche nach oben steigen:
   Merkmale: Hitze und Schweißausbruch.
   Behandlung: Hitze ausleiten, Wind vertreiben.
3. Durch WIND und FEUCHTIGKEIT einschließlich SOMMERHITZE
   Merkmale: der Kopf ist wie eingewickelt. Es besteht eine Abneigung gegen Wind.
   Behandlung: Wind und Feuchtigkeit austreiben.
4. durch HYPERAKTIVITÄT des LEBER-YANG.
   Merkmale: rotes Gesicht, rote Ohren, aufbrausendes Temperament.

Behandlung: Leber-Yang absenken und ausgleichen.

5. durch Schleimstau

   Merkmale: heftige Kopfschmerzen, Übergewicht, Druck auf der Brust.

   Behandlung: den Milzfunktionskreis stärken, Feuchtigkeit vertreiben.

6. durch Blut-Stagnation

   Merkmale: stechende, wandernde Schmerzen.

   Behandlung: *qì* und *xuè* anregen und zum Fließen bringen.

7. durch Blutschwäche

   Merkmale: Kopf fühlt sich wie hohl an. Herzrasen. Die Nahrung kann nicht ins Blut gelangen.

   Behandlung: *qì* und *xuè* stärken.

8. durch Nierenschwäche

   Merkmale: Schwindel, leichte Rücken- und Knieschmerzen, kraftlose Knie, schwere Beine.

   Behandlung: Leber und Niere ernähren.

«Wenn z.B. das übermäßige *qì* im Oberkörper verharrt und nicht absteigen kann, verursacht dies Kopfschmerzen am Scheitel sowie eine starke Kälteblockade und eiskalte Beine.» (Der Gelbe Kaiser, S. 397)

Schultergelenksschmerzen

1. Schultergelenksentzündungen

   Ursache: Mangel an *qì*-Fluss.

   Merkmale: Abneigung gegen Wind, Kälte und Feuchtigkeit

   Behandlung: Meridiane erwärmen und durchgängig machen.

2. Verletzung der Meridiane:

   Ursache: *qì* und *xuè* sind gestaut.

   Merkmale: Besserung durch Bewegung, Verschlechterung in Ruhe.

   Behandlung; *qì* bewegen und Blutzirkulation beleben.

3. Schulter- und Nackenbeschwerden oder eine verspannte Muskulatur haben auch mit der Leber zu tun.

Die Leber wird von einem Nerv, dem *nervus phrenicus,* versorgt, der aus den Segmenten C 3–5 der Halswirbelsäule entspringt. Wenn z.B. die Leber durch eine Infektion geschwollen oder gestaut ist, kann über den Nerv eine Rückmeldung zur

Halswirbelsäule entstehen, die zu einer Verspannung der segmentalen Muskulatur führt. Folge davon sind Kopfschmerzen, Schulter- und Nackenbeschwerden oder das Thoracic-outlet-Syndrom[32]. Diese Beschwerden werden auch mit Osteopathie gut behandelt.

Rückenschmerzen

> «Greift die Kälte die Leitbahnen am Rücken an, verursacht sie eine Stagnation des Blutes, die sich als Blutarmut manifestiert. Die Schmerzen sind dann ein Resultat dieser Blutarmut. Der mittlere Rückenbereich steht in Beziehung zum Oberbauch. In diesem Fall kann sich ein Schmerz zwischen diesen beiden Bereichen entwickeln.» (Der Gelbe Kaiser, S. 20)

1. Ursache: Schwäche der Nieren

   Merkmale: Latente Schmerzen, schwache Knie und Lenden.

   Behandlung: Niere und Leber tonisieren.
2. Ursache: Kälte und Feuchtigkeit

   Merkmale: Abneigung gegen Kälte und Feuchtigkeit. Verschlechterung durch Kälte und Feuchtigkeit.

   Behandlung: Kälte und Feuchtigkeit eliminieren und die Meridiane durchgängig machen.

Bei *qì*-Blockaden und Blutstauungen werden die Schmerzen durch Bewegung besser.

> «Pathogener Wind ist die Wurzel allen Übels. Seid Ihr jedoch ausgeglichen und sind Eure Emotionen klar und ruhig, dann verfügt Ihr über reichlich Energie und starke Abwehrkräfte, und auch wenn Ihr dem schädlichsten Wind ausgesetzt seid, wird er nicht in Euch eindringen können. Bleibt er über lange Zeit im Körper, dann wandelt sich der pathogene Faktor, er wandert nach innen und stagniert, bis das *qì* nicht mehr von oben nach unten, von Seite zu Seite oder zwischen Yin und Yang fließen kann. Selbst dem fähigsten Arzt wird es dann schwer fallen, eine Besserung zu bewirken. Kann das Yang-*qì* nicht mehr frei fließen, muss man schnellstens mit Kräutern ableiten oder mit Akupunktur sedieren, sonst tritt der Tod ein. Ein mittelmäßiger Arzt wird vielleicht gar nicht erkennen, welch ernste Konsequenzen diese Behinderung des *qì*-Flusses nach sich zieht.» (Der Gelbe Kaiser ebd. S. 28)

32 Thoracic-outlet-Syndrom / Thorax-outlet-Syndrom = Engpass-Syndrom, Schulterkompressionssyndrom.

Wenn ein krankmachender WIND in den Körper eindringt, wird er in HITZE umgewandelt. Er verzehrt dann *qì, jīng,* die Essenz und Blut. Da das Blut auf diese Weise erschöpft wird, kann die Leber nicht genährt werden und wird auf diese Weise geschädigt. Erfolgt ein Angriff von WIND und NEBEL, entsteht eine Hitze-Kälte. Die Wirkung des Windes zeigt sich auch in den Fünf Wandlungsphasen. Zum Beispiel im Frühling:

> «Wird man im Frühling vom Wind angegriffen und gelingt es nicht, ihn zu vertreiben, dann zieht er die Milz in Mitleidenschaft, was zu Durchfall, Magenverstimmung und Zurückhalten von Nahrung führt.» (ebd.)

13.6 Empfehlungen zum Schutz gegen Wind

防风 保护 的 建议 *(fángfēng bǎohù de jiànyì)*

Wie bereits in Kapitel 9.1.2 erwähnt, lieben RLS-Betroffene den Wind, vor allem den kalten Wind. Um eine Verschlimmerung der Beschwerden zu vermeiden, wäre es dennoch ratsam an windigen Tagen sich vor dem Wind zu schützen.

Bedecken Sie die Windpunkte z.B. Gallenblase 20 hinten am Schädelansatz auf beiden Seiten des Kopfes, indem Sie ein Halstuch um Hals und Schultern legen. Ist der Wind extrem kalt, heiß, feucht oder trocken, sollten Sie im Haus bleiben, bis er sich gelegt hat oder eine Kopfbedeckung tragen und sich durch besondere Kleidung schützen. Weil das Immunsystem von Kindern noch nicht ausgereift und sehr anfällig für Umwelteinflüsse ist, sollten Kinder jeden Alters vor Wind geschützt werden (vgl. auch Kapitel 9.1.2. und 9.7).

All diese Beschwerden hängen mit der Konstitution des einzelnen Menschen zusammen. Gao Tianshu schreibt:

> «The body's constitution plays a role in the attack. A person with a yang deficiency is susceptible to wind-cold, and one with a yin deficiency is susceptible to wind-heat and dryness-heat. In a case of excess dampness and phlegm, he is likely to be attacked by external dampness.» (ebd. S. 27)

14. Mangel-/Leere-Erkrankungen

虚症 (xūzhèng)

Mangel und **Leere** sind Begriffe, die häufig synonym gebraucht werden. Wir finden in der Literatur dafür auch die Begriffe **Erschöpfung, Depletio** oder **Defizienz**.

Ein energetischer Zustand der Erschöpfung von Ressourcen wird **Leere** genannt. Leere-Erkrankungen sind also Mangelerkrankungen, deren Ursache in einer progredienten[33] Erschöpfung aller vitalen Energien und der körperlichen Reserven liegt.

Leere resultiert häufig aus der **Aggression**. Und diese basiert auf der Missachtung der eigenen Grenzen und dem Mangel an Einsicht in die täglichen Möglichkeiten. Einen Leere- oder Mangelzustand finden wir bei Patienten, welche buchstäblich «über ihre Verhältnisse leben». Das bedeutet, dass solchen Menschen die Einsicht in ihre Möglichkeiten fehlt. Sie fantasieren sich eine Welt herbei und leben von ihren Ressourcen. Sie versäumen aber Zeit, tragbare Grundlagen zu erarbeiten. Sie nehmen sich zu wenig Zeit, die Früchte Ihres Tuns zu genießen. Dies könnte ihnen aber Kraft geben, sodass sie ihre Reserven nicht aufbrauchen müssen.

Leere-/Mangelerkrankungen liegt oft eine **Angst** zugrunde, die aus einer ursprünglichen **Nierenschwäche** stammt. Die unbewusste Angst treibt manche Menschen zu Höchstleistungen in Beruf, Familie und Freizeit an. Sie achten nicht darauf, ob ihre Ressourcen noch ausreichen. Sie überanstrengen sich (vgl. Kapitel 9.4). Daraus resultiert **Erschöpfung**, und diese führt letztenendes zu **Leere/Mangel**. Es handelt sich meist um altruistische Personen, die sich für andere bis zur Erschöpfung aufopfern, aber nicht imstande sind, für sich selbst zu sorgen.

Hier ein Beispiel einer RLS-Patientin, welche ihr ganzes Leben immer für ihre Familie aufgeopfert hat, ohne einmal an ihre eigenen Kräfte zu denken. Vor einigen Jahren half sie den Arbeitern längere Zeit beim Bau einer Garage. Sie wollte ihren Ehemann, der einige Zeit im Ausland arbeitete, damit überraschen. So schleppte sie während einigen Tagen jeweils in zwei Kübeln die zerbrochenen Mauerstücke zum Schutthaufen. Da sie nicht auf sich achtete, strapazierte sie durch permanente Überlastung ihre Knie dermaßen, dass sich allmählich eine Kniearthrose mit starken

33 Progredienz = eine zunehmende Verschlimmerung einer Krankheit

Schmerzen entwickelte. Dazu kam noch ein Unfall, bei dem sie auf das Knie stürzte. Auch ihre Knorpeln und der Meniskus waren derart abgenützt, sodass ihr der Arzt eine Knieprothese empfahl. Durch jahrelange Überanstrengung haben sich auch ihre RLS-Symptome verschlimmert.

Wie bereits in Kapitel 9.4 erwähnt, wird durch **Überarbeitung**, fehlende Ruhe und psychische Belastung der Blut- und *qì*-Fluss behindert. Dauern die Belastungen zu lange an, kommt es allmählich zur **Erschöpfung des Energiesystems**. Man spricht dann von einem *qì*- und Blut-Mangel bzw. von ***qì*-Leere**. Eine Mangelversorgung von *qì* und Blut führt zu Schmerzen.

Dass eine Nierenschwäche oder Nierenerkrankung als mögliche Ursache von RLS in Frage kommt, hat auch Frau Dr. Claudia Trenkwalder, angegeben, die ich in Kapitel 11 erwähnt habe. Die TCM bietet auch eine Erklärung dafür, wie es zu einer Nierenschwäche und damit zu RLS kommen kann (vgl. Kapitel 11.2.3).

Der **Nierenschwäche** liegt oft ein **Blutmangel** zugrunde, der u.a. durch den Einfluss von **Kälte** oder der Emotion **Angst** zu einer Blutstase führen kann. «Angst» gehört zum Funktionskreis «Niere». Aber auch durch übermäßigen Salzkonsum – Salz ist der Niere zugeordnet – kann das Gleichgewicht in den Nieren gestört werden, was zu hohem Blutdruck, zu Wassereinlagerungen und Kopfschmerzen führen kann. Eine RLS-Patientin sagte mir, dass sie sehr viel Salz in die Speisen gibt. (Vgl. Kap. 20. 3: «Ein Übermaß an Salz führt zu Kopfschmerzen, Migräne und Verspannungen des Rückens». Gleichzeitig liebt sie den sauren Geschmack. Hier müssen Leber und Niere behandelt werden. Das Saure ist der Leber und das Salzige ist der Niere zugeordnet. Mangel- bzw. Leere-Erkrankungen haben nicht nur RLS-Betroffene, sondern auch Menschen mit einer Hypothyreose. In der TCM werden Schilddrüsenerkrankungen auf einen **Yang-Überschuss mit gleichzeitigem Yin-Mangel** zurückgeführt. Dies ist auch die Ursache für RLS. Der Überschuss mit gleichzeitigem Yin-Mangel zeigt sich an der Hyperaktivität der Betroffenen, die sich keine Ruhe gönnen, sodass sie an Übererregbarkeit der Nerven und an vielen anderen Beschwerden leiden. In der westlichen Medizin werden zwei Typen unterschieden: eine Hyper- und eine Hypothyreose.

Mit der Hyperthyreose kann auch Schwitzen oder nächtliches Schwitzen verbunden sein, welches durch Schwäche der Körperoberfläche und einem Ungleichgewicht von Yin und Yang verursacht wird. Um eine Hyper- bzw. Hypothyreose auszuschließen, wäre es ratsam, die Schilddrüsenfunktion testen zu lassen. (Siehe dazu Gao Tianshu im Kapitel 9.2.1)

Abnormales Schwitzen hat meistens mit *qì*-Schwäche zu tun. Gao Tianshu erklärt die Ursache und Behandlungsweise in bezug auf das Schwitzen wie folgt:

> «Yin and Yang deficiency and excess should be clarified first. Abnormal sweating mostly belongs to deficiency. Spontaneous sweating mostly belongs to the unconsolidation of the defensive *qì* while night-sweating belongs to the interior heat due to yin deficiency. Sweating caused by liver fire and dampness-heat belongs to excess. After a long period, spontaneous sweating may consume yin while night-sweating belongs to the interior heat due to yin deficiency. Sweating caused by liver fire and dampness-heat belongs to excess. After a long period, spontaneous sweating may consume yin while night sweating will damage yang. Finally, deficiency of *qì* and yin or deficiency of yin and yang will appear. In addition, protracted retention of the pathogenic heat will consume yin, causing the combination of excess and deficiency. Invigorating *qì*, nourishing yin, replenishing blood and harmonizing the nutrient *qì* and the defensive *qì* should be used in the treatment of a deficient case. In the treatment of an excess case, dispersing heat in the liver, and resolving dampness to harmonize the nutrient *qì* should be carried out. As for the treatment of the combination of excess and deficiency, the above two kinds therapeutic methods should be used in combination according to which of the two aspects is more severe. Adstringents which can arrest sweating can be used at the same time. Herbs such as ephedra root, light wheat, glutinous rice root, schisandra fruit, etc. can be used to strengthen the function of astringing and stopping sweating.» (ebd. S. 223 f) («Schwitzen» siehe dazu auch Kapitel 9.1.2)

Bei einer Mangelerkrankung treten folgende Symptome auf, die Betroffene von Blutstase, Demenz, Diabetes, MS und RLS aufweisen:

- Schwäche
- Gleichgewichtstörungen
- Schwindel
- verschwommenes Sehen
- trockene und juckende Augen (Bindehautentzündungen)
- trockene Schleimhäute
- Schwäche in Muskeln und Sehnen
- brüchige und blasse Nägel, evtl. auch Rillen, weiße Flecke
- spröde, trockene brüchige und glanzlose Haare
- Zittern, Taubheitsgefühle, Spasmen
- Einschlafen der Extremitäten
- Sehnenverletzungen
- Entzündungen
- Müdigkeit, Vergesslichkeit usw.

14.1 Alterskrankheiten 老年病 *(lǎo nián bìng)*

14.1.1 Senilität 衰老 *(shuāilǎo)*

Mangel-/Leere-Erkrankungen stehen mit Alterskrankheiten in Verbindung. Auch *shén*-Mangel und Blutstase zählen dazu. Diese Krankheiten entstehen, wenn zwischen Yin und Yang bzw. *qì* und Blut ein Ungleichgewicht entsteht. Wie ich in Kapitel 9.1–9.7 geschrieben habe, wird das Blut durch verschiedene Faktoren geschädigt, welche u.a. auch für das Entstehen geriatrischer Krankheiten und Senilität sowie für das Ungleichgewicht von Yin und Yang, *qì* und Blut verantwortlich sind. Yan De-Xin spricht von sieben Merkmalen welche diese Krankheiten bewirken:

1. sechs Umweltexzesse
2. sieben Emotionen
3. Nahrung und Getränke
4. Lebensstil
5. zahlreiche Krankheiten, welche ein Ungleichgewicht von Blut und *qì* zeigen
6. Hemmung der Bewegung und des Transports von *qì* und Blut
7. statisches Blut im Inneren

Um dies zu verhindern, empfiehlt Tan Yong besonders für ältere Frauen eine Beachtung der Prinzipien der Gesundheitspflege/Lebensführung.

> «In senility, every organ and physiological function has changes and becomes senescent. As a result they are not as resilient against various pathological factors. So in this period, females should pay more attention to regular hygiene and health care and get timely treatment if any disease occurs. Senile women should avoid staying at home all day and should be positive about participating in community activities. They also should take exercise to prevent and treat disease and age without becoming feeble.» (Tan Yong, et al. Gynecology of Traditional Chinese Medicine, People's Medical Publishing House, S. 209 f)

Zur Gesundheitspflege, die Tan Yong empfiehlt, gehört auch, dass der Mensch versuchen muss, sein Älterwerden mit allen sichtbaren Veränderungen zu akzeptieren. Er muss versuchen, ein Gleichgewicht zwischen Körper und Seele anzustreben. Der psychische Reifungsprozess, das Altern zu akzeptieren, wird z.B. durch eine Botox-Behandlung oder eine Schönheitsoperation, die das Aussehen um viele Jahre verjüngt, unterbrochen, doch altert der Körper trotzdem unter der Fassade.

***qì*-Leere** ist die **Wurzel** der **Senilität** und **Blutstase** ein **Teilsymptom**. Die Ursache menschlicher Senilität liegt im statischen Blut:

> «In *qì* vacuity and blood stasis, *qì* vacuity results in the movement of the blood being inhibited. In this case, *qì* vacuity is the root and blood stasis is merely a branch symptom.» (Yan De-Xin, S. 37)
>
> «Senility and geriatric diseases are mostly characterized by vacuity. Physicians in different dynasties have written numerous dissertations on this point, and this view is generally accepted by people nowadays. However, it should be observed that, with advancing years, because the human body has long been subject to the influence of the six environmental excesses, the seven emotions, food and drink, ones lifestyle, and a variety of diseases, there first appears imbalance in the *qì* and blood, then obstruction in the movement and transportation of the *qì* and blood and eventually engenderment of static blood internally. Owing to the presence of blood stasis, the viscera and bowels cannot obtain nourishment. It is this that leads to imbalance in yin and yang deficiency and debility in the viscera and bowels, and damage und consumption of essence, *qì* and spirit. Thus it is blood stasis which causes the senility of the organism and even death.» (Yan De-Xin, ebd. S. 248)

Interessant ist auch die Tatsache, dass *qì* und die spirituelle Orientierung miteinander eng verbunden sind. Vor allem sind es die Emotionen, welche bei älteren Menschen oft gestört sind, und Herz und Milz übermäßig beanspruchen. Da das Gehirn nicht mehr ernährt wird, entsteht auch Gedächtnisverlust und verringert die Intelligenz.

So schreibt Yan De-Xin:

> »As the elderly get ever older, poor memory may occur and the incidence of essence spirit abnormalities, diminished intelligence, and dementia gradually rises. This is one of the important manifestations of senility. In TCM it is thought that ‹Spirit is the nature of blood and *qì*. Only when *qì* and blood are full and exuberant can one's spirit be clear and distinct and one's spirit be full and abundant.›
>
> The Treatise on the Eight Righteous Spirit Brillances in the Su Wen *(Simple questions)* says: ‹Blood and *qì* are a humans spirit›. The chapter titled: ‹Average People Ceasing Grain› in the Ling Shu (Spiritual Pivot) says:
>
> ‹When the blood vessels are harmonious and uninhibited, the essence spirit can then abide there›.
>
> These sayings point out the fact that blood, *qì*, and spirit orientation are all closely related. Owing to long harassment by the seven emotions, if the emotions of the elderly are excessively disturbed, if one is troubled by thought, irritation, and anger, or if overtaxation damages the heart and spleen, then this will necessarily affect the uninhibited flow of blood and will cause loss of harmony of the *qì* and

> blood. Blood stases will stop internally and there will be loss of nourishment in the brain. Thus there will occur poor memory and diminished intelligence and other such changes in one's spirit orientation. If severe, there may be dementia and insanity». (Yan De-Xin, Aging & Bloodstasis. A New TCM Approach to Geriatrics, S. 59 f)

Yan De-Xin berichtet auch von einer Zunahme von jüngeren Patienten, die an Alterskrankheiten leiden.

14.1.2 Altersflecke 老年斑 *(lǎoniánbān)*

Zu den senilen Krankheiten gehören auch die Altersflecke. Es sind typische Zeichen von Stagnation. Die Altersflecke treten bei älteren Personen zwischen ihrem 60. und 79. Lebensjahr auf, die sich auf den ganzen Körper verteilen können. Gleichzeitig haben die Personen eine raue, unelastische Haut, was ein typisches Zeichen von Blutstase ist.

> «The brown patches on the skin, on the face, hands and upper back are called ***lǎo nián bān*** or old age patches and ***shǒu bān***. Longevity patches. Investigation confirms that the incidence of these brown patches on the skin increases with age. Seventy five percent of people aged 60 or 79 have them, while 89% of those aged 80–90 have them. Moreover, if these brown patches on the skin spread widely, the senility is severe. Thus we may see that old age patches are universally accepted as a criterion for determining the senility of the organism. At the same time, old peoples' skin also become rough, inelastic, and pigmented darkly. TCM refers to this as scaly, dry skin, and it is a typical symptom of static blood.» (Yan De-Xin, ebd. S. 68)

Wenn *qì* und Blut gestört sind, wird die Haut schuppig und trocken, es entstehen Knäuel und Adstringenzen, sodass die Haut nicht mehr mit Feuchtigkeit versorgt werden kann. In der westlichen Medizin werden die Alters- oder Pigmentflecke kaum erwähnt. Sie werden als «Keratoma senile» bezeichnet. Die Äußerung «Altersflecke haben mit dem Alter zu tun!» ist eine ungenügende Erklärung, weil sie die möglichen Ursachen ausklammert, nämlich dass die meisten alten Menschen unter einer Blutstase leiden.

Ähnlich wie Manaka in Stephen Birch, ebd., schreibt auch Heider de Jansen, dass es drei Stadien dieser Pigmentflecke gibt, welche je nach Lebensdauer schwer zu behandeln sind:

«Im **ersten** Stadium der Blutstase, zeigen sich auf der Haut kleine helle oder dunkle Pigmentflecke und Altersflecke. Diese zeigen sich besonders an den Schultern, an den Rippen und den Unterrippenregionen. Wie bei einem Kraftwerk, das nicht mit genug Leistung fährt, kommt es zu ungenügenden Verbrennungen. Es wird nicht die richtige Temperatur erreicht, oder sie wird überschritten. Dadurch entstehen die Flecke wie Rußpartikel in einem schlechten Kraftwerksbetrieb. Sie sind Zeichen eines fehlerhaften Umgangs mit Ressourcen und Kapazitäten. Manchmal zeigen sich diese Flecke auch in Leitbahnverläufen, zum Beispiel nach langwieriger hartnäckiger Verstopfung im Verlauf der Dickdarmleitbahn. Häufungen weisen auch auf eventuelle Dysfunktionen von Organen oder auf *qì*-Stasen in den Netzgefäßen hin. Kleine Krampfadern wie Besenreiser gehören dazu. Einige dieser Erscheinungen sind extern verursacht und treten mit Erscheinungen des Muskel- und Skelettsystems auf.

Im **zweiten** Stadium werden die Pigmentierungen dunkler und sind nicht mehr so leicht reversibel. Die Venen verbreitern sich. Es zeigen sich kleine leuchtend rote Punkte auf der Haut. Die Haut wird rau auf größeren Anteilen der Körperoberfläche.

Im Bereich der Schlüsselbeine und am Nacken treten besonders viele Punkte auf. Es tritt verstärkte Hornhautbildung und Knochenneubildung an der Ferse und am Außenrand der Großzehe, auch unterhalb der zweiten Zehe auf der Fußsohle auf. Probleme der Verdauung und der Menstruation zeigen Beteiligung der Organe an. Die Reaktion auf Nadelung nimmt ab, die Ernährungsbehandlung muss konsequent durchgeführt werden. Veränderungen im Muskeltonus führen zu Verspannungen, Spasmen, nervösen Ticks oder zu Verletzungen.

Im **dritten** Stadium wird auch die Pigmentierung des Gesichts dunkler, das Weiß des Auges wird gerötet oder unklar. Größere Flächen sind mit Leberflecken oder Malen gekennzeichnet. Die organischen Veränderungen sind stärker degenerativ. Aus entzündlichen Prozessen sind Geschwüre und Tumore entstanden. Degenerative Erkrankungen des Muskel- und Skelettsystems nehmen zu, wie Arthrose und Bandscheibenvorfälle. Auch Krebs kann sich einstellen.

Beim ersten Stadium sind die Fortschritte langsamer, und nicht alle Beschwerden lassen sich vollständig beseitigen. Die Behandlung sollte aus verschiedenen Komponenten wie geistige Beschäftigung, Ernährungsberatung, Kräutertherapie, Akupunktur und Bewegung bestehen, um beste Resultate zu erzielen.

Im dritten Stadium ist besondere Konsequenz gefordert. Die Heilung braucht oft lange Zeit, und viele Zustände lassen sich nicht mehr beheben. Dennoch kann ein degenerativer Prozess oft aufgehalten werden. Hier sind auch Techniken wie Mikroaderlass, blutig Schröpfen usw. indiziert. Arnika und Calendula eignen sich zur Behandlung von stagnierendem Blut.» (ebd. S. 284 ff)

14.1.3 Demenz 失智症 *(shī zhì zhèng)*

In der Westlichen Medizin schließt Demenz auch korrespondierende Krankheiten wie senile Demenz, cerebrovasculäre Demenz, gemischte Demenz, Hirnlappenatrophie, amyloide Degeneration cerebraler Gefäße, metabolische Enzephalopathie, toxische Enzephalopathie usw. mit ein. Nach Gao Tianshu sollte aber die senile Depression und die senile Geisteskrankheit davon ausgeschlossen werden.

Symptome der Demenz aus der Sicht der TCM

Demenz wird aus der Sicht der TCM als ein psychisches Problem angesehen, welches von Trägheit und Torheit gekennzeichnet ist. Es resultiert aus einer Reduktion des Gehirnmarks und der Dysfunktion des Geistes. **Milde Fälle** zeigen emotionale Unterschiede wie Rückzug, niedrige Reaktion und Vergesslichkeit usw. Auch Leistungsabbau mit Sprach-, Rechen-, und Erkennungsstörungen, Vergesslichkeit des Kurzzeitgedächtnisses, Stimmungslabilität und Nachlassen der Hygiene zählen zu den Symptomen. Probleme mit dem Rechnen und der Sprache haben mit einer Störung des *shén* zu tun. **Schwierige Fälle** zeigen sich durch Unwillen zu sprechen während des ganzen Tages oder durch das Schließen von Türen und des Alleinseins oder durch eine geistig gestörte Sprache, sowie durch abnormales Lachen und Weinen oder den Unwillen zu essen oder zu essen ohne Hunger zu haben, während mehrerer Tage.

Vergesslichkeit kann aber auch durch einen chronischen Schlafmangel verursacht sein, der dann nicht mit Demenz in Verbindung steht.

Wang Ju Yi beschreibt in seinem Buch auf Seite 113 ff «Die Anwendung der Chinesischen Meridianlehre in der Praxis» im Fall Nr. 3 eine 41 jährige Frau, deren Hauptbeschwerde Demenz ist.

«ANAMNESE: In der Vorgeschichte findet sich Bluthochdruck. Im vorangegangenen Jahr nahmen zusätzlich Desorientierung, Demenz und Reizbarkeit zu. Kürzlich war die Patientin von ihrer Familie desorientiert, seit Stunden im Badezimmer stehend, vorgefunden worden. Tabletten und Kräutermedizin konnten zwar den Blutdruck stabilisieren, nicht aber die kognitiven Symptome verbessern.

MERIDIANPALPATION: Auffällige Veränderungen am *shao yin*-Meridian.

DIAGNOSE: Hitze in den Yin-*luò*-Gefässen.

BEHANDLUNG: He 5–Ni 6 beidseits mit 1 cun Nadeln (nur diese Punkte werden verwendet)

MANIPULATIONSTECHNIK: Die Behandlungen finden zweimal wöchentlich über drei Wochen statt. Die Stimulationstechnik ist leicht ableitend.

Ergebnis: Die kognitiven Symptome bildeten sich innerhalb weniger Wochen zurück. Die Patientin nimmt weiterhin die Blutdruckmedikamente ein.

Analyse: Dieser kurze Fall zeigt, wie wichtig es ist, bei Erkrankungen wie kleinen Schlaganfällen in der Frühphase Hitze und Stase aus den Yin-*luò*-Gefäßen zu klären. Bei einem frühzeitigen Behandlungsbeginn ist die Prognose um vieles besser.» (Wang, Ju Yi / Robertson, Jason, ebd. S. 160 ff)

Gao Tianshu unterscheidet im Zusammenhang der Demenz eine **Depression als Krankheit** von einer **depressiven Psychose**.

«Abnormal mind resulting from dementia should be differentiated with **depressive desease** of the type of viscera-restlessness. Viscera-restlessness is common in young and middle-aged women. It is induced by emotional stimulation and the patient with viscera restlessness behaves normaly after the seizure. It doesn't have the abnormal changes in intellect, personality and emotion… **Depressive psychosis** is marked by retinence, emotional indifference, incoherent speech and silence. It is caused by *qì*-stagnation, blood stasis and phlegm. This disease is more common in adults.» (ebd. S. 114)

Ursachen der Demenz aus der Sicht der TCM

Nach Gao Tianshu hängt **Demenz** mit **Leere des Gehirnmarks, mit *qì*- und Blutmangel sowie mit Mangel an renaler Essenz und einer Blockade von Schleim und Blutstase** zusammen. Es handelt sich um eine Blutstase durch exogene Trockenheit oder Yin-Leere.

Gao Tianshu schreibt:

«This disease is a general disease. The main affected organ is the brain and it closely relates to the heart, liver, spleen, kidneys. The basic pathogenesis is the reduction of the brain marrow and the dysfunction of deficiency and excess is common.

Emptiness of the brain marrow: The brain is the house of primordial mind and the source of the spirit. Emptiness of the brain marrow may lead to the following condition: the heart will have nothing to think about and the spirit will have nothing to depend on. That impairs the function of reasoning and reduces his or her memory.

Deficiency of *qì* and blood: An elderly age, prolonged diseases and administration of herbs for anti-inflammation, detoxication, and promoting blood circulation and removing blood stasis will damage the middle *jiāo*, hindering the production of *qì* and blood. In either case, *qì* and blood of the heart are deficient. Both may deprive the spirit of nourishment, thus causing scatteredness of expression, dullness and poor memory.

Deficiency of renal essence: The kidneys dominate bones and the production of marrow and connect the brain. Deficiency of renal essence will deprive the brain marrow of nourishment, losing the control of the spirit and the interplay of yin and yang. That gives rise to confusion, foolishness, stupid action and retarded reaction.

Blockage of phlegm and blood stasis: Emotional upsets may lead to the stagnation of the liver *qì*. The unsmooth *qì* dynamic result in the unsmooth circulation of blood. Thus, *qì* stagnation, blood stasis and phlegm may mist the clear cavity. The blockage of the cerebral vessels by blood stasis may cause the disconnection of the cerebral *qì* with the *qì* of *zèng fù*-organs. In addition, the pathogens may transform into fire for a long period of time. All these conditions may disturb the mind, causing deranged disposition and abnormal laughing and weeping. The occurrance of dementia depends on deficiencies, phlegm and blood stasis. Deficiency of *qì* and blood may deprive the cerebral vessels of nourishment. Emptiness of yin essence will cause the reduction of the brain marrow. Phlegm turbidity in middle *jiāo* will mist the clear cavity. Phlegm – fire may upwards disturb the heart mind, blood stasis may result in the blockage of cerebral vessels.» (Gao Tianshu, ebd. S. 113 ff)

Die in der TCM oben genannten Ursachen von Demenz unterscheiden sich von der Auffassung der westlichen Medizin. Diese lässt z.B. Herzklopfen, Herzschmerzen, den Verlust von Herz-*qì* und Antriebskraft, Windschlag (Schlaganfall) und Hemiplegie, verminderte sexuelle Funktion außer acht, welche gemäß der TCM zur Entstehung von Demenz beitragen können. Selbstverständlich können auch Einsamkeit der Betroffenen, Mangel an geistiger Herausforderung, Mangel an Beziehungen und Freude zu einem dementen Verhalten führen. Die geistige und psychische Situation als krankmachender Faktor des demenzkranken Menschen wird meines Erachtens in der westlichen Medizin zu wenig berücksichtigt.

Gemäß der TCM gehört das Gehirn, so wie das Mark, die Wirbelsäule, die Knochen, das Ohr, die Zähne zur Niere. Das Gehirn wird «Meer des Marks» genannt. Die Symptome der Demenz werden dem Herzen (Wandlungsphase «Feuer») zugeordnet. Das Herz ist der Sitz des Geistes, *shén*.

Die Emotion «Freude» gehört zum Herzen. Fehlt diese, wirkt sich dies negativ auf den Geist aus. Wenn jemand keine Beziehungen mehr hat, sei es durch die Trennung oder den Tod des Partners, kann dies ebenso zur Entwicklung von Demenz beitragen. Das Blut wird gestaut und es entsteht Hitze. Vor allem Verwirrtheitszustände, welche Demenzkranke haben, haben gemäß der TCM mit Hitze zu tun. Hitze betrifft die Wandlungsphase «Feuer». Je älter der Mensch wird, umso schwächer wird seine Niere. Das hat zur Folge, dass die Hitze (Feuer) die Niere (Wasser) schwächt und mit der Zeit die Flüssigkeiten aufbraucht. Es betrifft das «Gesetz von Großmutter und Enkel» der Fünf Wandlungsphasen (siehe Kapitel 2.3.1). Die Großmutter (die schwache Niere), wird vom frechen Enkel (übermächtiges Feuer) geschwächt. «Das Wasser hat daher nicht die Kraft, das Feuer zu löschen». So entsteht ein Ungleichgewicht zwischen *qì* und Blut. In einem erhitzten Blut kann sich der Geist, *shén*, nicht verankern. Dazu kommt, dass Demenzkranke vergessen zu trinken oder zu essen. Dadurch entsteht ein Mangel an Flüssigkeiten und eine Überhitzung des Blutes, was sich fatal auf das Gehirn auswirkt.

Durch den Flüssigkeitsmangel kommt es zu einer Verdickung des Blutes (Blutstase), welche dazu führt, dass der Geist, *shén*, unruhig wird und daher übermäßig reagiert. Das bedeutet, dass durch die Überhitzung des Blutes (siehe Kapitel 15) Verwirrtheitszustände entstehen mit Symptomen wie *qì*-Leere und Blutstase. Dadurch entstehen die verschiedensten wie oben beschriebenen Symptome der Blutstase. Von der westlichen Medizin werden diese Symptome als eine materielle Krankheit des Gehirns gewertet, d.h. ohne Bezug zur Dimension Geist–Seele. Der TCM-Arzt oder TCM-Therapeut wird diese Symptome als Blutstase diagnostizieren unter Berücksichtigung der psychischen Probleme und der Verankerung des Geistes im Blut und dementsprechend mit chinesischen Kräutern und Akupunktur behandeln (siehe dazu Kapitel 20.1 und Maciocia, G., The Psyche in Chinese Medicine, Treatment and Mental Disharmonies With Acupuncture and Chinese Herbs).

Wenn sich westliche Wissenschafter und Ärzte mit Hirnforschung beschäftigen, um die Ursachen von «Demenz» zu erforschen, so frage ich mich, was sie damit erreichen wollen, wenn sie das Gehirn rein materiell und isoliert von den Beziehungen zu anderen Organen, zu Blut, Psyche und Geist betrachten? Sie haben einen großen Respekt vor bildgebenden Verfahren. Die Aussagen, die man damit treffen kann, sind allerdings sehr beschränkt. Reichen die Ergebnisse des CT aus, um die Ursache von Demenz zu erforschen?

Gemäß der TCM entwickeln sich aus der *qì*-Leere und Blutstase im Alter verschiedene Symptome.

> «I have personally observed that, after entering the period of old age, human beings typically manifest marked symptoms of blood stasis. For example, the appearance of skin pigmentation, rough skin, sclerotic opacities, and the senile plaques are all typical manifestations of blood stasis. Among the commonly seen geriatric diseases, such as arteriosclerosis, hypertension, coronary heart diseases, wind stroke, senile dementia, prostatic hyperplasia and diseases of vertebrae in the neck, the cause of this diseases and their clinical manifestations are all related to blood stasis.» (Yan De-Xin, ebd. S. 47)

Demenz aus westlicher Sicht

Diese von Yan De-Xin oben genannten Symptome, welche bei Demenz auftreten, sind denen von Lawrence Rajendran nicht unähnlich. Er schreibt:

> «Demenz ist nicht eine Krankheit, sondern beinhaltet viele verschiedene Krankheitsformen... Die Demenzerkrankung, die 1906 vom deutschen Arzt Alois Alzheimer entdeckt wurde, hat ihre Ursache in der Ablagerung eines Proteins außerhalb der Gehirnzellen. Dadurch werden Nervenzellen zerstört, was zu Erinnerungsverlust und schließlich auch zu Ausfällen der Sprache und Körpermotorik führt. Zudem treten innerhalb der Hirnzellen Ablagerungen, sogenannte Plaques auf. Es ist aber unklar, ob diese Ursache oder Folge von Alzheimer sind.» (Prof. Lawrence Rajendran, Universität Zürich, in einem Artikel der Themenzeitung Mediaplanet vom September 2010, S. 14 zum Thema «Demenz»)

Gemäß Yan De-Xin ist Blutstase für die Plaques verantwortlich. Gegen die von Prof. Rajendran gegebenen Empfehlungen zur Vorbeugung von Demenz wie «Bewegung, eine ausgewogene Ernährung, ein tägliches Glas Rotwein, Curcuma, Omega 3-Fettsäuren, Vitamin B oder Ginkgo, welche das Risiko, an Demenz zu erkranken, senken sollen, sowie die Einnahme von Kräutern der traditionellen indischen Medizin gegen das Vergessen» ist zwar nichts einzuwenden, doch solange man nicht weiß, dass die eigentliche Ursache dieser Erkrankung «Blutstase» und *qì*-Leere als Folge einer Blutstase ist, kann sie nicht effektiv behandelt werden.

Es ist ähnlich wie bei RLS, für das den Patienten Psychopharmaka verschrieben werden, noch bevor man die Ursache ihrer Krankheit erkannt hat. Solange die westliche Medizin den ursächlichen Zusammenhang dieser Krankheiten mit der Blutstase nicht erkannt hat, werden sie diese anders beurteilen. Die Blutstase als Ursache von Demenz müsste von jedem Medizinsystem miteinbezogen werden.

Dr. med. Dan Georgescu, leitender Arzt der Gerontopsychiatrie in der Memory Klinik Königsfelden (Schweiz) gibt in einem Artikel zum Thema «Demenz» und «Alzheimer» in der Themenzeitung Mediaplanet vom September 2010 nach den bisherigen Erforschungen als Ursache für Alzheimer-Demenz und vaskulärer Demenz Durchblutungsstörungen, Gefäßstörungen im Gehirn, erhöhtes Cholesterin, erhöhten systolischen Blutdruck, Übergewicht, Diabetes usw. an. Durch die Erwähnung von Durchblutungsstörungen kommt er dem Thema «Blutstase» nahe (siehe Kapitel 9.1–9.7). Die Ursachen dieser oben genannten Störungen werden aber nicht erforscht.

Gemäß G. Neeb, Yan De-Xin und Gao Tianshu stehen diese Krankheiten mit Blutstase in Verbindung. Auf jeden Fall muss an die Ursache von Durchblutungsstörungen, Gefäßstörungen usw. gedacht werden, will man diese effektiv behandeln.

Durch die im Alter **fehlenden Zähne ist auch die Kautätigkeit** nicht gewährleistet. Fehlende Zähne sind daher ein Risiko für Demenz. Die mangelnde Kautätigkeit reduziert den Blutfluss im Gehirn, denn Kauen verbessert den Blutfluss und hält geistig fit. Alte Menschen erhalten meistens zu weichgekochte oder breiige Nahrung, sodass die Kauaktivität ausfällt.

Personen, die an Demenz erkrankt sind, haben auch Aggressionen (Leber), die auf eine Leber-*qì*-Stagnation und Blutstase hindeuten. Ebenso haben sie große Ängste (Niere). Im Alter schwindet die Nierenenergie. Wie bereits in Kap. 7. 2 erwähnt, sind Niere und Leber miteinander verbunden. Yan De-Xin sieht die Ursache von Demenz in den Plaques im Gehirn, die durch Blutstase entstehen.

So hat ein US-Forscher herausgefunden, dass **Kupfer**, welches sich im Gehirn ansammelt, zu **Plaques** führt. Es stört den Gehirnstoffwechsel in den Blutgefäßen. Diese Störung führt zur Bildung von Plaques.

Obwohl Kupfer für das Knochenwachstum, die Reizleitung der Nerven und für die Hormonproduktion lebensnotwendig ist, macht der Neurowissenschaftler, Rashid Deane, Kupfer für die sich im Alter einstellende Degeneration des Gehirns mitverantwortlich. Dies dürfte auch bei MS eine Rolle spielen.

Er sagt, dass es wichtig ist, eine Balance von zu viel und zu wenig Kupfer im Körper zu finden.

An Versuchen mit Mäusen, denen täglich mit Kupfer versetztes Wasser verabreicht wurde, konnte bereits nach drei Monaten eine deutliche Veränderung in Richtung Seniorenalter und weiteren Folgen festgestellt werden. Gemäß Deane hemmt Kupfer das Protein LRP[1], eine Art Raumdienst im Gehirn. LRP[1] ist für die Bindung an **Beta-Amyloid**, den Hauptbestandteil der senilen Plaques im Gehirn, verantwortlich und eskortiert zur Blut-Hirn-Schranke, damit es sich im Nervensystem nicht ansammeln kann. Kupfer stört also nicht nur den notwendigen Entsorgungsschritt, sondern regt seinerseits die Bildung von Beta-Amyloid an.

> «Im Laufe der Zeit hemmt Kupfer jenes System, das Beta-Amyloid aus dem Gehirn entfernt. Dies führt zur Bildung von Plaques, den wohl wichtigsten Kennzeichen der Alzheimerkrankheit.» (Bericht von Robert Cepel, in: science ORF.at)

Wenn der Blutfluss im Gehirn nicht durch eine Blutstase gestört ist, dann kann sich auch kein Kupfer anreichern. Cornelia Stolze schreibt in ihrem Buch: «Vergiss Alzheimer, Die Wahrheit über eine Krankheit, die keine ist», dass viele Ärzte keine exakte Diagnose stellen.

> «Tatsächlich tappen Mediziner und Forscher in Sachen Alzheimer-Krankheit und Demenzen (lat. *dementia* «ohne Geist») noch ziemlich im Dunkeln. Sie kennen häufig weder die Ursache der nachlassenden Hirnleistungen noch können sie vorhersagen, wie die Erkrankung bei einem Patienten verlaufen wird. ‹Wir gehen mit der Alzheimer-Krankheit um, als sei sie so real wie die Pest› konstatiert der US-Neurologe Peter J. Whitehouse. ‹Und doch können nicht einmal die Spitzenexperten des Fachgebiets eine präzise Diagnose stellen.›» (ebd. S. 27 ff)

> «Viele klassische Alzheimer-Symptome sind» – wie Cornelia Stolze berichtet – «in Wirklichkeit die Folge von Mangelernährung oder Einsamkeit, von Leber- und Nierenschäden, von Depressionen oder Dehydrierung, von Schilddrüsenstörungen, Infektionen oder Durchblutungsstörungen des Gehirns. Tatsächlich kennt man heute rund 50 Erkrankungen, die demenzähnliche Symptome auslösen oder vortäuschen können.
>
> Die meisten Betroffenen sind alt. Sie leiden neben ihrer Demenz meist seit Jahren an anderen Beschwerden wie Diabetes, Herzproblemen oder Durchblutungsstörungen. Für den Tod werden dann solche Erkrankungen als Ursache gesehen» (ebd. S. 39)

Dies deckt sich weitgehend mit der Anschauung von Yan De-Xin über die Entstehung von Demenz wie ich oben ausgeführt habe. Das Medikament «Haloperidol» (siehe auch den Schluss) kann das Gehirn schrumpfen lassen und demenzähnliche Zustände hervorrufen. In diesem Zusammenhang ist interessant, dass Forscher bei Demenzkranken entdeckt hatten, dass häufig ein großer Teil der Acetylcholin produzierenden Nervenzellen in einem bestimmten Teil des Gehirns zerstört waren.

> «Acetylcholin ist dabei der Botenstoff, der die Übertragung von einer Nervenzelle zur anderen ermöglicht. Fehlt dieser Stoff, herrscht zwischen den betroffenen Zellen Funkstille.» (Stolze, ebd. S. 109)

Es kann davon ausgegangen werden, dass die Ursache der Zerstörung der Nervenzellen mit Blutstase in Verbindung steht. Demenz, Diabetes, Herzprobleme und Durchblutungsstörungen sowie emotionale Probleme haben nach Gunther Neeb, Gao Tianshu und Yan De-Xin mit Blutstase zu tun. Auch bei Multipler Sklerose (MS) (siehe Kapitel 9.3.3 und Kapitel 14.1.4) muss an Blutstase gedacht werden.

Im Alter sind *qì* und Blut im Mangel und die Abwehr ist reduziert. Ebenso verlieren die Funktionen der Yin-Organe – Leber, Herz, Milz, Lunge, Niere – ihre Harmonie und werden geschwächt und ziehen sich zurück. Deshalb ist das klare Yang nicht aufgestiegen und das trübe Yin nicht abgestiegen. Dies beeinflusst die Klarheit des Geistes.

Die Hauptsymptome von *qì*-Leere und Blutstase beschreibt Yan De-Xin wie folgt:

> «Essence spirit abstraction, lack of self-control, heart palpitations, easily frightened, sadness and willingness to weep, fatigue, lack of spirit, no thought for food and drink, a pale purplish tongue with a white coating, and a fine, choppy pulse.» (ebd, S. 242)
>
> «Emotional agitation, worry, and restlessness, irritation, anger, excessive speech, or torpor, stagnation, and scanty speech, eccentric fantasies, chest and lateral costal distention and oppression, a dark, stagnant complexion, a purple tongue with a thin coating, and a wiry, choppy pulse.» (ebd. S. 245)

Wie Gao Tianshu beschreibt auch Yan De-Xin die senile Demenz als eine **senile Psychose**.

> «Senile dementia is also known as senile psychosis. This refers to essence spirit disease which occurs before or after 65 years of age. Its pathological change is extensive cerebral atrophy which is marked in the frontal lobe. The weight of the brain is at least 100 g lighter than that of normal elderly person. The neurons are atrophic, and the number and quality of nerve cells are reduced. Because the average length of human life has been prolonged, the incidence of senile dementia is gradually rising. According to the viewpoint that ‹Purity means intelligence, while miscellany means interruption', through years of exploration, I have come to believe that the root of this disease is static blood obstructing the mansion of the clear spirit.
>
> **Therefore, using the methods of quickening the blood and transforming stasis, I have gotten satisfactory therapeutic results, changing the stale point of view that this disease is irreversible.**
>
> Senile dementia is characterized by numerous disease causes and variability in the conditions associated with this disease. The majority of elderly persons around 65 years of age have numerous types of diseases in their bodies. In addition, their bodies and essence spirit activities, including their brains, have slowly degenerated. Because immunity in the aged has declined, their resistance to disease is already weakened. **Again, owing to various diseases, they regularly take different kinds of drugs, but their ability to break down and excrete these drugs' toxins has also been weakened. Thus, chronic drug toxicity is one of the disease causes of this disease.**[34] Loneliness and solitude caused by unpleasant emotional experiences in life, such as seperation from sons and daughters, bereavement of spouses, and decrease in social activities are internal essence spirit causative factors of this disease. It also sometimes happens that, during acute attack of infectious disease, troubles in consciousness appear and that when the acute attack is over, senile dementia manifests itself. All these confirm that lack of connection of visceral *qì* with the brain *qì* accounts for the disease mechanism of this disease.» (Yan De-Xin, ebd. S. 243 ff)

34 Der enorm hohe Medikamentenkonsum trägt mit dazu bei, Alterskrankheiten zu generieren.

Wenn man das Blut belebt und die Stase transformiert, dann können ganz gegen die Meinung, dass Demenz irreparabel sei, **zufriedenstellende therapeutische Erfolge der Demenz erwartet werden**, wie Yan De-Xin oben ausführt.

Interessant ist auch seine Überlegung, dass auf der einen Seite das Leben des Menschen verlängert wird und gleichzeitig die Demenz graduell stärker auftritt. Für die Behandlung von Demenz empfiehlt Yan De-Xin, das Blut zu ernähren, zu beleben und die Stase zu transformieren, das *qì* zu verbessern und die Depression zu behandeln.

Man kann davon ausgehen, dass alle Krankheiten wie RLS, Demenz, MS, ADHS, Epilepsie usw. deren Ursachen von der westlichen Medizin noch nicht erforscht sind, mit Blutstase in Verbindung stehen.

Ich glaube, dass in diesen Erkenntnissen der gemeinsame Nenner liegt, wo die westliche und die östliche Medizin in der Behandlung von verschiedenen Krankheiten, welchen eine Blutstase zugrunde liegt, ansetzen bzw. zusammenarbeiten könnten.

Es stellt sich nun die Frage, ob trotz dauerhafter, stressreicher Ereignisse (z.B.: eine Scheidung, Tod des Ehepartners, Probleme am Arbeitsplatz oder eine chronische Krankheit in der Familie) Alzheimer verhindert oder sogar geheilt werden kann? Michael Nehls berichtet in seinem Buch «Alzheimer ist heilbar»:

> «... dass man in einer fast vier Jahrzehnte dauernden schwedischen Studie herausgefunden hat, dass diese sicherlich stressreichen äußeren Ereignisse, über die wir meist keine Macht haben, nicht die eigentliche Ursache für Alzheimer sind. Vielmehr ist es die Reaktion auf die Geschehnisse, wie eine tiefer gehende Untersuchung derselben Studie ergeben hat. Denn nicht jeder, der etwas Schlimmes erlebt, wird depressiv und erkrankt letztendlich an Alzheimer, manch einer wächst sogar an solchen Herausforderungen, nutzt die Situation als Chance, um sich wieder zu entwickeln. Solche Menschen verfügen über Resilienz, eine seelische Widerstandskraft, die es ihnen ermöglicht Lebenskrisen zu bewältigen.» (Nehls, Michael, Alzheimer ist heilbar, S. 88f)

> «Warum verfügen Menschen über die Fähigkeit, Schicksalsschläge zu meistern, ohne zu erkranken, andere hingegen nicht? Könnte es vielleicht daran liegen, dass manche sich mehr Zeit zur Selbstreflexion nehmen, und deshalb flexibler sind als andere, weshalb sie besser auf neue Herausforderungen des Lebens reagieren können?» (ebd. S. 89)

14.1.4 Multiple Sklerose (MS) 多发性硬化 *(duō fā xìng yìng huà)*

Bei MS (= Enzephalomyelitis) handelt es sich nach **westlicher Auffassung** um eine chronisch-entzündliche Erkrankung des Gehirns, des Rückenmarks und des zentralen Nervensystems. Die Nervenfasern werden von einer Myelinschicht umhüllt, welche bei MS irrtümlicherweise vom Immunsystem angegriffen und abgebaut wird. Dabei werden die Wände der Blutgefäße im Gehirn durchdrungen und treten in das Gehirngewebe und das Rückenmark ein. Dort verursachen sie lokale Entzündungsherde und zerstören die Myelinschicht. Die Nervenfasern sind eine Voraussetzung für die schnelle und wirksame Signalübertragung. Es ist die häufigste neurologische Erkrankung im frühen und mittleren Erwachsenenalter, die sich bei jedem Betroffenen anders äußert. MS beginnt mit Erstbeschwerden, die sich bis zu schweren Behinderungen entwickeln können. Erstbeschwerden können innerhalb weniger Stunden bis Tagen auftreten, was mit der Lage der Entzündungsherde zusammenhängt. Es treten folgende Beschwerden auf

- Sehstörung
- Doppelbilder
- Augenzittern (Nystagmus)
- Sensibilitätsstörungen
- skandierende Sprache
- Taubheits- oder Kribbelgefühle in Armen und Beinen
- Störungen des Gleichgewichts und des Bewegungsablaufs
- Gangstörungen (die spastische Lähmung der Beine und die Koordinationsstörungen führen zu einem steifen Gangbild und einer breiten Beinstellung)
- Kraftlosigkeit
- Muskelverkrampfungen (Spastik)
- Müdigkeit (Fatigue)
- Schwäche in Armen und Beinen
- vorübergehende Parästhesien und Lähmungen
- Blasenstörungen oder Sexualstörungen
- Einbussen der kognitiven Leistungsfähigkeit wie
- Konzentrationsstörungen
- psychische, depressionsartige Veränderungen
- Nachlassen der Gedächtnisleistung und des Verantwortungsgefühls

- Bewegungsstörungen
- abnorme Ermüdbarkeit der Muskulatur
- Schmerzen und Hirnleistungsstörungen treten selten auf.

Die genaue Ursache dieser Krankheit ist unbekannt. Es werden insbesondere autoimmunologische Vorgänge gegen das Myelin diskutiert.

Aus der Sicht der TCM lassen sich die Symptome auf bestimmte Erkrankungsmuster hin untersuchen. Ganz unterschiedliche Beschwerden sprechen für ein Vorliegen bestimmter Krankheitsbilder, auch wenn nach westlicher Sicht kein klarer Zusammenhang erkennbar ist. Die oben genannten Symptome werden gemäß der TCM bestimmten Organen zugeordnet. Es wird auf individuelle Symptomkombinationen jedes einzelnen Patienten geachtet. Man kann allgemein sagen, dass es sich um eine Erkrankung des Funktionskreises «Niere» handelt. Die Krankheit beginnt meistens mit einem **Milz-*qì*-Yang-Mangel**, d.h. mit Feuchtigkeitsretention in den Meridianen und den bereits erwähnten Symptomen: Schleimbildung, Taubheitsgefühle der Beine, Schwindel, Kribbeln Schweregefühle der Beine, Kältegefühle und den bereits oben erwähnten Symptomen. Durch einen Mangel an Körperflüssigkeiten, *jīn yè*, verkümmern allmählich die Muskeln und verlieren ihre Funktion. Blutverluste durch starke Menstruationsblutungen oder andere Ursachen führen zu innerer Trockenheit oder Leere der Körperflüssigkeiten, die weitgehend mit Yin-Leere übereinstimmen.
Ein **Leber-Nieren-Yin-Mangel** zeigt sich mit den Symptomen Beinschwäche, Schwäche der Lendenwirbelsäule, Blasenstörungen, Sehstörungen (Doppelbilder), Schweißausbrüchen und innerer Unruhe.

Bei innerem **Leber-Wind** treten Muskelkrämpfe, Zittern, Schmerzen und Lähmungen auf.

Vgl. Huangdi:

> «Viele plötzlich auftretende Erscheinungen, die mit allgemeiner Steifheit einhergehen, werden vom Wind verursacht.» (Der Gelbe Kaiser, S. 374)

Viele Eltern setzen ihre Kinder dem Wind aus. Es ist nicht auszuschließen, dass MS noch durch andere Ursachen zustande kommt. Ich habe mir folgendes überlegt:

1. Da es sich bei MS um eine Entzündung der Nervenfasern handelt, welche die Myelinschicht angreift und zerstört, ist nicht auszuschließen, dass es sich im Sinne der TCM um eine Hitze-Symptomatik handelt. Gemäß der TCM bedeutet

Entzündung «Hitze»[35]. Bei MS deuten die lokalen Entzündungsherde darauf hin. Hitze verlangsamt den Blutfluss und verbraucht bei weiterer Hitze die Körperflüssigkeiten. Im Gegensatz zur Demenz handelt es sich hier um eine innere Trockenheit der **Blutstase**. Herrscht ein Mangelzustand des Leber-*qì*, entsteht ein Hitzestau im Blut. Als Folge entwickelt sich eine Blutstase, welche das Blut eindickt und den Organismus nicht mehr ernähren kann. Dadurch kann auch das Nervensystem nicht genügend durchblutet und ernährt werden. Auf diese Weise wird auch die Myelinschicht, der Schutz der Nervenfasern, geschädigt.
Es handelt sich hier um ein *bì zhèng*-Syndrom[36] d.h. um eine immunologisch oder metabolisch bedingte Entzündung körpereigener Gewebe.

Im Huangdi heißt es:

«Wird die **Lunge** von einem Pathogen angegriffen, kommt es zu einer Erschöpfung der Körpersäfte und die Lungenflügel verkümmern – das ist ein trockener *wěi*-Zustand. Haut und Körperbehaarung werden brüchig.

Das **Herz** ist verantwortlich für den Blutfluss. Wird das Herz von Hitze in Mitleidenschaft gezogen, strömt das Blut aufwärts. Dadurch kommt es zu einem Überschuss in der oberen und zu einem Mangel in der unteren Körperhälfte. Der Mangel im unteren Bereich lässt die Gefäße leer werden und führt zu einer schlechten Zirkulation in den Gelenken, die dann steif werden. Die Sehnen an den Füssen werden schlaff und locker und der Patient ist nicht mehr in der Lage zu gehen.

Die **Leber** herrscht über die Sehnen und Bänder des Körpers. Greift Hitze die Leber an, dann fließt die Galle aufwärts und ruft einen bitteren Geschmack im Mund hervor. Die Sehnen vertrocknen, was zu Kontraktionen und Atrophie führt. Das ist der *wěi*-Zustand der Sehnen.

Die **Milz** ist verantwortlich für Fleisch und Muskeln. Greift Hitze die Milz an, dann äußert sich das in Form von Durst, Mangel an Körpersäften sowie Taubheit der Muskeln und des Fleisches.

Die **Niere** steuert Knochen und Knochenmark. Wird die Niere durch Hitze beeinträchtigt, dann erschöpft sich *jīng*, die Essenz, und das Knochenmark schwindet. Dies führt zu trockenen Knochen und zu einer Schwäche der Wirbelsäule. Der Rücken wird so schwach, dass der Patient sich nicht mehr aufrichten kann. Dabei

35 Hitze führt in den fünf *zàng*-Organen zu verschiedenen Störungen, wie z.B. zu *wěi*-Zuständen, die in den Symptomen der MS wiederzufinden sind.

36 «Beim *bì zhèng*-Syndrom handelt es sich um rheumatische Syndrome (Beschwerden), um rheumatische Krankheiten durch Kälte und Nässe, um bewegungshemmende Syndrome; um ein schmerzhaftes Obstruktions-Syndrom; es bezieht sich auf das Unvermögen, richtig zu gehen, da das Bein nicht richtig angehoben werden kann.» (Lexikon der Termini und Maximen der Traditionellen Chinesischen Medizin, Chinesisch – Deutsch, Deutsch – Chinesisch), Siehe *bì zhèng* auch in der Liste der chinesischen Begriffe.

handelt es sich um einen *wĕi*-Zustand der Knochen.» (Der Gelbe Kaiser, S. 222) (siehe dazu auch Kapitel 14.1.6)

Die oben genannten Schädigungen der Speicherorgane können für die Entstehung von MS mitverantwortlich sein.

2. Wie bereits in Kapitel 9.3.3 angedeutet, können nicht nur **unterdrückte Gefühle**, sondern auch **überschwängliche Gefühle** Störungen im Körper verursachen. Durch überschwängliche Gefühle steigt der Blutdruck, sodass die Blutgefäße verengt werden, zu denen einige MS-Patienten neigen.

   Eine Verengung der Blutgefäße hat auch der Arzt Paolo Zamboni, Ferrara, Italien, bei MS-Patienten festgestellt. Er hat diese Krankheit als CCSVI[37] bezeichnet. Es handelt sich hier um verengte Hals- und Thoraxvenen, welche die MS-Beschwerden verursachen. Er hat daher eine Methode entwickelt, mit der man mittels eines Ballonkatheters die Blutgefäße offen halten kann. Er musste aber feststellen, dass seine Methode nicht allen MS-Patienten geholfen hat.

   Es wäre interessant, zu erforschen, warum dies so ist. Die Deutsche Gesellschaft für Neurologie warnt davor, dass diese Methode «wertlos und sogar ethisch bedenklich» sei, da sie einer soliden wissenschaftliche Methodik entbehren. (Siehe den Artikel: MS-Medic, Schweizerische Multiple Sklerose Gesellschaft)

   Dass das Blut – wie in der Anmerkung beschrieben – nicht effizient aus dem zentralen Nervensystem (ZNS) abgeleitet werden kann, deutet auf eine **Blutstase** hin. Die Methode für die Erweiterung der Blutgefäße mittels eines Ballonkatheters kann die Ursache von MS nicht beheben. Gemäß der TCM wird zunächst versucht, mittels chinesischer Kräuter und Akupunktur die Blutstase zu beheben, Hitze auszuleiten, das Blut zu kühlen und zu ernähren und so den Organismus zu stärken.

3. Auch **seelische Ursachen** kommen für MS infrage. Man kann die Krankheit als eine Reaktion auf eine seelische Belastung betrachten. Wie ich in Kapitel 9.5 geschrieben habe, steigt bei Belastungen der Gefäßwiderstand. Bedrohungen, Kränkungen, vermeintliche Wehrlosigkeit können sich zu einem seelischen Druck aufstauen, sodass Bluthochdruck entsteht und die Blutgefäße verengt werden. Es wäre sicher lohnenswert, die MS-Patienten nach seelischen Belastungen zu befragen.

37 Chronische Cerebro-Spinale Venöse Insuffizienz (CCSVI) ist ein Syndrom, bei dem die Hals- und Thoraxvenen nicht in der Lage sind, das Blut effizient aus dem zentralen Nervensystem (ZNS) abzuleiten. Es wird vermutet, dass dies durch Stenosen (Verengungen) der Vena jugularis interna und/oder der Vena azygos hervorgerufen wird.

Auch **Trauergefühle** können den Körper schädigen und Entzündungen hervorrufen. Christian Schultze-Florey schreibt in einem Artikel: «When grief makes you sick» dass erhöhte Werte von Interleukin 6 (IL–6) im Blut von Trauernden gefunden wurde. Diese Signalsubstanz des Immunsystems fördert Entzündungen. Es wäre interessant, zu erforschen, ob bei MS-Patienten ebenfalls solche erhöhte Werte auftreten, die durch Trauergefühle verursacht sind.

4. **Ich habe mich gefragt, warum das Immunsystem die Myelinschicht irrtümlicherweise angreift und zerstört?** Ich bin zu dem Schluss gekommen, dass diese Krankheit u.a. mit kosmologischen Störeinflüssen zu tun haben muss, denen ein Kind oft ausgesetzt ist. Durch erlittene Erkältungen im Kindesalter wird die Niere geschädigt. MS steht sowohl mit dem Funktionskreis «Niere» als auch mit Kälte, die sich in Hitze umwandelt, in Verbindung (vgl. Kapitel 13.6). Weil das Immunsystem von Kindern noch nicht ausgereift und sehr anfällig für Umwelteinflüsse ist, sollten Kinder jeden Alters vor Wind und Kälte geschützt werden (siehe Kapitel 1 und Kapitel 13.4). Wird darauf keine Rücksicht genommen, können durch ein schwaches Immunsystem Entzündungen und Multiple Sklerose vorprogrammiert werden. Interessant ist, dass die Chemikerin und Biologin, Tamara Lebedewa aus Moskau, in ihrem Buch schreibt, dass in Ländern mit kalten klimatischen Verhältnissen MS häufiger auftritt als in den warmen Ländern, wo sie seltener vorkommt (Lebedewa, Tamara, Un-Heilbare Krankheiten, S. 240). Damit ist u.a. der Zusammenhang zwischen MS und Kälte, bzw. Erkältungen als Ursache angedeutet.

Auch Christian Schmincke, Leiter der Klinik am Steigerwald, Allgemeinmediziner und TCM-Experte schreibt:

> «Aus Sicht der TCM spielen nicht ausreichend abgewehrte Virusinfekte eine entscheidende Rolle bei dieser Krankheit. Oft gehen den Schüben nämlich Erkältungen voraus. Diese beeinflussen aber nicht nur die Krankheit, sondern verursachen sie auch: Erkältungen, Infekte von Nasen-, Bronchial- oder Blasenschleimhaut, die nicht konsequent durchlebt, also unter Schleimausscheidung ausgeheilt werden, setzen diese immunologische Fehlentwicklung in Gang». (ebd.)

Tamara Lebedewa schreibt:

> «So wurde mir klar, dass beide befragten Patienten vor der Erkrankung an Multipler Sklerose Infektionskrankheiten erlitten hatten. Alexander hatte eine massive Angina mit Fieber bis zu 40 ° C gehabt, Aleksey hatte sich mehrfach erkältet und seine Gesundheit dadurch ruiniert, dass er diese Erkältungen nicht auskurierte ... » (ebd.)

Wenn die Nierenessenz durch häufige Erkältungen geschwächt ist, entstehen u.a. verspätete Reaktionen, die auf Hirnleistungsstörungen hindeuten. Wie bereits im Kapitel 14.1.3 erwähnt, dürfte auch bei MS-Betroffenen der Botenstoff **Acetylcholin** fehlen, sodass die Übertragung von einer Nervenzelle zur anderen nicht ermöglicht werden kann, was aber für die Signalübertragung wichtig ist. Wenn Acetylcholin fehlt, herrscht zwischen den betroffenen Zellen Funkstille. Die Myelinschicht ist die Voraussetzung für eine schnelle und wirksame Signalübertragung. Durch die Blutstase können *qì* und Blut ihre Aufgabe nicht mehr erfüllen, sodass auch die Signalübertragung gestört ist. Dies ist auf das **schwache Immunsystem** der Betroffenen zurückzuführen, welches aufgrund von **Erkältungen** in der Kindheit und **Schlafmangel** entstanden sein kann (siehe Kapitel 1). Ein schwaches Immunsystem kann die Signalübertragung nicht aufrechterhalten, sodass die Myelinschicht zerstört und abgebaut wird. In diesem Fall hat die Lunge durch Hitze die Fähigkeit, die Flüssigkeiten und Nährstoffe im Körper zu verteilen, eingebüßt. Hitze in der Lunge, führt zu Lähmungen der Gliedmaßen (siehe die Symptome bei MS in Kapitel 14.1.4). Gleichzeitig herrscht in Milz, Magen sowie Leber und Niere eine Schwäche.

Ich habe mir auch die Frage gestellt, ob Demenz und MS mit teilweise unterschiedlichen Beschwerdebildern aber doch ähnlichen Ursachen zusammenhängen?

Beide Krankheiten scheinen durch eine **Blutstase** verursacht zu sein, welche mit **Hitze** in Zusammenhang steht. Ich war zuerst der Auffassung, dass die Multiple Sklerose im Gegensatz zur Demenz keine Plaques aufweist. Durch Frau Lebedewa wurde ich aber eines besseren belehrt, welche angibt, dass «Untersuchungen des Gehirns von verstorbenen MS-Kranken den Schwund von Gehirnteilen zeigten … Außerdem konnten in den Gehirnabschnitten Plaques entdeckt werden.» (ebd. S. 218) Bei beiden Krankheitsbildern geht es um einen **Flüssigkeitsmangel**. Demenzkranke, aber vermutlich auch MS-Kranke vergessen zu trinken oder sie empfinden keinen Durst. Dies führt zu einer trockenen Hitze, welche zu **Blutmangel, Mangel an renaler Essenz, Schwäche von *qì* und Blut, Leere im Gehirnmark und Schleimbockaden** führen und damit zu den in Kapitel 14.1.3 beschriebenen Störungen. Auch diese Störungen treffen für MS zu. Der Mangel an Körperflüssigkeiten führt zu innerer Trockenheit, sodass die Organe, Gewebe, Sehnen und Knochen nicht mehr befeuchtet und ernährt werden können. Trockenheit zieht Austrocknen (Exsikkose) nach sich.

> «Symptome wie schnelles, schweres Atmen, ein Engegefühl im Brustkorb und Obstruktion werden durch Trockenheit verursacht und stehen im Zusammenhang mit der Lunge.» (Der Gelbe Kaiser, ebd. S. 374)

Betroffen sind vermutlich mehrere Organe, die ich oben bereits im Zitat von Huangdi erwähnt habe. Für die Zerstörung der Myelinschicht kommt neben der **Blutstase** auch das ***wěi*-Syndrom** (Schlaffheit, Muskelschwund, siehe Kapitel 14.1.6), infrage, das für die Zerstörung der Myelinschicht mitverantwortlich sein kann. Soweit ich orientiert bin, ist bei Demenz ein *wěi*-Zustand nicht beteiligt. Blutstase (siehe das Kapitel 13.2), ist die Voraussetzung und Gemeinsamkeit für die oben genannten Ursachen von MS und Demenz.

Vielleicht können diese meine Überlegungen dazu anregen, über die Ursache von MS und über die Zusammenhänge von Demenz und Multipler Sklerose weiter nachzudenken.

14.1.5 Diabetes mellitus II 糖尿病 *(táng niào bìng)*

Auch bei Diabetes ist die Ursache unbekannt.

> «Trotzdem zählen die Mediziner Tatsachen auf, die einen Diabetes provozieren können. Dazu gehören: Infektionskrankheiten, besonders bei Kindern und Jugendlichen, psychische und körperliche Verletzungen, überhöhter Konsum von kohlenhydrat- und cholesterinreichen Lebensmitteln sowie die Zerstörung der Bauchspeicheldrüse durch eine Geschwulst und schließlich Anämie (Blutarmut). Ferner wird die Zuckerkrankheit am häufigsten bei Personen diagnostiziert, die gleichwohl an erhöhtem Blutdruck leiden, sowie in Fällen von Arteriosklerose von Gefäßen, die die Bauchspeicheldrüse versorgen. Ein Übergewicht von mehr als 20% erhöht das Erkrankungsrisiko auf das 10-fache. Der Krankheitsbeginn (der Prädiabetes) hat einen symptomatischen Charakter.» (Lebedewa, ebd. S. 198)

Sowohl körperliche und seelische Krankheiten als auch hoher Blutdruck und Arteriosklerose der Gefäße weisen auf Blutstase hin, die für die erwähnten Krankheiten eine Rolle spielen.

In der Schulmedizin herrscht die Meinung, dass bei der Entwicklung von Diabetes wie auch von Krebskrankheiten die Erbanlage eine Rolle spielt.

Gemäß der TCM stehen **Alterskrankheiten** auch mit **Hitze** in Verbindung. Zum Beispiel kann innere trockene Hitze und Erschöpfung der Flüssigkeiten auch zu **Diabetes mellitus II** führen. Die Symptome sind krankhaft gesteigerter Durst (polydipsia), welcher von gewöhnlichem **Durst** zu unterscheiden ist, Polyphagie, Polyurie, Gewichtszunahme und ein süßer Uringeruch. Ursache ist meistens der Lebensstil der Betroffenen. Sie essen zu viel, zu fett und zu süß, was im Körper Hitze erzeugt, Sie sind von Unruhe geplagt und leiden unter Depression, wie Yan De-Xin weiter ausführt:

> «Yin fluid deficiency and detriment and dry heat internally engendered are the chief disease mechanisms of diabetes mellitus. The causative factors may be roughly as follows: Prolonged and excessive eating of fats and sweets, drinking strong wine (i.e. alcohol), and eating thick flavors may cause accumulation in the stomach which produces internal heat. This disperses grains and consumes fluids. It is also possible for long-term emotional depression to result in fire heat accumulating internally. This consumes and damages yin fluids. In addition, lack of discipline in bedroom affairs can cause kidney essence deficiency and detriment. Vacuitiy fire is made even stronger. This disease may also be caused by recklessly using strengthening Yang and warm, dry substances. Dry heat is the branch, while Yin vacuity is the root. Branch and root serve as cause and effect for each other.» (Yan De-Xin, S. 193)

Mit Diabetes ist immer **Durst** verbunden. Dieser ist nach Gao Tianshu ein Symptom febriler Krankheiten und ein Zeichen von Auszehrung der Flüssigkeiten oder einer Feuchtigkeitsblockade. Er schreibt über **verschiedene Arten von Durst:**

> «Dry mouth or mild thirst means mild fluid consumption. Thirst with the desire for lots of drinks means severe fluid consumption. Fluid consumption by excessive heat will show thirst with the desire for cold drinks or thirst without the desire for drinks results from the inability of Yang to transform fluid or failure to transform due to dampness stagnation. Dry mouth without severe thirst indicates the burning of nutrient Yin by heat. Severe thirst and polydipsia means fluid consumption by heat in the *yangming* channel. Frequent drink which does not releave thirst plus oliguria indicates failure to transform fluid due to the blockage of retention of the body fluid. A bitter taste in the mouth and thirst result from the fire in the gallbladder. A sour taste in the mouth and thirst mean fluid consumption due to liver fire. Thirst at night means deficiency of Yin fluid. Dry mouth with the desire for water to rinse the mouth and without the desire for swallowing the water together with purple tongue means the blockage of body fluid.» (Gao Tianshu, ebd. S. 9)

In der westlichen Medizin wird Diabetes in Typ I- und Typ II-Diabetes eingeteilt. Beim Typ I-Diabetes handelt es sich um eine sog. Autoimmunerkrankung, die bereits im Kindesalter aufgrund von vermuteten genetischen Veränderungen, Ernährung, Umwelteinflüssen und evtl. Infektionskrankheiten zurückzuführen sind. Diabetes Typ II ist eine chronische Stoffwechselkrankheit, die sich in erhöhten Blutzuckerwerten äußert (vgl. die Ursachen von Störungen, Kapitel 9.1–9.7 und Kapitel 1).

Nach Gao Tianshu wird Diabetes gemäß der TCM in drei Typen eingeteilt:

1. If polydipsia predominate, mainly resulting from pulmonary dryness, it is called

- upper diabetes.
- middle diabetes is marked by more severe polyphagia, mainly resulting from gastric heat.

> – lower diabetes is mainly marked by more pronounced polyuria, mainly resulting from renal deficiency.
>
> Though polydipsia, polyphagia[38] and polyuria often appear at the same time, one may predominate.» (ebd. S. 227)
>
> 2. To clarify the root from the branch.
>
> As for diabetes, the root belongs to Yin deficiency while the branch belongs to dryness-heat, both of which interact, becoming both cause and effect. Either Yin deficiency or dryness – heat, may predominate in the course of diabetes. In the beginning, it mainly focuses on dryness-heat and finally then the combination of Yin deficiency and dryness-heat and finally Yin deficiency and deficiency of both Yin and Yang…
>
> 3. To clarify the main symptoms from the complications. Diabetes is clinically marked by polydipsia, polyphagia, polyuria and weightloss. Also it has many complications. In most cases the main symptoms first appear and then the complications follow. In the middle-aged and elderly diabetics, however, 3–poly (symptoms) and weightloss are not obvious and the complications such as abscess, blindness, cardio-cerebral diseases usually provide a hint to the final diagnosis of diabetes.» (ebd.)

Diese drei Unterscheidungen von Diabetes sind notwendig, um die richtige Behandlungsstrategie auszuwählen. Erst dann kann Hitze ausgeleitet, die Trockenheit befeuchtet und das Yin ernährt werden, um Körperflüssigkeiten zu produzieren.

Gao Tianshu empfiehlt folgende Behandlung:

> «To activate blood circulation to remove blood stasis, clear away heat to relieve toxins, strengthen spleen to invigorate *qì*, replenish renal Yin and warm up renal Yang should also be properly selected in time according to specific conditions such as blood stasis, deficiency of yin and yang, and abscess, blindness, tuberculosis, etc.» (ebd.)

Wenn wir die Symptome innerer trockener Hitze nicht erkennen, und die Krankheitszeichen von der westlichen Medizin her betrachten, dann werden den Patienten entsprechende Medikamente gegen Diabetes mellitus II verabreicht, Medikamente, die u.U. die Yin-Leere und die damit verbundene Trockenheit noch verstärken können. Nur Insulin den Patienten zu verabreichen (Injektionen, Tabletten usw.) reicht für die Behandlung von Diabetes nicht aus.

Siehe den Zusammenhang von Übergewicht und Diabetes Typ 2 im Kapitel 9.5.3 «Übergewicht».

---

38 Polyphagie = krankhaft gesteigerte Nahrungsaufnahme infolge Fehlens eines Sättigungsgefühls (vgl. Bulimie).

14.1.6 *wěi*-Zustände / Schlaffheitssyndrom / Muskelschwund
萎症 *(wěi zhèng)* / 肌萎缩 *jī (wěi suō)*

Zu den Alterskrankheiten müssen auch die *wěi*-Zustände gezählt werden. Alte Menschen sind oft von Kräfteverfall und Erschlaffung gekennzeichnet.

Nach Gao Tianshu (vgl. ebd. S.26) bedeutet eine *wěi*-Krankheit Muskelatrophie oder eine Lähmung schlaffer und schwacher Sehnen sowie blockierte Leitbahnen aufgrund langzeitlicher Immobilität.

wěi bezieht sich auf ein Welken, welches auf eine muskuläre Atrophie in den Gliedern hindeutet. Diese Krankheit tritt meistens in den unteren Gliedern auf. In der westlichen Medizin wird sie als Radikulitis (Entzündung der Wurzel eines Rückenmarknervs), motorische Nervenkrankheit, Myasthenia gravis pseudoparalytica[39] und Myodystrophie[40] bezeichnet.

> «*wěi*-disease ist marked by flaccid weak tendons and channels on one side or both sides or upper or lower limbs. A prolonged case will have paralysis and muscular atrophy. The external pathogenic factors or the internal causes can be found. The disease has either an abrupt onset or a slow onset. Reduced myodynamia and muscular atrophy can be seen in the examination of the nervous system. Electromyogram, muscular biopsy and enzymological tests will be helpful to the diagnosis.» (ebd. S. 267)

Wie bereits in Kapitel 13.2 erwähnt, wird die *wěi*-Krankheit von der *bì*-Krankheit unterschieden. *bì*-Syndrome werden durch Schmerzen mit normaler Bewegung der Glieder und ohne Atrophie gekennzeichnet, während *wěi*-Zustände Muskelatrophie ohne Schmerzen in Gliedern und Gelenken aufweisen. Die *wěi*-Zustände werden durch Hitze in den verschiedenen Organen verursacht. Befindet sich z.B. Hitze in der Herzleitbahn, steigt das Blut von unten nach oben auf. Dadurch werden die Blutgefäße im unteren Teil leer, was vaskuläre Atrophie verursacht. So kann Hitze in der Gallenblase, in der Milz, in der Niere zu verschiedenen *wěi*-Zuständen führen.

> «With hot evil *qì* prevalent in the cardiac conduit, blood flows from the lower part of the body to the upper. When this happens, blood vessels in the lower part of the body will be empty; it will cause vascular atrophy. The joints are dangling limply as if dislocated; the legs are loose and cannot be put to the ground. When the hot evil *qì* is prevalent in the hepatic conduit, the bile juice spills (out of the gallbladder),

---

39 = Muskelleiden, für das die gesteigerte, evtl. zu vorübergehenden Lähmungen führende Ermüdbarkeit beanspruchter Muskelgruppen charakteristisch ist (wahrscheinlich auf Störungen des neuromuskulären Chemismus beruhend.)

40 = mangelhafte Versorgung des Muskels mit Nährstoffen.

leaving a bitter taste in the mouth. The sinew membranes become dry, therefore the tendons contract and become spastic and this will develop into tendo-atrophy. When the hot evil *qì* is prevalent in the spleen conduit, the stomach is dry and one becomes thirsty. The muscles will then loose sensation, and this will eventually develop into muscle atrophy. When the hot evil *qì* is prevalent in the renal conduit, the waist and spinal colum cannot support the body (to stand upright), the bones dry up and the bone marrow is diminished. This will eventually develop into bone atrophy.» (Huangdi Neijing, A Synopsis with Commentaries, S. 396)

Gao Tianshu beschreibt die Ursachen von *wĕi* als

« 1. inability to distribute fluid due to pulmunary heat.
2. unsmooth circulation of *qì* and blood due to invasion of dampness-heat.
3. splenic and gastric deficiency.
4. hepatic and renal deficiency. » (ebd. S. 266)

Durch Hitze kann in einem der fünf *zàng*-Organe ein *wĕi*-Zustand entstehen.

«Atony patterns refer to looselessness and slackness of the limbs, body, sinews and vessels. The hands and feet are atonic, flaccid, and without strength. They cannot move at will. The muscels and flesh of diseased limbs mostly appear emaciated. If only the lower limbs are atonic and weak, this is called atonic feet. Similar conditions diagnosed by Western medicine, such as polyneuritis, myasthenia gravis, periodic paralysis, and progressive muscular dystrophy, may also be treated as atony patterns.» (ebd. S. 169 f)

Wie es zu einen *wĕi*-Zustand/Muskelschwund und Schlaffheit kommt, habe ich bereits mit dem Zitat von Huangdi in Kapitel 14.1.4 beschrieben:

Huangdi fragte: «Wie kommt es überhaupt zu einem *wĕi*-Zustand?»

Qi Bo antwortete: «Alles beginnt in der Lunge. Die Lunge ist das höchstgelegene Organ des Körpers und daher ein Verteilungszentrum. Sie steht in enger Beziehung zum Herzen. Eine Störung der Lunge führt zu einem *wĕi*-Zustand in den Gliedmaßen, weil die Lunge nicht mehr in der Lage ist, Nährstoffe und *qì* im Körper zu verteilen. Übermäßige Traurigkeit schädigt den Herzbeutel, und Herz-*qì* kann nicht mehr frei fließen. Dies resultiert in einer unsteten Bewegung des Yang-*qì* und führt zum Austritt von Blut, das sich in der unteren Körperhälfte ansammelt. Blut im Urin ist die Folge…

Nach dem altchinesischen Klassiker *bĕnbìng* (Ursachen der Krankheiten) kommt es zu einem *bì*-Zustand der Muskeln, wenn die großen Meridiane leer sind, was letztendlich zu einer Atrophie der Meridiane selbst führt. Wenn man sich in übermäßigen Grübeleien ergeht und sich frustriert fühlt, weil man seine Wünsche nicht verwirklichen kann oder wenn man ein exzessives Sexualleben führt, dann resultiert dies beim Mann in einem *wĕi*-Zustand des *zōngjīn*, des reproduktiven Gewebes, also in Impotenz. Bei Frauen kommt es zu logorrhoe[41] (sollte wohl «leucorrhoe»[42] heißen!, Anm. d. Verf.). **Gemäß dem *Xiajing* («Klassiker der Medizin») wird dieser Lähmungszustand des Gewebes durch eine Leberstörung hervorgerufen, eine Folge übermäßiger sexueller Aktivität und einer Erschöpfung von *jīng*, der Essenz.** Ist man über lange Zeit dem Pathogen Feuchtigkeit ausgesetzt, werden Muskeln und Fleisch davon befallen. Dies führt zu Taubheitsgefühl und *ròuwěi*, einem *wěi*-Zustand des Fleisches. Nach dem *Xiajing* ist dieser Zustand immer auf äußere Feuchtigkeit zurückzuführen.

Übermüdung aufgrund von Reisen durch heiße Gebiete führt zu Durst, zu einer exzessiven inneren Hitze. Diese Hitze kann das Wasserorgan Niere, in Mitleidenschaft ziehen. Die Niere kann dieses Feuer nicht ausbalancieren, und so trocknet *jīng* aus. Dann welken Knochen und Knochenmark, und sie können das Gewicht des Körpers nicht mehr länger tragen. Im *Xiajing* heißt es, dass *gǔwěi*, der *wěi*-Zustand der Knochen, auf übermäßige Hitze, die die Nieren angreift, zurückzuführen ist.» (ebd. S. 122–124)

Zu den beschriebenen Alterskrankheiten zählen nicht nur senile Demenz, Diabetes und Muskelschwund, sondern auch Arteriosklerose, Bluthochdruck, Erkrankungen der Herzkranzgefäße, Schlaganfall, Erkrankungen der Wirbelsäule im Nacken und Prostatahyperplasie, welche alle auf Blutstase zurückzuführen sind.

Gemäß der TCM wird z.B. **Prostatahyperplasie bzw. Prostatahypertrophie,** *qián liè xiàn zēng shēng zhēng,* als häufige männliche Alterskrankheit bezeichnet, welche im Alter von über 50 Jahren auftritt. Es handelt sich um eine Blockade des Urinflusses, die mit Hitze und Feuchtigkeit in Verbindung steht.

Yan De-Xin schreibt:

«In the elderly, kidney yang is insufficient and life gate fire is debilitated. Thus it is said ‹Without yang, yin cannot be engendered.› Hence the bladder *qì* transformation has no authority. It is possible for heat to accumulate in the lower burner. If this endures for many days and is not cured, fluids and humors are consumed and suffer detriment and kidney yin becomes insufficient. This then leads to what is meant by ‹Without yin, yang cannot be transformed›. All this may give rise to dribbling urinary block. The disease mechanism also lies in inhibition of the *qì* mechanism, and static blood obstructing internally.» (ebd. S. 234)

41 Leucorrhoe = Fluor albus (weißer Ausfluss)

42 Logorrhö = krankhafte Geschwätzigkeit

15. Hitzezeichen durch *Yin*-Mangel

阴虚 引起 所致 的 表热 *(yīn xū yǐnqǐ suò zhì de biǎo rè)*

Huangdi fragte: «Könnt Ihr mir erklären, wie ein Yin-Mangel zu Hitze führen kann?»

Qi Bo erwiderte: «Durch Übermüdung erschöpft sich das Yin. Milz und Magen können dann die Nährstoffe nicht mehr wirksam verarbeiten. Der obere *jiāo*[43] kann die extrahierten Nährstoffe nicht mehr verteilen und der mittlere *jiāo* sie nicht mehr assimilieren. Das Magen-*qì* ist gestaut und produziert Hitze. Diese Hitze steigt dann auf und füllt den Brustkorb. Das Resultat ist innere Hitze». (Der Gelbe Kaiser, S. 293)

Durch das ständige Bewegen der RLS-Betroffenen entsteht Erschöpfung und damit innere Hitze, unter der sie leiden. Wie bereits beschrieben, ist Blut Yin. Yin-Mangel bedeutet daher gleichzeitig Blutmangel. Blut und Yin müssen daher gestützt werden. Wenn dies nicht geschieht, entsteht ein Ungleichgewicht. In diesem Fall ist auch die Qualität des Blutes gemindert, sodass der Körper nicht genügend ernährt werden kann. Da das Blut, wie oben beschrieben, einen Mangel an Qualität aufweist, ist auch der Geistesaspekt, *shén*, der Persönlichkeit davon betroffen. Man bezeichnet diesen Mangel als **Erschöpfung des Blutes**. Dort, wo ein Mangel herrscht, muss man auf den Einfluss eines Pathogens schließen, das sich zu einer Krankheit entwickeln kann.

16. Bluthitze 血热 *(xuè rè)*

Stellt die Hitze einen absoluten Überschuss an Yang-Energie dar, heißt dies Yang-Fülle. Ist Hitze im Blut, ist dies ein Zeichen, dass es einen relativen Mangel an Yin gibt. Wie bereits erwähnt, leiden RLS-Betroffene an Hitzegefühlen und haben heiße, brennende Fußsohlen (siehe Natalie in Kapitel 12).

Die im Inneren entstehende Hitze kann auf das Blut übertragen werden. Durch

43 *sān jiāo* = der Dreifache Erwärmer; der obere *sān jiāo* betrifft Lunge und Herz, der mittlere Magen und Milz und der untere *sān jiāo* Niere und Blase, Urogenitaltrakt.

die Hitze wird das Blut stark bewegt. Auf diese Weise können auch Windsymptome eintreten. Diese sind an bestimmten Symptomen erkennbar. Die von Hitze befallenen Personen haben eine Abneigung gegen Wärme und Hitze. Sie strecken ihre Füße aus dem Bett, schlagen die Decke zurück, werden von geistiger und körperlicher Unruhe geplagt und wälzen sich im Schlaf hin und her. Ihre Yin-Flüssigkeiten, besonders das Blut, sind stark gemindert. Diese Hitze geht auf eine zuvor bestehende Kälte zurück. Es zeigen sich heiße, **entzündliche Prozesse**, die an verschiedenen Stellen des Körpers auftreten, wie z.B. Scharlach und andere Hautrötungen, Hautirritationen, die alle auf Blut-Hitze hindeuten.

> Huangdi fragte: «Bei Hitze-*jué* leidet der Patient an Fieber, das an den Fußsohlen beginnt. Warum?»
>
> Qi Bo antwortete: «Die Yang-Leitbahnen beginnen an der Außenseite der fünf Zehen. Die Yin-Leitbahnen konvergieren an der Unterseite des Fußes. Im Falle von Hitze-*jué* ist das Yin-*qì* erschöpft, deswegen entströmt die dominierende Hitze an der Unterseite des Fußes.» (ebd. S. 226)

Wie bereits erwähnt, können auch der **Bluthochdruck** und die **Rastlosigkeit** der RLS-Betroffenen ein Zeichen von Blut-Hitze sein.

Man findet hier auch einen erhöhten Cholesterinspiegel, was Arterienverkalkung und Herzerkrankungen zu Folge haben kann. Auch kann sich in einem heißen, aufgepeitschten Blut *shén* nicht im Blut verankern. Dies bewirkt

- Unkonzentriertheit
- Gedächtnisschwäche
- chaotisches Denken bis zur Manie
- Schlafstörungen
- heftige Träume
- Kopfschmerzen
- Tinnitus
- Veränderung der visuellen Wahrnehmung
- Flecke oder Lichtblitze vor den Augen («Augenmigräne»)
- Eklampsie/eclampsia (schwere, oft lebensgefährliche Schwangerschaftstoxikose)

Yan De-Xin beschreibt die Hauptsymptome einer Yin-Leere und innerer Hitze wie folgt:

> «Tidal fever, night sweats, vertigo and dizziness, tinnitus, an uneasy feeling in the eyes and fear of light, blurred vision, diminished force of memory and agitation,

> decline in sexual function or premature ejaculation, a red tongue with a thin coating, and a fine rapid pulse.» (Yan De-Xin, S. 205)

All diese Störungen werden fälschlicherweise mit Demenz in Verbindung gebracht (vgl. Kapitel 14.1.3). Man unterscheidet eine **Fülle-Hitze**, bei der der Puls groß und überflutend ist und eine **Leere-Hitze**, bei der der Puls fein und schnell ist und ohne Wurzel. Die Hitze kann von der Organebene in die Blutebene übertragen werden. Durch erschöpfende Krankheiten, zu wenig Erholung, fehlende Rekonvaleszenz, bzw. Ruhezeiten, aber auch durch Medikamente und Chemikalien kann das Yin verbraucht werden und eine Leere verursachen.

Auch kann eine Blutungsneigung entstehen. In diesem Fall sind Nahrungs- und Genussmittel wie z.B. Alkohol und Kaffee, welche noch mehr Hitze in das Blut tragen, zu meiden (siehe dazu Kapitel 20.3 und 20.3.2). Weil Alkohol die das Blut ernährende Funktion der Milz beeinträchtigt, sollte er gemieden werden. Außerdem enthalten Bier, Wein und Schnaps Ethanol, welches gleichzeitig ein Gift ist, und alle Zellen des Körpers schädigt. Wenn Alkohol regelmäßig oder in größeren Mengen getrunken wird, leidet vor allem das Nervensystem, das Gehirn und die Leber. Besonders im höheren Alter sollte Alkohol vermieden werden, denn ein regelmäßiger Alkoholgenuss verursacht im Gehirn Schäden. Im Alter wird der Alkohol langsamer abgebaut. Es können dadurch typische Symptome einer Demenz entstehen: Gedächtnisprobleme, schlechte Konzentration, Nachlassen der Aufmerksamkeit, der Lernfähigkeit, ein Nachlassen des räumlichen Vorstellungsvermögens, der Zeitwahrnehmung und der Fähigkeit, Probleme zu lösen. Betroffene werden mit der Zeit aggressiver und gewaltbereiter als sie früher waren.

Wie Alkohol und die dabei entstehende Hitze auf Milz und Magen wirken, soll folgendes Gespräch zwischen Huangdi und Qi Bo veranschaulichen:

> Huangdi fragte: «Könnt Ihr mir die Ursachen und die Wirkungsweise von Hitze-*jué* erklären?
>
> Qi Bo erwiderte: «Wenn man Wein trinkt, gelangt er in den Magen. Er wandert nicht durch die Milz, um in die Kanäle einzutreten, sondern direkt durch den Magen in die Haupt- und Nebenleitbahnen der Haut. Deswegen geht nach Alkoholgenuss der Fluss des Blutes zu den Nebenleitbahnen in Fülle, während die tiefer liegenden Hauptleitbahnen leer sind. Die Milz sollte den Magen dabei unterstützen, die Körpersäfte, *jīn yè*, zu transformieren und zu transportieren, aber aufgrund des Alkoholgenusses fehlt es dem Magen an Körpersäften. Deswegen kann die Milz ihrer Aufgabe nicht nachkommen. Dies führt zu einem Mangel an Yin-*qì*, der es Yang-Pathogenen ermöglicht, einzudringen und eine Disharmonie im Magen hervorzurufen. Ein gestörter Magen erschöpft die Quelle der Nahrung. Dadurch können die Extremitäten nicht mehr mit *jīng* und Nahrung versorgt wer-

den. Patienten, die derartige Symptome aufweisen, geben sich oft nach dem Essen übermäßigem Alkoholgenuss und Geschlechtsverkehr hin. Diese Kombination führt zu einer Erschöpfung des Yin-*qì*, wodurch die Yang-Pathogene sich in der Milz sammeln können. Wein und Speisen stagnieren im mittleren *jiāo*, und mit der Zeit entsteht daraus Hitze. Diese übermäßige Hitze im mittleren *jiāo* strömt durch den ganzen Körper aus. Dunkler Urin oder Blut im Urin sind eines der Symptome. Wein hat eine starke Yang-Energie, die die Niere schädigt und zu einem Yin-Mangel führt. Dadurch werden die Gliedmaßen fiebrig und heiß.» (ebd. S. 227 f)

Wenn die Hitze mit Feuchtigkeit kombiniert ist, tritt schnell Schweiß auf. Dadurch verbraucht die Hitze die kühlenden Anteile des Körpers immer mehr. Der Mundgeruch ist bei Hitze verrottet. Wenn die Hitze mit Fieber verbunden ist, ist der Mundgeruch bitter.

17. Kältezeichen 寒证征象 *(hán zhèng zhēng xiàng)*

Menschen, die frieren, erkennen wir sofort daran, dass sie offene Fenster schließen, sich in warme Kleider hüllen, warme Speisen und Getränke bevorzugen und Kälte und Durchzug meiden. Dennoch haben diese Menschen eine Tendenz zum Frösteln. Auch unter Decken fühlen sich die Gliedmaßen, das Gesäß, Hände und Füße noch kühl bis eisig an.

Huangdi fragte: «Bei Kälte-*jué*[44] tritt heftiges Frösteln auf, das an den fünf Zehen beginnt und aufwärts steigt. Was ist der Grund dafür?»

Qi Bo antwortete: «Das Yin-*qì* hat seinen Ursprung an der Innenseite der fünf Zehen. Bei Kälte-*jué* kollabiert das Yang-*qì* nach unten. Aufgrund des Yang-Defizits wird das Yin zum dominierenden Faktor und bewegt sich aufwärts zum Knie. Diese Art des Fortschreitens der Kälte ist nicht typisch für einen exogenen Kälteangriff, der sich abwärts bewegt. Kälte-*jué* dagegen beginnt unten und bewegt sich aufwärts, es ist das Resultat eines internen Kollapses des Yang.» (Der Gelbe Kaiser, S. 226)

44 *jué* = Ohnmachtszustände

Krankheiten, die unter Kälte auftreten, sind Kältekrankheiten. Kälte ist ein krankmachender Faktor und schwächt das Yang. Dadurch wird das *qì* geschwächt, bzw. verlangsamt. Ein geschädigtes Yang kann die Kälte nicht genügend austreiben.

Zur Wandlungsphase Wasser gehören die Kälte, die Niere und die Blase. Die Niere regiert über die Knochen. Wenn die Kälte tief in den Körper eindringt, werden die Knochen brüchig.

Angemessene Bewegung, die **Wärme**, aber **keine Hitze** erzeugt, kann der Brüchigkeit entgegenwirken.

Durch Kälte werden sowohl Niere, die Blase, die Knochen und das Kopfhaar aber auch die Sexualität beeinträchtigt.

Kälte blockiert auch den Blutstrom, sodass Schmerzen entstehen. Fixierte Schmerzen lassen ein Gefühl der Angst entstehen, welche die Bewegung einschränkt.

18. Hitze- und Kältezeichen

热象与寒象 *(rè xiàng yǔ hán xiàng)*

Gesunde Menschen leiden weder unter Hitze noch unter Kälte. Dadurch besteht ein Gleichgewicht. Es sind Menschen, welche Extreme, Mangel und Überschuss vermeiden und verantwortungsbewusst mit dem Verbrauch ihres *qì* umgehen.

Wenn jemand Kälte- oder Hitzezeichen hat, so sind dies Anzeichen von Erkrankungen. Hitze und Kälte verhalten sich wie Yin und Yang.

Im Kapitel «Kälte und Hitze» von Jing Yue heißt es:

> «Kälte und Hitze sind Mutationen von Yin und Yang. (…) Wenn das Yang üppig ist, ist dort Hitze, wenn das Yin üppig ist, ist dort Kälte; wenn das Yin im Mangel ist, findet sich dort Hitze, wenn das Yang im Mangel ist, findet sich dort Kälte.» (Heider de Jansen, ebd. S. 68)

Es ist wichtig, Hitze- und Kältezeichen zu unterscheiden.

19. Zusammenfassung der Ursachen einer Blutstase

总结引起血瘀的原因 *(zǒngjié yǐnqǐ xuè yū de yuányīn)*

Gunther Neeb hat in seinem Buch «Das Blutstasesyndrom» zehn verschiedene Ursachen einer Blutstase angeführt, die ich hier gekürzt wiedergebe.

1. **Blutstase durch *qì*-Stagnation**

   In der TCM sagt man: «Wenn stagniertes *qì* nicht durchgeht, staut sich das Blut und fließt nicht.»

   Diese Ursache ist mit hoher Blutviskosität absolut identisch, da das Blut sich zu langsam durch die Gefäße bewegt oder in den Kapillaren völlig stockt. Umgekehrt kann aber auch Blutstase eine *qì*-Stagnation verursachen, da das Blut ja das *qì* transportiert. Gestautes Leber-*qì*, z.B. durch häufigen oder unterdrückten Ärger, ist hier einer der häufigsten Krankheitsmechanismen».

2. **Blutstase durch *qì*-Leere**

   Im «Nei Jing» heißt es: «*qì* ist der Heerführer des Blutes». Wenn es dem *qì* an Kraft fehlt, das Blut durch die Adern zu treiben, dann stagniert dieses. Auch langwierige, auszehrende Krankheiten schwächen zunächst das *qì*, und später entsteht daraus eine Blutstase. Chronische Hepatitis, Neurasthenie, Müdigkeit und Erschöpfung, die sich alle durch geistige und körperliche Schwäche auszeichnen, stehen oft mit dieser Art Blutstase ursächlich in Verbindung.»

3. **Blutstase durch Yang-Leere bedingte Kälte**

   «Das wärmende Yang-*qì* der Nieren, der Milz und des Herzens sorgt auch u.a. für die nötige Wärme im Körper. Ist ein Mangel an Yang oder an *qì* vorhanden, dann kann nicht nur pathogene Kälte den Körper leichter befallen, sondern auch dem Körper selbst mangelt es an Wärme, sodass das gleiche geschieht wie im nächsten Fall: Das Blut wird dickflüssig wie gefrierendes Wasser und die Folge ist Blutstase. Krankheiten des Verdauungstraktes und gynäkologische Krankheiten stehen oft im Zusammenhang mit diesem Mechanismus.»

4. **Blutstase durch exogene Kälte**

   In der TCM heißt es: «Wenn das Blut durch das *wèi-qì* erwärmt wird, dann fließt es, wenn es aber kalt wird, dann zieht es sich zusammen. Dies kann durch den Einfluss von äußerer pathogener Kälte, aber auch durch einen Mangel an wärmendem Yang-*qì* herrühren. In jedem Falle, ‹gefriert› das Blut, d.h. das Fließen wird langsamer oder stoppt gänzlich. Oft sind hier Krankheiten des rheumatischen Formenkreises betroffen».

5. Blutstase durch pathogene Hitze

«Da die pathogene Hitze die Körperflüssigkeiten verbraucht, dickt das Blut bei Hitze gewissermaßen ein und verklumpt bei weiterer Hitze. Dies ist eine der schon im ‹Nei Jing› und ‹Shan Han Lun› bekannten Ursachen der Blutstase. Fiebrige Infektionskrankheiten und Blutungsneigung durch Hitze im Blut stehen mit dieser Ursache in engem Zusammenhang, wie auch viele Hautkrankheiten.»

6. Blutstase durch Verletzungen

«Bei Traumen aller Art mit inneren und äußeren Blutungen entsteht immer eine akute Blutstase, die sich z.B. durch Hämatome zeigt. Das koagulierte Blut wird aber manchmal nicht völlig resorbiert, wie z.B. noch jahrelang sichtbar zurückbleibende Hautverfärbungen über großen Hämatomen zeigen.

Solche aus Traumen hervorgegangenen, oft nur funktionellen, aber subjektiv vorhandenen Störungen werden in der Chinesischen Medizin ebenfalls der Blutstase zugerechnet.

Die moderne Chinesische Medizin nennt diese Art der Blutstase ‹akute Blutstase›, während die oft weniger offensichtlichen Blutflussstörungen der ‹chronischen Blutstase› zugerechnet werden.»

7. Blutstase durch Blut-Leere (z.B. bei Blutverlust)

Hiervon sind Traumatologie und Gynäkologie häufig betroffen. «Traumen aller Art erzeugen nämlich eher eine akute Blutstase, bei der das Blut die Gefäße verlässt und entweder durch die Wunde austritt, was zu Blut-Leere führen kann, oder sich als Hämatom unter der Haut zusammenballt. Auch innere Blutungen und Regelblutungen sind hier zu nennen. Je nach Schwere kann daraus auch eine chronische Blutstase entstehen.»

8. Blutstase durch exogene Trockenheit oder Yin-Leere

«Unter dieser Rubrik finden sich häufig Hautkrankheiten und Altersdemenz». Yin-Leere und ein Mangel an Körperflüssigkeiten, durch das im Alter nachlassende Durstgefühl führen zu einer hohen Blutviskosität mit all ihren Folgen wie z.B. Arteriosklerose usw. (vgl. Kapitel 14).

Da Blut ein Teil des Gesamt-Yin ist, führt eine langfristige Yin-Leere auch zu Trockenheit, da sein Anteil an dünnflüssigen Bestandteilen vermindert ist. Hier sind Ursache und Folge der Blutstase kaum zu trennen, da sie sich gegenseitig bedingen.»

9. Schleim in Verbindung mit Blutstase

«Wang Qing-Ren sagt, der Schleim werde im Hals produziert, statt wie im Altertum behauptet, in der Lunge. Man darf aber nicht vergessen, dass ‹Schleim› eine gewöhnliche Bedeutung hatte, nämlich jener Schleim, der fortwährend räuspernd ausgespuckt wurde, und eine medizinische Bedeutung (hat) nämlich Schleim als Oberbegriff für alle zähen, dickflüssigen Substanzen, die im Körper physiologische Flüsse hemmen. In diesem Sinne z.B. auch LDL[45] und Cholesterin. Viele Folgen der Arteriosklerose gehören also hierzu, wie z.B. Herz- und Gefäßkrankheiten».

10. Verausgabung als Ursache der Blutstase

«Wird eine bestimmte Bewegung oder Körperhaltung ständig fortgesetzt, wie z.B. bei bestimmten Berufskrankheiten, oder besteht überhaupt zu wenig Bewegung, dann wird der Blutfluss eingeschränkt und somit eine Blutstase erzeugt. Letztere Ursache tritt oft bei dickleibigen und bettlägerigen Patienten auf und ist auch an der Entstehung von Blutstase bei langwierigen Krankheiten beteiligt.»

Wang Ken Tang («Zhang Zhi Zhun Sheng»): «Egal ob durch Essen, Trinken oder Wohnen, wenn die alltäglichen Lebensgewohnheiten unverhältnismäßig sind, so kann dies alles zur fehlenden Bewegung des Blutes führen. Aus diesem Grund ist schlechtes Blut für eine Menge von Krankheiten verantwortlich.» (ebd. S. 42)

Weitere indirekte Einflüsse im Zusammenhang mit Blutstase:

Unterdrückte Emotionen

«Während emotionale Ursachen besonders Ärger, leicht zu *qì*-Stagnation führen können, indem sie den freien Fluss des Leber-*qì* affizieren, kann einerseits die *qì*-Stagnation wieder Blutstase verursachen, andererseits ist die Leber auch von allen *zàng*-Organen am leichtesten betroffen. Diese Ursache steht im Zusammenhang mit *qì*-Stagnation. Magenschmerzen, abdominale Massen/Resistenzen) Globusgefühl im Hals und Menstruationsstörungen stehen oft mit einer emotional bedingten Blutstase in Verbindung.»

Ernährungsgewohnheiten

«Rohes und kaltes Essen im Übermaß erschöpft das wärmende *Yang-qì* der Milz, was dann also als *qì*-Leere in Kombination mit Kälte leicht zu Blutstase führen kann. Aber auch üppiges, fettes und süßes Essen (einschließlich Alkohol und Nikotin) führen zur Bildung von Schleim und innerer Hitze, sodass auch hier die Blutstase eine Folge ist. Koronare Herzkrankheiten, Angina pectoris, usw. können auch hier die Folgen sein». (Neeb, G. S. 24–26)

45 LDL = Low-density Lipoproteins

19.1 Schulmedizinisch definierte Krankheiten in Verbindung mit Blutstase 西医对血瘀病症的解释 *(xīyī duì xuè yū bìng zhèng de jiěshì)*

Die folgenden Krankheiten stehen mit einer chronischen Blutstase in Zusammenhang, welche überall dort auftreten, wo eine schlechte Blutversorgung und eine daraus entstehende Veränderung des Gewebes zu pathologischen Störungen führen können. Gunther Neeb gibt in seinem Buch «Das Blutstasesyndrom» folgende Krankheiten an:

Kardiologie:	Herzinfarkte, Herzinsuffizienz und Angina pectoris, Cor pulmonale, Herzrhythmusstörungen.
Gefäße und Kreislauf:	Arteriosklerose, Thrombosen, DIC[46], Hämorrhagien aller Art.
Neurologie und Gehirn:	TIA[47], apoplektische Insulte – sowohl ischämischer[48] als auch hämorrhagischer Art, sowie Gedächtnisstörungen und senile Demenz durch vaskuläre Ischämie, Multiinfarktdemenz, Tinnitus und Gehörstürze mit Taubheit.
Dermatologie:	Psoriasis, Neurodermitis, Seborrhö, Ichtyosis, Chloasma u.v.m.
Gynäkologie:	Menstruationsstörungen aller Art, insbesondere im Bauchraum.
Onkologie:	Tumorbildungen aller Art, insbesondere im Bauchraum.
Immunologie:	Immunschwäche und rheumatisch-arthritische Krankheiten.
Urogenitaltrakt:	akutes Nierenversagen, Störungen beim Urinieren wie Dysurie, Prostatitis.
Lunge, Atemtrakt:	Atemversagen, Asthma und Husten mit Blutauswurf.
Psyche:	Depressionen, Manie, Psychosen, Leberzirrhose, Diabetes». (ebd. S. 21)

46 DIC = oft kommt es zu einer Entgleisung des körperlichen Gerinnungssystems, zu einer sogenannten Verbrauchskoagulopathie mit lebensgefährlichen Blutungen.

47 TIA = transitorische, ischämische Attacke.

48 ischämisch = örtlich blutleer, die Versorgung der Organe ist unterbrochen.

20. Die Behandlung der mit einer Blutstase und Leber-*qì*-Stagnation verbundenen Krankheiten

血瘀与干气滞病症的治疗方法

(xuèyū yŭ gānqì zhì bìng zhèng de zhìliáo fāngfă)

«TCM-Behandlungen sollten ganz auf den Einzelfall abgestimmt sein, wenn man die Chinesische Medizin klug nutzen will. Sie wird eingesetzt, wenn die westliche Medizin das, was von ihr verlangt wird, nicht bieten kann. Man sollte nicht glauben, dass die Chinesische Medizin die moderne Medizin ersetzen kann. Man kann sie jedoch als ein eigenes Spezialgebiet der Medizin anerkennen, das andere Spezialgebiete ergänzt.» (Leung et al. ebd, S. 21)

20.1 Die Behandlung mit Kräutern 药草治疗 *(yàocào zhìliáo)*

Die chinesische Phytotherapie hat in der Gesundheitsvorsorge vor allem in China und den meisten asiatischen Ländern mit ihrer weit in die Vergangenheit zurückreichenden Anwendungspraxis eine einzigartige Stellung erreicht. Die meisten Menschen glauben, dass die chinesische Phytotherapie sanfter und sicherer ist. Das stimmt so nicht. Es macht einen Unterschied ob man sie mit der europäischen Phytotherapie vergleicht oder mit allopathischen Medikamenten. Deswegen nimmt ihre Beliebtheit in den westlichen Ländern immer mehr an Bedeutung zu. Dennoch gibt es viele Kritiker, die an der Wirksamkeit der chinesischen Heilkräuter zweifeln.

«Bei Diskussionen über den Nutzen der chinesischen Arzneimittel wird kritisiert, dass wissenschaftliche Beweise für ihre Wirksamkeit fehlen. Zurzeit wird die TCM von den westlichen Ärztekollegen nur unzureichend verstanden. Dennoch ist es ein Unterschied, ob man sagt, es gebe keinen Beweis für die Wirksamkeit, oder, es gebe den Beweis, dass etwas nicht wirksam ist. Die Forschung, die die chinesische Pflanzenheilkunde mit wissenschaftlichen Untersuchungsmethoden beurteilen soll, steckt aufgrund diverser Hindernisse noch in den Anfängen; so fehlt es an Geldmitteln, einer ausreichenden Anzahl an Wissenschaftern, die in der TCM ausgebildet sind, sowie unter konventionellen Medizinern an entsprechendem Interesse. Trotzdem wurden umfassende Laboruntersuchungen von Heilpflanzen durchgeführt, und wie eine Reihe neuer klinischer Versuche gezeigt hat, hilft die chinesische Phytotherapie in der Tat bei diversen Erkrankungen wie Reizkolon, Heuschnupfen und Hepatitis C. Wenn sich in der Praxis über Tausende von Jahren hinweg immer wieder empirisch gezeigt hat, wie sicher und wirksam die Phytotherapie ist, dann ist das schon ein überzeugender Beweis. Es ist daher ein bisschen naiv zu sagen, es gebe keinen adäquaten Beweis für die klinische Wirksamkeit und Sicherheit der Pflanzenheilkunde. Tatsächlich fehlt auch beim (Einsatz) der westlichen Medizin heute meist der wissenschaftliche Beweis für Wirksamkeit und Sicherheit, trotzdem werden diese Therapien routinemäßig in der alltäglichen Praxis eingesetzt. Das Konzept der evidenzbasierten Medizin, nach dem ein Behandlungsverfahren oder eine Substanz nach wissenschaftlichen Kriterien untersucht worden sein muss, ist erst in den letzten zehn bis zwanzig Jahren allgemein eingeführt worden. Im Gegensatz dazu wird die TCM seit über 25 Jahrhunderten ausgeübt. Wenn die Forschung weiter intensiviert wird, wird man die Bedeutung der chinesischen Pflanzenheilkunde für die Behandlung häufiger klinischer Leiden insgesamt besser verstehen.» (Leung et al. ebd. S. 32 f)

Wie bereits in Kapitel 11 erwähnt, betrachtet die moderne westliche Medizin RLS als eine Zirkulationsstörung, assoziiert mit neurologischen Faktoren, sowie Anämie, Vitaminmangel und Diabetes. Seine Ursache wurde aber noch nicht ganz verstanden.

In einem Artikel über «Recent Developments in the Treatment of Restless Legs Syndrome» beschreiben Zhan Bing-chun und Zhang Hong-pin nicht nur die Symptome von RLS, sondern empfehlen verschiedene Kräuter für eine erfolgreiche Behandlung.

«The diagnostic characteristics of this disease are:

1. Feeling of formication in either one or both legs.
2. The symptoms mainly occur at night and may affect sleep. Only rarely does the disease occur during the daytime (vgl. Kapitel 13.1).
3. There are no particular clinical examinations of experiments to confirm this condition.
4. The incidence of occurrance of this condition is highest among young and middle-aged persons.
5. Individual cases may have a history of hepatitis, diabetes, anemia, or high blood pressure and the condition may occur during pregnancy.»

(Zhan Bing-chun & Zhang Hong-pin, Restless Legs Syndrome, Blue Poppy Press. Recent Research Report, 105, p.1)

Die TCM geht davon aus, dass RLS mit einer *bì*-Symptomatik (siehe Kapitel «*bì*-Syndrom») zu tun hat, die wiederum auf eine Blutstase zurückgeht.

Im Gegensatz zur westlichen Medizin, welche noch keine befriedigende Behandlung von RLS aufweist, kennt die TCM neben der Akupunktur einige erfolgversprechende Angebote mit Phytotherapie.

«Western medicine has no satisfactory treatment for this disease. However the Chinese medical treatment of restless legs syndrom is really good. The authors begin by saying that the clinical manifestations of restless legs syndrome are categorized as impediment of *bì*-condition in Chinese medicine.» (ebd.) (vgl. Kapitel 13.2)

Zur Behandlung der RLS-Symptome empfehlen die oben genannten Autoren folgende Kräuter:

> «In Chinese medicine this condition is due to yang-*qì* insufficiency with contraction of external evils. Thus the blood's movement is uneasy and yang-*qì* is impeded and obstructed. Because this disease should be categorized as blood impediment, one should use **Astragalus** *(huáng qí)* to boost the *qì* and upbear yang, boost the defensive and secure the exterior. **White Peony** *(baí sháo)* nourishes the blood vessels. **Achyranthes** *(niú xī)* supplements the liver and kidney, strengthens the sinews and bones, frees the flow of stasis and soothes the channels and leads the blood to move downward. **Lumbricus** *(shen huan mao yin)* *(dì lóng* = Erdwurm) frees the flow of the network vessels and eliminates impediment. **Red dates** *(hóng zăo)* fortify the spleen, boost the *qì*, nourish the blood, and harmonize the other medicinals. When all these medicinals are used together, they warm the flow of impediment, soothe the sinews and relax cramping. As long as medicinals and symptoms agree (fit together) this treatment is very effective.» (ebd. S. 5)

Siehe die von Zhan Bing-chun und Zhang Hong-pin angegebenen Kräuter auch in der Liste der chinesischen Begriffe.

Astragalus *(huáng qí):*

Geschmacksrichtung: süß

Temperaturverhalten: warm

Wirkung/Meridian: Milz, Lunge

Pharmakologie: wirkt Immunsystem stärkend, erhöht die Anzahl der Leukozyten und neutrophilen Granulozyten sowie die Aktivität der Phagozyten. Wirkt gegen Altern, Herz stärkend und erweitert die peripheren, koronaren und die Blutgefäße der Nieren. Verbessert die Mikrozirkulation und die Blutbildung im Knochenmark, hemmt die Aggregation der Blutplättchen. Reguliert den Zuckerstoffwechsel, ist blutdrucksenkend, antimykotisch und antiseptisch.

Dosierung: 9–30 g» (Körfers, S. 538)

Achyranthis bidentatae radix *(niú xī):*

Geschmacksrichtung: bitter, sauer

Temperaturverhalten: neutral

Wirkungsort/Meridian: Leber, Nieren

Pharmakologie: entzündungshemmend, schmerzstillend, diuretisch, blutdrucksenkend

Dosierung: 4.5–9 g» (ebd., S. 457)

Lumbricus/Pheretima-Regenwurm *(shen hua mao yin)*

(qiū yǐn 蚯蚓, *dì lóng* 地龙 Regenwurm)

Geschmacksrichtung: salzig

Temperaturverhalten: kalt

Wirkungsort/Meridian: Leber, Milz, Blase

Pharmakologie: antiasthmatisch (Hypoxanthin, Bernsteinsäure) blutdrucksenkend, antipyretisch (Lumbroferbin), diuretisch (Bernsteinsäure), hämolytisch (Lumbitin).

Dosierung: 4.5–9 g, als Pulver 1–2 g.» (ebd. S. 26)

Paeonia radix alba (Weiße Pfingstrosenwurzel) ***(baí sháo)***

Geschmacksrichtung: bitter, sauer

Temperaturverhalten: neutral bis leicht kalt

Wirkungsort/Meridian: Leber, Milz

Pharmakologie: Blut nährend, Regel regulierend, Leber beruhigend, erweichend, Yin aufhaltend, Schweiß mindernd und stoppend.

Dosierung: 6–15 g, 15–30 g möglich.» (Körfers, S. 596) (vgl. auch die Liste der chinesischen Begriffe)

Rote Datteln *(hóng zǎo)*

(Die Wirkungen von *hóng zǎo* siehe oben und die Liste der chinesischen Begriffe)

Erstellung einer wirksamen Rezeptur

Huangdi fragte: «Könnt Ihr die Beschaffenheit und Eigenschaften der verschiedenen Heilkräuter anhand ihrer Aromen sowie die Erstellung einer wirksamen Rezeptur erklären?»

Qi Bo erläuterte: «Scharfe und süße Kräuter zerstreuen und stärken. Milde Kräuter wirken harntreibend und vertreiben Feuchtigkeit. Diese Kräuter gelten als *yang*. Saure und bittere Kräuter vertreiben in alle Richtungen. Salzige Kräuter machen geschmeidig und lösen Verhärtungen auf. Die Kräuter werden als *yin* bezeichnet. Die Erstellung eines Rezepts hängt von verschiedenen Kriterien ab. Zuerst müsst Ihr die Schwere der Krankheit feststellen. Eruiert zweitens die Natur des krankmachenden Faktors oder des Mangels. Legt drittens das Behandlungsprinzip fest. Wir kennen drei proportional unterschiedliche Rezepte. Ein **großes Rezept** wird bei schweren, komplexen Erkrankungen eingesetzt und umfasst ein Königsheilkraut, drei Minister und neun Assistentenkräuter. Ein **mittleres Rezept** wird bei weniger komplexen Erkrankungen verwendet und besteht aus einem Königskraut, drei Ministerkräutern und fünf Assistentenkräutern. Ein **kleines Rezept** kommt in relativ leichten Fällen zur Anwendung und besteht aus einem Königskraut und zwei Ministerkräutern. Die Prinzipien für eine Behandlung lauten: Wärme, um Kälte zu vertreiben; kühle, um Hitze zu mäßigen; zerstreue, um einen Stau aufzulösen; reinige, um Ansammlungen zu eliminieren; führe ab, um Wasser abzuleiten; mache geschmeidig, um Trockenheit zu befeuchten; stärke, um einen Mangel auszugleichen; verlangsame, um einen akuten Verlauf zu stoppen; belebe, um einen Fluss zu beschleunigen; führe Erbrechen herbei, um Nahrung oder Schleim abzusondern; beruhige, um die Angst zu verjagen, und erweiche, um Ansammlungen aufzulösen. Andere Methoden wie Kräuterbäder oder Massage können als unterstützende Therapie eingesetzt werden.» (Der Gelbe Kaiser, S. 375 ff)

In diesem Zitat wird die individuelle Behandlung von Krankheiten in der TCM erkennbar.

Es gibt verschiedene Arzneimittel zur Behandlung einer Blutstase, welche unter dem chinesischen Ausdruck «*huŏ xuè huà yū*» 活血化淤 bezeichnet sind, was so viel bedeutet wie: «beleben Blut, verwandeln Blutstase». Dabei handelt es sich um zwei verschiedene Funktionen. Diese werden nach neuesten pharmakologischen Forschungen in der TCM noch genauer unterschieden.

Die Behandlung der Blutstase beruht in der Chinesischen Medizin auf Therapieprinzipien der **Blutstasetherapie**, welche Arzneimittel einsetzt, die das Blut beleben und das Blut bei Hitze kühlen. Hat man die Diagnose einer Blutstase gestellt und ihre Ursache gefunden, folgt das Behandlungsprinzip als nächster Schritt. Daraus ergeben sich dann der Zusammenhang und die Modifikation der Rezeptur.

«Die Blutstase ist ein Syndrom, das sich zwar an verschiedenen Stellen des Körpers manifestiert, jedoch eine universelle Natur hat; d.h. das Blut ist an jeder Stelle des Körpers in seinem Fluss gestört. Nur eine Arznei, die wiederum überall hingelangt, kann eine solche Störung direkt angehen.» (Neeb, G., S. 126)

Die analgetische Wirkung der im Westen beschriebenen Analgetika unterscheidet sich von analgetischen Rezepturen der TCM insofern, als sie auch blutbelebende, blutharmonisierende und bluternährende Drogen enthält.

Nach Gunther Neeb handelt es sich um drei Gruppen von Arzneien:

1. **Blutharmonisierende Arzneien** wirken etwas schwächer, nähren aber das Blut.
2. **Blutbewegende Arzneien** bewegen das Blut stärker, wandeln die Blutstase um, schwächen aber langfristig das Blut. Beide Arzneien sollten immer mit blutnährenden Arzneien kombiniert werden.
3. **Blutstasebrechende Arzneien** werden bei trockenem und langfristig gestautem Blut verwendet. Sie machen die Gefäße frei. Sie werden als «Abflussfreimacher» bei Blutstase verwendet. Man sollte sie aber nicht über längere Zeit einnehmen.

> «Da fast alle der blutbelebenden Arzneien, besonders aber die blutbewegenden und die blutstasebrechenden Arzneien durch verschiedene Mechanismen aktiv auf die Blutgerinnung und Thrombolyse wirken, sollte besonders die gleichzeitige Verschreibung westlicher Präparate wie z.B. cumarinhaltiger, heparinhaltiger und hirudinhaltiger Mittel vermieden werden... Es ist also eine Überlegung wert, im klinischen Einsatz der blutbewegenden und blutstasebrechenden Mittel versuchsweise auf das gleichzeitige Verschreiben von anderen «Blutverdünnern» zu verzichten. Dies gilt auch besonders für langfristig eingesetzte Präparate wie z.B. acetylsalicylsäurehaltige (ASS) Produkte.» (Neeb, ebd. S. 69)

Man sollte auch abklären, ob Blutveränderungen vorhanden sind.

> »In der Hämorheologie werden die Blutveränderungen als «Konzentration, Zähe, Gerinnung, Verklumpung» zusammengefasst. Konzentration bedeutet eine Erhöhung des Blutfettspiegels und Albumingehaltes, auch erhöhtes Hämatokrit ist ein Zeichen dafür. Zähe bedeutet eine Erhöhung der Blut- und Plasmaviskosität, Gerinnung heißt eine Erhöhung des Fibrinogengehaltes und eine schnellere Blutgerinnungszeit und Verklumpung schließlich bedeutet eine erhöhte Thrombozytenaggregation.» (ebd. S. 67)

Bestimmte Arzneimittel werden in der Praxis oft zusammen verwendet. Man kombiniert z.B. «Arzneimittel, die *qì* regulieren» mit «Arzneimittel, die tonisieren», um einen Überschuss dieser stärkenden Arzneimittel zu mäßigen und damit das *qì* nicht zu träge wird. «Arzneimittel, die Blutungen stillen» verordnet man oft mit «Arzneimittel, die das Blut kühlen». Dies deswegen, weil eine akute Blutung meistens durch «Hitze im Blut» verursacht wird.

Es gibt bestimmte Arzneimittel, welche als Kombination kontraindiziert sind. Sie können die Wirkung der anderen Arzneimittel aufheben oder sich auf die Kombination ungünstig auswirken, weil sie in dieser Form toxisch sind und Nebenwirkungen hervorrufen oder weil das Hinzufügen des einen Arzneimittels den positiven Effekt des anderen reduziert oder aufhebt. Umgekehrt gibt es Zusammenstellungen von

Arzneimitteln, die vorteilhaft sind, weil die Kombination die Wirkung einer oder mehrerer Arzneimittel oder die unerwünschte Giftigkeit beziehungsweise die schädlichen Nebenwirkungen eines der Arzneimittel verringert.

Wie bereits erwähnt, wird bei der Auswahl der Drogen bzw. Nahrungsmittel von einem Hauptmittel ausgegangen, welches als «Kaiser» bezeichnet wird. Dann wählt man eine Droge oder ein Nahrungsmittel aus, welches eine unterstützende Funktion hat, andere Organe aufzubauen. Das ist der «Minister». Dann gibt es noch zusätzliche Drogen oder Nahrungsmittel, welche als «Gesandte» bezeichnet werden, die z.B. die schädlichen Wirkungen der Hauptdroge oder der Hauptnahrungsmittel lindern oder aufheben.

Welche Kräuter zur Anwendung kommen, hängt von verschiedenen Faktoren ab.

> So sagt Huangdi: «Mensch und Natur sind untrennbar verbunden. Die zyklische Bewegung der Himmelskörper erzeugt atmosphärische Einflüsse, die die Abfolge der Jahreszeiten bestimmen und verantwortlich sind für die Veränderungen in allen lebenden und toten Dingen. Diese Zyklen wiederholen sich endlos, nach einem vorhersagbaren Muster, und doch ist ihnen die Neigung zu chaotischem Verhalten eigen. Es ist dieses Chaos auf makrokosmischer Ebene, die das subtile ökologische Gleichgewicht im Menschen stört und Krankheiten verursacht.»
>
> Huangdi fragte daraufhin: «Könnt Ihr mir die wesentlichen Aspekte von Krankheit und Therapie erklären?»
>
> Qi Bo erwiderte: «Die sechs in der Natur wirkenden atmosphärischen Einflüsse Jueyin/Wind, Shaoyin/Hitze, Taiyin/Feuchtigkeit, Shaoyang/Feuer, Yangming/Trockenheit und Taiyang/Kälte bilden die Basis für das Entstehen und Vergehen aller Dinge sowie für jede Krankheit bei den Menschen. Im Rahmen einer jahreszeitlichen und jährlichen Rotation dominiert jeder Einfluss im Rahmen einer feststehenden Reihenfolge. Innerhalb dieser Rotation kann es zu Unordnung kommen, wenn zum Beispiel ein Nebeneinfluss zur unrechten Zeit dominant wird, denn dies stört die ausgewogene Ökologie. Um das Gleichgewicht im Menschen wieder herzustellen kann man **Kräutermedizinen** verwenden, die dem krankheitsauslösenden Einfluss entgegenwirken. Wenn zum Beispiel der eindringende Einfluss Shaoyang/Feuer ist, dann sind salzige, bittere und kalte Kräuter indiziert, denn sie kühlen und klären das Feuer. Dieser Ansatz, dem Pathogen mittels Kräutern die eindämmende Wirkung haben, entgegen zu wirken, nennt man *zhèngzhì*, diametrale Behandlung. Steht die Ursache einer Erkrankung im Gegensatz zur Natur der manifesten Zeichen und Symptome – wenn also zum Beispiel Taiyang/Kälte eindringt und sich als Fieber äußert, dann ist der Einsatz von Kräutern angezeigt, deren Eigenschaften denen der Symptome ähneln, in diesem Fall wären es also süße, scharfe und heiße Kräuter. Behandelt man somit Symptome mittels Arzneien, die ihrem Wesen auch den Symptomen ähneln, spricht man von *fǎnzhì*, von einer homöopathischen Behandlung.» (Der Gelbe Kaiser, ebd. S.373f)

Nur erfahrene Therapeuten können die folgenden von Neeb empfohlenen Kräuter auf den individuellen Patienten abstimmen.

Hier einige Beispiele von Arzneimitteln, die Gunther Neeb (ebd. S. 106–116) zur Behandlung von Blutstase empfiehlt:

1. **die Oberfläche (Außen) befreien** *shēng jiāng* (Rhizoma Zingiberis Recens), welche zu den scharfen, warmen, die Oberfläche befreienden Arzneien gehört.
   Diese Arznei wird
   a) als Diaphoretikum[49] bei Erkrankungen durch Wind und Kälte und
   b) als Antiemetikum[50] angewendet.
   Verwendet u.a. in folgenden Blutstase-Rezepturen: *wen jing tang* (Menses wärmendes Dekokt). Es wird gerne bei kältebedingter Blutstase eingesetzt.

2. **Schleim umwandeln** *bàn xià* (Rhizoma Pinelliae). Es gehört zu den schleimlösenden Arzneimitteln, welche Anwendung finden:
   a) als Expectorans bei Husten mit profusem, dünnem Schleim und
   b) als Antiemetikum bei Übelkeit und Erbrechen und Schwangerschaftserbrechen.
   Nach neuen pharmakologischen Forschungsergebnissen wirkt *bàn xìa* schleimlösend und expektorierend, hustenstillend, antiemetisch und der Lungenfibrosebildung entgegen.

3. **Das Innere (Interior) wärmen** *ròu guì* (Cortex Cinnamomi)
   Es wird klassisch verwendet
   a) zum Erwärmen des Yang-*qì* der Niere bei der Behandlung von chronischer Diarrhö mit kalten Gliedern, Oligurie und Ödemen durch Unterfunktion der Niere.
   b) gegen Schmerzen im Unterleib durch Kälte und bei der Behandlung von gastrointestinalen Schmerzen durch Kälte.
   Verwendet u.a. in folgenden Blutstase-Rezepturen: *shao fu zhu yu tang* (Antistasisches Unterbauch-Dekokt) und *sheng hua tang* (Wandel gebärendes Dekokt).

4. ***qì*-bewegende Arzneimittel**, welche traditionell angewandt werden.
   chén pí (Pericarpium Citri Reticulatae) findet Anwendung
   a) als Karminativum und Stomachicum zur Regulierung der Transportfunktion der Milz

49 Diaphoretika = schweißtreibende Mittel

50 Antiemetikum = Mittel gegen Erbrechen

b) zur Regulation von *qì* bei der Behandlung von gastrointestinalem Völlegefühl, Erbrechen und zum Erwärmen des Yang-*qì* der Niere, bei der Behandlung von chronischem Durchfall mit kaltem Schluckauf,

c) als Expektorans bei Husten und profusem (stark fließendem) Schleim

Verwendet u.a. in folgenden Blutstase-Rezepturen: *ge xia zhu yu tang* (Antistasisches Bauchraum-Dekokt), *tong qi san* (*qì* Passage Pulver), *dian kuang meng xing tang* (Psychose Dekokt) und *shen tong zhu yu tang* (Antistasisches Schmerzdekokt).

5. *qì*-stärkende Arzneimittel

ren shen (Radix panax Ginseng) und *dang shen* (Radix Codonopsitis Pilosulae) heute oft als preiswerter Ginseng-Ersatz verwendet.

Während *ginseng* das *qì* des gesamten Körpers stärkt, wirkt *dǎng shēn* nur auf das *qì* der Mitte. Milz, Magen, Herzklopfen, Kurzatmigkeit, Gliederschwäche, Appetitlosigkeit und dünner Stuhl gehören jedoch alle zu den Indikationen von *dǎng shēn*.

Ginseng wird eingesetzt bei:

Herz: koronaren Herzkrankheiten, Herzarrhythmie, akutem Herzinfarkt und endotoxischer Myocarditis.

Kreislauf/Blut: Schock, Hyper- und Hypotonie, Hypercholesterinämie, Hyperlipidämie, erhöhter Koagulationsneigung, leukozytärer- und Erythrozytenanämie.

Verdauung/Stoffwechsel: akuter und chronischer Hepatitis, Verdauungsstörungen, Analprolaps und Diabetes.

Ferner bei: Sexualstörungen, funktionellen Störungen aller Art, Neurasthenie, Karzinomen, allergischer Rhinitis und rheumatischer Arthritis.

Ginseng wirkt fördernd auf die Gedächtnisleistung, es steigert die Herzleistung und die zelluläre Nukleinsäurebildung und den Eiweißstoffwechsel, stimuliert das adrenokortikale endokrine System und die Blutbildung, wirkt hemmend auf Thrombozytenaggregation und Krebszellenwachstum, wirkt in beide Richtungen regulierend auf ZNS, Blutdruck, Blutzucker und Immunsystem (zellulär und humoral) und schützt die Herzmuskelzellen u.a. Zellen vor Anoxieschäden und Schock. Es enthält östrogenartige Substanzen, senkt Prostaglandin-E- und F-Werte und verringert das PGE/PGF-Verhältnis. Erhöht die Thyrotoxin 3 Inkretion und somit auch den T4-Plasmaspiegel und den cAMP[51]-Plasmaspiegel. Es wirkt

51 cAMP = cyclo AMP (zyklisches Adenosinmonophosphat)

ferner hepatoprotektiv, (umwelt-) adaptionsfördernd, arbeitsleistungssteigernd, antioxidativ, antineoplastisch, antimutagen und bei Versuchstieren den Alterungsprozess verzögernd, und lebensverlängernd u.v.m. (vgl. Kohn, S., ebd.)
Die bekanntesten Ginsengarten sind der koreanische/sibirische und der amerikanische Ginseng. (vgl. Kohn, S. 152 ff)

Der **sibirische/koreanische Ginseng**
- hilft bei Schwäche
- besitzt antioxidative Eigenschaften
- stimuliert Salpetersäure
- sowie alle das Immunsystem betreffenden Komponenten
- schützt das Atmungssystem
- reduziert Entzündungen
- wirkt bei Diabetes und senkt den Blutzucker
- vermehrt den Blutfluss zum Gehirn
- hilft bei Konzentrationsschwäche (ADD, ADHS)
- lindert Depressionen

Diese Droge wird von Athleten verwendet, welche ihre Leistung steigern wollen. Er ist wirksam im Kampf gegen Krebs, da er die B-Zellen stimuliert, welche sich bei chronischer Leukämie, multipler Rückenmarkentzündung und Eierstockkrebs erschöpfen.
Vorsicht: Bei längerem Gebrauch kann die Droge zu Herzklopfen und Herzstörungen führen. Es ist daher ratsam sich vor Gebrauch der Droge an einen erfahrenen Arzt oder Therapeuten zu wenden.

Der **amerikanische Ginseng**
ist eine kleinere Art der asiatischen Vielfalt. Dieser wurde auch bereits von den Eingeborenen eingenommen.
- er besitzt einen bitter-süßen Geschmack
- hat kühlende Eigenschaften
- wirkt hauptsächlich das Yin des Körpers zu stärken,
- hilft bei Atembeschwerden
- hilft bei Rekonvaleszenzen nach Krankheiten und bei einer überlasteten Leber. Besonders Patienten, deren Leber jahrelang durch fette und stark gewürzte

Speisen und Alkoholmissbrauch geschädigt wurde, kann der amerikanische Ginseng Erleichterung bringen.

Vorsicht: Auch der amerikanische Ginseng sollte mit Vorsicht und nicht über längere Zeit eingenommen werden. (Vgl. Kohn, L. S. 152 ff)
Siehe dazu auch Harnisch, Günter: «Chinesische Heilmittel für ein langes Leben».

dǎng shēn wirkt blutbildend, adaptogen, beruhigend und die Stresstoleranz erhöhend, antibakteriell, antiphlogistisch und analgetisch. Es erhöht die zelluläre Immunabwehr, den Plasmakortisonspiegel und den Blutzucker. Er schützt das Gewebe vor ischämischen Schäden. Seine heutige Anwendung umfasst u.a. Anämie, koronare Herzerkrankungen, akute Höhenkrankheit, Ulcus gaster, Nephritis, Verdauungsschwäche, Psoriasis, purulente Geschwüre und Neurosen.

6. **Yin- oder Yang-supplementive Arzneimittel** *baí sháo* (Radix Paeoniae Lactiflorae) gehört zu den das Yin stärkenden Arzneimitteln. Es wird verwendet:
   a) zur Nährung des Blutes und zur Regulation des Menstruationsflusses bei der Behandlung von Menstruationsstörungen.
   b) als ein Spasmolytikum und Analgetikum bei Kopfschmerzen, abdominalen Schmerzen, Spasmen der Beinmuskeln etc.

Verwendet wird es u.a. in folgenden Blutstase-Rezepturen: *da huang zhe chong wan* (Rheum Eupolyphaga Pillen), *shu jing huo xue tang* (Gefäße entspannendes Dekokt), *ai fu nuan gong wan* (Artemisia Cyperus Pillen), *wen jing tang* (Menses wärmendes Dekokt), *ku bao li su tang* (Garantiertes Wiederbelebung Dekokt), *zhe xie tiao zhong tang* (antidiarrhöisches mitteregulierendes Dekokt) und *zhu wei tang* (wei-ying stärkendes Dekokt).

7. **Hitze kühlende Arzneimittel**
   shēng dì huáng (Radix Rehmanniae) wird verwendet
   a) zur Kühlung von Hitze und besonderer Hitze des Blutes, wie bei febrilen Krankheiten mit Hitzepathogenen im Bereich des Blutes (Hämorrhagien, Exantheme).
   b) zur Nährung von Yin und der Erzeugung von Körperflüssigkeiten, wie bei Yin-Leere oder mit niedrigen Fieberkontinua, Verstopfung, Mundtrockenheit und «knochendampfendem Fieber» oder bei Schädigung der Körperflüssigkeiten und diabetischen Zuständen;

c) zur Kühlung von aufsteigendem Feuerpathogen des Herzens mit Aphten, Reizbarkeit, Insomnia, Nachmittagsfieber usw.

Verwendet u.a. in folgenden Blutstase-Rezepturen: *xue fu zhu yu tang* (Antistasisches Brustraum Dekokt), *ai fu nuan gong wan* (Artemisia Cyperus Pillen), *jie du huo xue tang* (entgiftendes, blutbelebendes Dekokt), *hui yan zhu yu tang* (Antistasisches Epiglottis Dekokt), *shu jing huo xue tang* (Gefäße entspannendes Dekokt), *tao hong si wu tang* (Persica-Carthamus Vier Bestandteile Dekokt) *und yang yin tong bi tang* (Yin-nährendes *bì*-lösendes Dekokt).» (Neeb, ebd. S. 106–116)

20.2 Die Behandlung mit Akupunktur 针灸治疗 *(zhēnjiŭ zhìliáo)*

Die ersten aus Knochen und Steinsplittern gefertigten Akupunkturnadeln zeigen die Funde aus der Steinzeit. Sie wurden damals schon zu Aderlass verwendet, und um geronnenes Blut zu entfernen. Man kann dies als eine Vorstufe zur Blutstasetherapie betrachten. Im Klassiker des Gelben Kaisers, dem Nei Jing, findet man bereits schriftliche Aufzeichnungen, z.B. aus der Zeit der Streitenden Reiche (475–221 v. Chr.)

Im 3. Jahrhundert (Han-Dynastie) wurde von Zhang Zhong-jing ein genaueres Konzept mit Diagnose und Therapie der Blutstase entwickelt. Zhang Zhong-jing war der erste, der für Blutstase das chinesische Wort «*xū xuè*» geprägt hat. «*xū xuè*» entspricht auch der Blutakkumulation, worunter Blutstase mit Hitze zu verstehen ist. Diese Themen wurden in den nachfolgenden Jahrhunderten von verschiedenen Ärzten erweitert.

Unter **Akupunktur** versteht man eine Technik, mittels der man die Hautoberfläche an bestimmten Punkten eines Meridians bzw. einer Leitbahn mit sehr feinen Nadeln durchsticht. Die Akupunkturpunkte befinden sich auf jeder Leitbahn. Der Akupunkturpunkt heißt «Durchtrittsöffnung».

Die Punkte werden nach den TCM-Regeln ausgewählt, um damit spezifische therapeutische Effekte zu erzielen. Wenn die Diagnose einer Erkrankung feststeht, kann man das Behandlungsprinzip für die Akupunktur erstellen. Es gibt verschiedene Techniken mit denen die Nadeln eingestochen und manipuliert werden. Damit werden therapeutische Wirkungen erreicht.

Zur Behandlung der Blutstase kann die Akupunktur neben der Arzneimitteltherapie auch ihren Beitrag leisten. Zum Beispiel indem sie den Blutfluss erhöht, die Leitbahnen durchgängig macht und *qì* und Blut bewegt. Da bei Blutstase und RLS der Schmerz eine Rolle spielt, kann besonders die Akupunktur diesen effizient therapieren. **Dennoch darf die Akupunktur nicht nur als Schmerztherapie betrachtet werden, da sie keine Symptome bekämpft, sondern den Körper als Ganzen stärkt.**

Im Vergleich zur Arzneimitteltherapie, welche direkt auf der Blutebene ansetzt, wirkt die Akupunktur auf der Ebene des Blutes nur über das *qì*. Bei allgemeinen Störungen der Blutstase gibt G. Neeb die in der Literatur bekannten Akupunkturpunkte an:

> »Mi 6, Bl 17, bei Blutkrankheiten immer *liè quē*, Lu 7, und das blutige Nadeln mit einer Dreikantnadel von Wei Zhong, Bl 40. Allgemein werden folgende Akupunkturpunkte empfohlen: BL 60, Le 2, Le 3, Mi 6, Mi 8, Di 11 und Pe 5». (ebd.)

Niere 9, *zhū bīn* (= «Den Gast beherbergen») kann für die bei RLS bekannten Symptome wie «schwache Knie und Unterschenkel, die besonders bei älteren Menschen auftreten», angewendet werden. Niere 9 wird angewendet bei

> «Nieren-Yin-Schwäche mit Herzrasen, Schlaflosigkeit und Panikattacken, um Agitation oben durch Stärkung des Yin unten zu beruhigen… Durch einen ungleichmäßigen Fluss des Nieren-*qì* zittern oder bewegen sich ständig ihre Beine. Psychisch werden sie von Rastlosigkeit und mangelnder Entschlossenheit heimgesucht. Niere 9 ‹stärkt auch das Flussbett der Willenskraft› und hilft bei der Entwicklung einer ausdauernden Haltung, die nicht beim ersten Hindernis knieschlotternd das Vertrauen in die eigenen Fähigkeiten verliert.» (Müller, Josef, Den Geist verwurzeln S. 182)

In der Akupunktur gibt es verschiedene Techniken, die bei der Behandlung von Krankheiten eingesetzt werden. Es gibt besondere **Sedierungs- bzw. ableitende** *(píng xiè / xiè fǎ)* und **Tonisierungstechniken** *(píng bú)*. Dies sollen folgende Texte aus dem Gelben Kaiser veranschaulichen.

> Huangdi fragte: «Könnt Ihr bitte die Sedierungs- und Tonisierungstechniken, die in diesem Fall angezeigt sind, erläutern?
>
> Qi Bo erwiderte: «Bei einem Überschuss an Blut sediert die Leitbahn, die in Fülle ist, und leitet ein bischen Blut aus. Bei einem Mangel lokalisiert die entsprechende Leitbahn, und akupunktiert sie. Lasst die Nadeln im Körper während Ihr den Puls des Patienten überprüft. Ist er überflutend und groß, zieht die Nadeln sofort zurück. Lasst kein Blut austreten.»
>
> Huangdi fragte: «Was tut man, wenn das Blut in den Leitbahnen stagniert?»
>
> Qi Bo erwiderte: «Findet die Leitbahn, in der das Blut stagniert und lasst sie bluten. So kann das Blut aus der Leitbahn entkommen und die Stagnation auflösen.» (Der Gelbe Kaiser, S. 288f)

In der westlichen Medizin werden z.B. Quetschungen, Verletzungen usw. mit Eisbeuteln gekühlt. Auf diese Weise bleibt aber die Stagnation des Blutes im Körper bestehen.

Bei Hitze- und Kältezuständen wird folgende Nadelung empfohlen:

> «Es existiert eine Methode, die Yang-Nadelung genannt wird. Dies bedeutet, dass eine Nadel direkt in der Mitte des Punktes eingestochen wird, dann je eine rechts und links des Punktes und andere diagonal dazu, um die Wirkung der ersten Nadel zu unterstützen. Diese Methode kann sowohl bei Hitze- als auch bei Kältezuständen angewandt werden. (ebd. S. 260)

Des Weiteren empfiehlt Qi Bo:

> «Sitzt die Krankheit auf der Ebene der Sehnen und kommt es zu Krämpfen und Zuckungen in den Gliedmaßen und zu Gelenksschmerzen und ist die Beweglichkeit eingeschränkt, dann sprechen wir von *jīn bì*, von einem *bì*-Syndrom[52] der Sehnen. Beginnt mit einer Nadelung der schmerzhaften Stellen an der Sehne selbst. Da die Sehnen Muskeln und Knochen verbinden, müsst Ihr darauf achten, dass Ihr die Knochen nicht verletzt. Ein Wärmegefühl in den Sehnen ist ein Zeichen für eine Besserung des Zustandes. Ist die Krankheit vollkommen geheilt, dann stellt auch die Akupunkturbehandlung ein.» (ebd. S. 261)

Bei einem Überschusszustand empfiehlt Qi Bo eine **ableitende/sedierende Technik** *(xiè fă / píng xiè):*

> «Akupunktiert Ihr bei einem Überschusszustand, so stecht die Nadel hinein, während der Patient einatmet. Achtet darauf, dass das *qì* nicht seine Fließrichtung umkehrt oder rebelliert. Sobald die Nadel eingeführt ist, wartet geduldig, bis das *qì* ankommt. Lasst die Nadel länger im Körper, damit der krankheitsauslösende Faktor sich nicht ausbreiten kann. Manipuliert Ihr die Nadel, um das *qì* zu erreichen, dann lasst den Patienten einatmen, während Ihr die Nadel langsam herauszieht. Am Ende des Ausatmens sollte die Nadel vollkommen herausgezogen sein. Auf diese Weise wird das Pathogen gänzlich aus dem Körper vertrieben. Dies nennt man die Technik des Sedierens.» (Der Gelbe Kaiser, ebd. S. 152)

Bei einem Mangelzustand empfiehlt er eine **tonisierende** *(píng bú)* **Technik**.

> Huangdi fragte: «Wie tonisiere ich nun Mangel-Zustände?»
>
> Qi Bo erwiderte: «Wenn Ihr die Akupunktur zum Tonisieren benutzt, müsst Ihr zuerst den richtigen Punkt finden und die Haut an der entsprechenden Stelle reiben. Drückt den Punkt mit dem Finger, damit sich das *qì* in der Leitbahn aus-

52 Siehe das Kapitel 13.2 «Das *bì*-Syndrom».

breiten kann. Massiert den Punkt, um seine Energie zu aktivieren. Dann bittet den Patienten sich zu konzentrieren. Drückt mit dem Finger auf diese Stelle, und führt die Nadel ein. Wartet, bis das *qì* den Punkt erreicht hat; sobald es frei fließt, könnt Ihr die Nadel entfernen. Entfernt die Nadel mit Eurer rechten Hand, und schließt das Loch mit Eurer linken Hand, damit das *qì* nicht entweichen kann. Beim Einführen der Nadel sollte der Patient ausatmen. Am Ende des Ausatmens sollte die Nadel vollständig eingeführt sein. Wartet achtsam auf das *qì*. Sobald es ankommt, lasst den Patienten einatmen. Dann entfernt die Nadel. Auf diese Weise geht kein *qì* verloren. Nach dem Entfernen der Nadel massiert die Gegend um den Punkt.

So bleibt das *zhèng qì*, das wahre *qì*, im Inneren des Körpers. Dies nennt man die Technik des Sedierens.» (Der Gelbe Kaiser, ebd. S. 152 f)

«All diese Akupunkturmethoden müssen in Einklang mit den Bewegungen der vier Jahreszeiten, des Mondes und der Sonne und der Sterne stehen. Diese Faktoren beeinflussen die Funktionen des menschlichen Körpers. An warmen, hellen, wolkenlosen Tagen fließt das Blut gleichmäßig, und das *wèi qì*, das Abwehr-*qì*, schwebt an der Oberfläche. Bei kaltem, wolkigem Wetter hingegen, wenn sich die Sonne nicht zeigt, wird der Fluss des Blutes stockender. Das Abwehr-*qì* schwebt nicht so leicht an der Oberfläche, sondern kann sogar absinken.» (ebd. S. 147)

Dies deutet darauf hin, dass bei einem stockenden Blutfluss sich leichter ein Kältepathogen einschleichen kann. Darum sollte man sich an kalten, windigen Tagen mit entsprechender Kleidung schützen.

So pflegten es auch die alten Kaiser, weil sie begriffen haben, die «bewölkten Tage» in ihrem Leben zu meiden und damit ihr Leben zu verlängern. Die nachkommenden Generationen haben deswegen diese Kaiser als weise Herrscher verehrt.

20.3 Die Behandlung mit Ernährung 食疗 (*shíliáo*)

Ohne Ernährung gibt es kein Leben. Der ganze Kreislauf des Lebens basiert auf Wechsel, Austausch, Umwandlung und Ernährung. Unsere körperliche und geistige Kraft, unsere Stimmungen, all das wird deutlich durch unsere Ernährung beeinflusst. Weder zu viel noch zu wenig noch einseitige Ernährung ist zuträglich. Wie in allen Dingen ist das Maß, das Gleichgewicht, entscheidend.

Dr. Kuan Hin, unser chinesischer Lehrer in TCM, sagte:

«Wir können nicht täglich zum Arzt gehen oder täglich Tabletten schlucken, Aber essen müssen wir täglich, um unsere Gesundheit zu erhalten. Unsere Gesundheit liegt daher im Teller.»

Und Hippokrates sagte:

«Eure Nahrungsmittel seien Eure Heilmittel!»

Bereits vor 2000 Jahren wurden differenzierte diätetische Empfehlungen gegeben, denn Ernährungsrichtlinien galten als eine der effektivsten Möglichkeiten, die Gesundheit zu erhalten.

Die TCM hat eine über 2000-jährige Geschichte. Sie gründet auf den über Jahrtausende gesammelten Erfahrungen, welche Nahrungsmittel bei welchen Krankheitsformen eine positive Wirkung entfalten.

> «Die Ernährungstherapie geht von dem Grundgedanken aus, dass jedes Nahrungsmittel bestimmte Eigenschaften hat, die auf den Körper einwirken. Diese spezifische Wirkung kann einerseits zur Erhaltung der Gesundheit, andererseits zur Therapie von Krankheiten genutzt werden, wenn ein Disharmonie-Zustand im menschlichen Körper ausgeglichen werden muss. In ihrem therapeutischen Ansatz unterscheidet sich die Ernährungstherapie von der normalen Nahrungsaufnahme, bei der die Befriedigung des Hungergefühls und der Genuss im Vordergrund stehen.
>
> Durch die verschiedenen Eigenschaften der Nahrungsmittel ist es möglich, differenzierte Empfehlungen zur gesunden Ernährung auszusprechen. Sie richten sich nach
> - der Art der Erkrankung
> - der spezifischen Ausprägung einer Erkrankung
> - der Jahreszeit bzw. dem am jeweiligen Ort herrschenden Klima
> - dem besonderen Zustand des Patienten (z.B. Alter, Konstitution)»
>
> (Wu Yanping, Ernährungstherapie mit chinesischen Kräutern, Die chinesische Diätetik kombiniert mit Phytotherapie, S. 2)

In China nutzten sowohl das chinesische Volk als auch der kaiserliche Hof seit 2000 Jahren Nahrungsmittel, um ihre Gesundheit zu verbessern und Krankheiten zu heilen.

So wurden z.B. die in medizinischen Rezepturen vorkommenden bestimmten Heilpflanzen auch als Nahrungsmittel in Suppen oder anderen Gerichten gegessen. Die Rezepte wurden als Hausmittel bei verschiedenen Krankheiten von Familie zu Familie und von Generation zu Generation weitergegeben.

Ähnlich den medizinischen Heilpflanzen werden auch alltägliche Nahrungsmittel nach der TCM-Theorie bewertet und klassifiziert. So wird die Wirkung auf den Körper, ihre Eigenschaften, ihr Temperaturverhalten und ihre Geschmacksrichtung bestimmt. Einige stärken das *qì*, andere Yin und Yang und nähren das Blut, andere können wieder Hitze ableiten oder wirken diuretisch.

Zusammen mit dem/der TCM-Therapeuten/-Therapeutin können Sie aufgrund der Eigenschaften und Wirkungen der Nahrungsmittel auf den Körper herausfinden, welche Nahrungsmittel in Ihrer Ernährung Ihren Zustand verschlechtern oder Ihnen Beschwerden verursachen. Er oder sie wird Ihnen vielleicht empfehlen, einige Nahrungsmittel, die Sie bisher verwendet haben, wegzulassen und bestimmte Nahrungsmittel zu konsumieren, die Ihnen gut tun.

Seit ein paar Jahrzehnten empfehlen westliche Ernährungswissenschafter vermehrt, den Rohkostanteil der Nahrung zu erhöhen, um die lebenswichtigen Vitamine zu bewahren. Die alten Chinesen empfehlen jedoch zugunsten der Bekömmlichkeit und der Gesundheit, den Großteil der Speisen zu kochen, besonders im Winter. Durch die daraus folgende «Erwärmung der Mitte» wird die Verdauungskraft gestärkt. Somit kann die Nahrung besser verwertet werden. Der Kochprozess übernimmt schon im voraus einen Teil der Verdauungsarbeit und entlastet damit den Organismus. Achtet man beim Kochen weder auf die Art der Nahrungsmittel noch auf die nötige Ruhe beim Essen, bleibt die vorgängige Verdauungsarbeit aus. Folgende Bildbeschreibung von Manuela Heider de Jansen soll dies veranschaulichen.

> «Wird das *mìng-mēn*-Feuer reichlich von unserer ererbten Substanz, dem *jīng* (*jīng qì*, Anm. d. Verf.) mit hochwertigem Brennstoff gespeist, brennt dieses Feuer andauernd und stetig. Betrachten wir eine einfache Szene:
>
> Stellen wir uns vor, dass unter dem Kessel mit der uns zugeführten Nahrung ein Feuer sanft und gleichmäßig brennt und die Suppe simmern lässt – ein Bild voll gelassener Ruhe. Die Speise braucht Zeit, um perfekt zubereitet zu sein, damit das Wertvolle daraus gezogen werden kann. Bei Menschen, die ihr Lebensfeuer strapaziert haben, ist die Suppe oben kalt, weil die Wärme nicht mehr ausreicht, und da alles so lange dauert, hängt das Ganze auch noch am Boden des Topfes an. Das Essen verliert seinen Duft und riecht fade, übel. Dieser Geruch ist dann als Mundgeruch und unangenehme Körperausdünstung wahrzunehmen. Wir nennen dieses Bild einer Störung *Nahrungsstagnation*.
>
> Bleiben wir bei diesem Bild: Was geschieht, wenn der Koch ständig in Eile ist? Das Feuer wird hochgefahren. Es wird irgendwas nachgelegt, oben aus dem Topf spritzt dann die Suppe, fertig ist sie nicht wirklich, nur heiß, über dem Topf wird es empfindlich heiß... Was geschieht nun, wenn ursprünglich das Nieren-Feuer ausreichend war, aber jemand immer wieder Kühles zuführt? Um bei dem Bild des Topfes zu bleiben. Wann immer die Suppe vielleicht gerade geköchelt hatte, wird irgendetwas anderes aus dem Kühlschrank dazugeworfen. Sind unten Möhren, Reis und Zwiebeln und gute Vorsätze im Topf, wird Minuten später Joghurt hineingerührt, viel kaltes Mineralwasser mit Gasbläschen muss unbedingt dazu, und vielleicht ein Glas kalorienarme Gürkchen. Aber es vergeht auch danach keine Zeit, in der nicht wieder etwas anderes untergemengt wird. Je nach Überzeugung Knäckebrot oder Sahnetorte, Speiseeis oder kalte frische Blattsalate. Unten quält

sich das Feuer. Die Zeit verstreicht. Das Essen bleibt kalt, aber der Kessel läuft fast über – oben bildet sich Schaum. Verwertbar ist eigentlich nichts. So viel Gutes, aber alles ist durcheinander, und nichts ist gut.

Müde und gelangweilt sitzt die Person vor dem Topf und wartet weiter. Hände und Füße sind kalt. Der Hunger bleibt, obwohl der Topf so voll ist. Die Trägheit greift auf den Geist über, die Gedanken werden schwer, die Aufnahmefähigkeit lässt nach. Alles wird unklar, verschwommen, wie eben auch die Brühe im Topf. Woher soll denn nun die Kraft kommen? Das Organ der zentralen *qì*-Bildung müht sich. Wir nennen dies Milz und Magen. Durch den ständigen Hunger bei vollem Topf zeigen sich nicht nur Zeichen von Nahrungsstagnation, sondern häufig auch Übergewicht und beständiges Hungergefühl.» (Heider de Jansen, Manuela, ebd. S. 28)

Die TCM empfiehlt, mehr Gekochtes zu sich zu nehmen, denn daraus gewinnen wir somit noch mehr Energie aus unseren Mahlzeiten (vgl. die Bedeutung des chinesischen Zeichens «*qì*» in Kapitel 9 und in der Liste der chinesischen Begriffe. Das Zeichen *qì* 气 enthält – in seiner Langform – das Zeichen für Reis 氣).

Unser Stoffwechsel verbessert sich und wir können mit Genuss unser Idealgewicht erreichen, bzw. erhalten. Wir fühlen uns nach einer gut zubereiteten Speise richtig gesättigt und doch «leicht». Auch brauchen wir nicht bei jeder Erkältungswelle gleich einen Schnupfen zu fürchten. Rohkost genügt als Beilage, insbesondere im Sommer, da sie uns erfrischt und zum Ausgleich sehr gut ist. Es kommt auf das Maß an.

In diesem Zusammenhang möchte ich erwähnen, dass in der Schulmedizin bei Erkältungskrankheiten gerne **Vitamin C** verschrieben und viele Zitrusfrüchte wie Orangen, Zitronen und Grapefruits empfohlen werden. Vitamin C ist sehr sauer, es würde bei einem beginnenden Schnupfen die Krankheit noch tiefer in die Körperschichten ziehen und die Erkältung verstärken. Vor allem wenn ein Patient diese Anweisung zu ernst nimmt und täglich Zitronen- und Orangensaft in großen Mengen trinkt, in der Meinung die Erkältung so zu besiegen, nach dem Motto «viel hilft viel».

Das Saure ist der Leber zugeordnet. In Massen genossen, kühlt und wirkt das **Saure** erfrischend und entspannend auf das Leber-*qì*. Es wirkt zusammenziehend und beschleunigt das Nach-innen-Schleusen und damit die Wirkung der Speisen und Arzneikräuter. Yin wird damit genährt und gefestigt und so das ***jīng*** geschützt. Die Säfte des Körpers (Blut, Schweiß, Sperma = Yin) werden durch das Saure ergänzt und gehalten.

Im Übermaß aber wirkt das Saure einengend und aufrauend. Es schnürt ein und verengt die Transportwege und kann dadurch zu *qì*- und Blutstörungen führen. «In größeren Mengen oder sehr regelmäßiger Genuss von Zitrusfrüchten, eingelegten Gürkchen oder noch schlimmer, mit Zitronensäure angereicherte Gummibonbons kann das Saure das Blut schädigen und zu Haarausfall und brüchigen Nägeln führen» (Heider de Jansen). Zu viel Saures führt zu Leber-*qì*-Stagnation, aufgequollenem Bauch, Verdauungsstörungen und Stimmungsschwankungen.

Isst man z.B. zu viel Ananas oder Kiwi so führt dies zu rauen Lippen und eingerissenen Mundwinkeln.

Bei RLS-Patienten besteht oft eine Liebe zu Saurem wie z.B. bei Natalie (Kapitel 12) und Waltraud, eine andere RLS-Patientin. Sie wünschte sich schon als Kind immer zu Weihnachten ein Glas Essiggurken. Ihr Verlangen nach Saurem hat sie bis heute beibehalten.

Vorsicht: Menschen mit Neigung zu Durchblutungsstörungen (Angina Pectoris, Herzkranzgefäßverengung, venöse Stenosen, Krampfadern, Hämorrhoiden, chronisch kalten Extremitäten) sollten das Saure einschränken. Nicht angezeigt ist das Saure auch bei vorhandener Feuchtigkeit, Schweregefühl im Körper und bei Verstopfung. Bei Verstopfung durch Blutmangel, sollten nicht gleichzeitig Eisenpräparate eingenommen werden, da sie Magenschmerzen verursachen können.

Wie gesagt, sollten wir bei der Ernährung auch auf das Maß achten. Ein Zuviel verkehrt sich ins Gegenteil und die Wirkung des Beruhigens und Verlangsamens verkehrt sich ins Negative und wirkt als Einschnüren des Blutes. Die Folge sind Durchblutungsstörungen, kribbelnde, eingeschlafene Gliedmaßen (Ameisenlaufen) und Schmerzen.

Vor allem sollten wir uns auch vor einem übermäßigen Genuss von Salz oder Zucker, Fleisch, Fisch oder Eiern hüten. Auch Gewürze sollten wir maßvoll verwenden, weil ein Übermaß einer bestimmten Geschmacksrichtung pathogen wirkt. Salz hat eine kalte Eigenschaft und Blut ist ebenso kalt. Blut ist Yin. Darum wird empfohlen, den Salzkonsum bei Bluterkrankungen zu reduzieren.

Jedes Übermaß führt zu einem Ungleichgewicht. So auch der Konsum von zu viel Salz oder anderen Gewürzen.

Wie schädlich das ist, zeigt auch das im Winter verwendete Streusalz auf den Straßen und Gehwegen. Es stört das ökologische Gleichgewicht. Nach der Schneeschmelze sickert das Salz in den Boden und schädigt Bäume und Pflanzen. In diesem Fall zeigen die Bäume u.a. ein eingeschränktes Wachstum.

Wird Salz im Übermaß konsumiert, kann dies zu Kopfschmerzen (Migräne) und Verspannungen des Rückens führen. Wird Zucker im Übermaß konsumiert, erzeugt dies Nässe und kann zu Kopfschmerzen, Übelkeit, Mattigkeit und zu Verdauungsstörungen führen. Auch Eier können im Übermaß schaden, da sowohl Eigelb als auch Eiweiß Nässe im Körper erzeugen. Übelkeit und Kopfschmerzen können die Folge sein.

Die fünf Geschmacksrichtungen sauer, bitter, süß, scharf, salzig

«... wirken sich dank ihrer natürlichen Eigenschaften auf spezifische Weise auf den Körper aus. Aus diesem Grund bestehen auch spezifische Kontraindikationen:

Da der scharfe Geschmack *qì* zerstreut, sollte man bei Erkrankungen des *qì* nichts Scharfes zu sich nehmen. Salziges reinigt das Blut, also sollte man bei Bluterkrankungen salzige Speisen vermeiden. Ein bitteres Aroma erschöpft die Knochen, also sollte man bei Knochenerkrankungen auf bittere Speisen verzichten. Süß bläht das Fleisch auf, daher sollte man es bei Erkrankungen des Fleisches meiden. Saures kontrahiert die Sehnen und sollte daher bei Sehnenerkrankungen nicht genossen werden.» (Der Gelbe Kaiser, ebd. S. 139)

sauer *(suān)*	wirkt sammelnd, adstringierend, festigend, stopfend bei Diarrhö, wirkt bei Ausfluss und anderen Flüssigkeitsverlusten, bei Fehlen von Schweiß und umgekehrt bei starkem Schwitzen.
bitter *(kŭ)*	trocknet Nässe, purgiert Hitze und Feuer, wirkt abführend bei Hitze und Kälte, z.B. Husten mit Dyspnoe, Vomitus.
süß *(gān)*	tonisiert, stärkt und nährt Magen und Milz, wirkt harmonisierend, beruhigt Schmerzen und Spasmen z.B. bei Leere-Syndrom.
scharf *(xīn)*	fördert die Zirkulation von *qì* und Blut.
salzig *(xián)*	erweicht Festigungen und Verhärtungen, wirkt bei Lymphdrüsenschwellungen und Gicht ausleitend, löst und beseitigt abdominale Massen.
geschmacklos *(dàn)*	vertreibt Nässe, wirkt diuretisch, eignet sich für alle Syndrome, die den Flüssigkeitshaushalt betreffen.

«Zu salzige Nahrung verlangsamt den Blutkreislauf und verändert die Farbe des Blutes. Zu bittere Nahrung lässt die Haut runzelig werden und das Körperhaar ausfallen. Zu scharfe Nahrung kann Krämpfe, Zittern und Trockenheit der Nägel hervorrufen. Zu saure Nahrung kann die Haut rau, dick und faltig und die Lippen runzelig machen. Zu süße Nahrung wird Knochenschmerzen und Haarverlust auslösen. All diese Symptome und Zustände werden durch einen übermäßigen Genuss der fünf Aromen verursacht.» (Der Gelbe Kaiser, ebd. S. 68)

Oder anders ausgedrückt:

«Das Yin wird von den fünf Geschmacksrichtungen der Nahrung produziert und in den fünf *zàng*-Organen gespeichert, die aber wiederum durch einen unangemessenen Gebrauch der Aromen geschädigt werden können. **Zu saure** Nahrung führt zu einer gesteigerten Funktion der Leber und zu einer verminderten Funktion der Milz. **Zu salzige** Nahrung kann die Knochen schwächen, die Muskeln kontrahieren und verkümmern und das Herz-*qì* stagnieren lassen. **Zu süße** Nahrung stört das Herz-*qì* und versetzt es in Unruhe. Außerdem kann es zu einer Unausgewogenheit der Nieren-Energie kommen, die das Gesicht schwarz werden lässt. **Zu bittere** Nahrung verringert die Fähigkeit der Milz, Nahrung zu transformieren und weiterzubefördern. Außerdem kann der Magen nicht mehr wirksam verdauen und wird aufgebläht. Die Muskeln und Sehnen können gedehnt werden. **Zu pikante** Nahrung schädigt Muskeln und Gefäße und beeinträchtigt *jīng* und *shén.*». (ebd. S. 30)

Die grundlegende Lehre chinesischen Essens besagt, dass wir nur saubere und frische Nahrung essen sollen, rein in der Farbe und klar im Gewebe bzw. in der Konsistenz. Wir sollten daher alles vermeiden, was alt, mottenzerfressen, verrottet oder arm an Qualität ist, ebenso, was zu lange aufbewahrt, in Dosen verschlossen oder konserviert wurde. Chinesisches Essen orientiert sich nicht an der Nahrungspyramide und seinen chemischen Zusammensetzungen wie Kohlehydrate, Proteine, Fette, an Kalorien oder freien Radikalen oder anderen Evaluationsmethoden. Das chinesische Ernährungssystem interessiert sich für die Eigenschaften, Gerüche und energetischen Bewegungen der Nahrungsmittel. Die grundlegendste Einteilung der Nahrung betrifft *yin* und *yang*.

***Yin*-Nahrung** neigt dazu, in der Erde, an dunklen, schattigen Orten zu wachsen. Sie ist süß im Geschmack, fett in ihrer Konsistenz und reich an Kalium.

***Yang*-Nahrung** wächst in der Luft und im Sonnenschein. Sie ist salzig im Geschmack, mager in der Konsistenz und reich an Natrium.

***Yin*-Nahrung** beinhaltet rohe Nahrung, Blattgemüse, Fisch und Substanzen mit mildem Geschmack.

Sie haben eine kühlende, befeuchtende und eine verdauungsfördernde Wirkung und fördern die Produktion von Flüssigkeiten und mildern Hitzeansammlungen.

***Yang*-Nahrung** beinhaltet alles Fritierte, Gekochte, Fettige oder Gewürzte und Fleisch. Sie erwärmt, trocknet und ist natürlich anregend. Sie absorbiert die Kochhitze, erzeugt Hitze im Körper und regt die Zirkulation an.

Nichts ist nur Yin oder nur Yang. Um Gesundheit und ein gutes Gedeihen zu erlangen, muss man versuchen, das Gleichgewicht zwischen beiden aufrecht zu erhalten.

All diese Eigenschaften werden mit den vier Jahreszeiten assoziiert, mit dem Alter der Menschen und ihrem besonderen geistigen Status. So sollten die Speisen im Frühling anregend und neutral sein, im Sommer beruhigend und kühlend. Im Herbst sollten die Speisen die Flüssigkeiten zurückhalten, also sollte man keine Melonen mehr essen, da sie diuretisch wirken. Man sollte im Herbst mehr Fleisch essen. Und im Winter sollten die Speisen den Körper anregen und wärmen.

Die Auswahl der Nahrung bedeutet also, ein Gleichgewicht im energetischen Muster der Jahreszeiten herstellen. Man sollte in Yangzeiten Yin-Nahrung essen und in Yin-Zeiten Yang-Nahrung z.B. Grüntee im Sommer, Schwarztee im Winter. Man sollte auch rohe und eisgekühlte Nahrung vermeiden, da ihre Yin-Eigenschaften das Verdauungssystem erschöpfen, die Milz schwächen und den Dünndarm schädigen.

Junge Menschen tendieren zu mehr Wärme und Energie und besitzen mehr Yang in der Qualität. Bei alten Menschen hingegen nimmt das Yin zu. Kleine Kinder besitzen am meisten Yang. Sie sehnen sich nach Süßem, um das Yang-*qì* reifen zu lassen. Im Gegensatz dazu bevorzugen alte Menschen Fleisch, Schmorgerichte und warmes Essen, um ihrer Yin-Fülle entgegenzuwirken.

Die Nahrung hat auch eine Wirkung auf die geistige Haltung des Menschen. Wenn wir kein Selbstvertrauen haben und von anderen Menschen abhängig sind, dann brauchen wir mehr Yang-Nahrung. Wenn wir zu Aggressivität neigen, behauptend und eigensinnig sind, dann wird uns eine milde *yin*-reiche Kost gut tun.

Mit einer für uns geeigneten Nahrung können wir unser Gleichgewicht finden, indem wir Nahrung zu uns nehmen, die organisch und in der jeweiligen Jahreszeit bei uns gewachsen ist. Hören wir auf unseren Körper, indem wir regelmäßig Übungen machen und den Stresspegel niedrig halten.

Die Chinesen legen großen Wert auf die Qualität ihrer Nahrung und geben dafür viel Geld aus. Sie kaufen täglich frisches Gemüse und Obst. Sie verwenden einige Stunden, um ein Essen zuzubereiten und freuen sich über ihre Mahlzeiten. So erhalten Schüler und ArbeiterInnen über Mittag genügend Zeit, um sich ein Essen zuzubereiten.

Livia Kohn schreibt:

> «Often factories and schools close for three hours over lunch, so that everybody can go home to prepare and eat a proper meal. Food is not bought in advance, but people go to their local market to purchase the freshest local foods, best adapted to the local weather and meant to help their consumer to thrive locally as well.» (Kohn, Livia, ebd., S. 143)

Bei uns in Europa wäre eine solche Regelung der Mahlzeiten in Schulen und Fabriken sicher nicht machbar. Man sollte auf eine reichhaltige Auswahl von Mahlzeiten achten.

Liu Zhanwen schreibt:

> «Different kinds of food generate various nutrition elements. Only allocated rati-

onally, could diets guarantee proper nutrition to people's normal life and activities. Our ancient medical classics *Huang Di Nei Jing (Huangdi's Internal Classic)* stated that ‹The five kinds of cereals are basic food, five kinds of fruits (apple, pear, peach etc.) are supplement, five domestic animals are beneficial, and five kinds of vegetables are nourishment. The favorite taste and smell of food, if matched to the body, could replenisch vital essence and *qì*.› Furthermore, the above argument has generalized the main compositions of perfect meals, that is, the human body basically nourished with the cereals, *zàng-fù* invigorated with animals meat, and supplemented by vegetables and fruits. The meal arranged like this is rich in diversity, well matched in meat and vegetables, and well proportioned in various nutrition, which may prevent deficiency in any kind so as to recuperate the body and promote health.» (Liu Zhanwen, S. 317)

20.3.1 Nahrungsempfehlungen bei Leber-*yin*-Mangel und Blut-Leere 肝阴虚 和 血虚 的 保养 食物 *(gānyīnxū hé xuèxū de bǎoyǎng shíwù)*

Unser Körper wird durch das Blut ernährt. Deswegen ist es sinnvoll in die Behandlung mit Kräutern und Akupunktur auch die Ernährung einzubeziehen. Die Nährstoffe werden durch das Blut weitertransportiert und so unser Körper ernährt.

Wie bereits beschrieben, haben Leber-Yin-Mangel und Leber-Blut-Mangel nur wenig unterschiedliche Symptome. Beiden liegen emotionale Belastungen zugrunde. Das Leber-Yin wird bei einer chronischen Mangelernährung und durch geistige und körperliche Überlastung geschwächt.

Da bei Yin-Mangel auch ein Säfte-Mangel entsteht, werden die Gedärme nicht genügend befeuchtet, sodass Verstopfung die Folge ist. Auch Schwindelanfälle und Bluthochdruckkrisen können auftreten.

Ist das Leber-Yang zu üppig, entsteht Tinnitus, der sich unter Stress in seiner Lautstärke noch verschlimmert. Durch Yin-Mangel entsteht auch Blut-Mangel. Deswegen sollte die Nahrung gut ausgewählt werden.

Es gibt Nahrungsmittel wie Sprossen, Muschelkalk und zinkhaltige Nahrungsmittel, evtl. in Verbindung mit Koriander, welche das Blut regenerieren. Auch Nachtkerzenöl und Schwarzkümmel sind gute Nahrungsergänzungsmittel. **Blutbildend** sind auch rotes Muskelfleisch und Knochenmark.

Bei **Mangelerkrankungen** sollte der süße Geschmack nur sparsam verwendet werden u.z. mit gut kräftigenden Nahrungsmitteln wie z.B.

- Datteln
- Melasse
- Yams (aus der Familie der Schmeerenwurzelgewächse) – nicht geeignet bei Ob-

stipation – reich an Kohlehydraten; bei reichlichem und regelmäßigem Genuss kann es den täglichen Bedarf an Eiweiß, und Nikotinamid, Thiamin und Vitamin C decken. Yams enthält ferner Chokin, Saponin, Vitamin B_{12}, Kalium, Kalzium
- Reis- und Gerstensirup, wenn vorher Antibiotika eingesetzt wurden

Antibiotika hinterlassen im Körper für lange Zeit **Schleim und Flüssigkeitsstagnation**, auf denen sich häufig Pilze ansiedeln (z.B. Candida albicans!).

Empfehlenswert sind:
- Naturreis
- Pastinaken
- Hafer
- Winterkürbis
- Gerste
- kleine Mengen Nüsse und Samen
- Hirse
- schwarze Soyabohnen
- Soyaprodukte

Man kann 1 EL **schwarzen Sesam** unter die Hirse, Gerste oder Dinkel-Müsli rühren. Bei Diarrhö ist aber Vorsicht geboten, da er abführend ist.

Empfohlen werden **geschmacks-neutrale** bis **milde Substanzen**. Intensiver Geschmack kann schwächen.

Wenn im Körper keine Kälte besteht, können auch intensive Yin-Tonika verwendet werden, Chlorella und andere chlorophyllhaltige Ergänzungsstoffe, da sie leicht verdauliches Protein enthalten. **Ziegenmilch und Schafmilch** sind der Kuhmilch vorzuziehen, weil sie weniger schleimbildend sind. Essen Sie in kleinen Mengen Säugetierfleisch, Eier, Fisch, Geflügel, da sie kräftigend sind, ohne zu stark zu bewegen. Royal Jelly (Propolis/Ginseng) ist zur Ergänzung gut geeignet.

Extreme wie Speiseeis und Chili sollten vermieden werden.

Verwenden Sie auch Lebensmittel, welche **Toxine** aus dem Blut ausleiten z.B.:
- schwarze Sojabohnen
- Mangold
- Rettich

- Steckrübe
- Tofu
- Hirse
- Salz und Essig
- Umeboshi Pflaume
- Spinat

Weitere Empfehlungen:
- Angelikawurzel *(dāng guì)* wird gerne nach Entbindungen der Hühnersuppe beigemischt.
- Ginseng und präparierte Radix Rehmannia mindern bei akuten und bedrohlichen Zuständen den schweren Blutverlust.
- Fenchel und Feigen haben einen süßen Geschmack, der die Neubildung von Blut und Säften anregt.
- Schwarze Soyabohnen, Sesam und Pinienkerne.Pinienkerne sind besonders geeignet, wenn sich bei Blutleere ein Leber-Wind entwickelt. Sie helfen, diesen abzusenken.
- Haselnüsse tonisieren das Yin.
- Walnusskerne stützen die Niere und lindern Knie- und Rückenschmerzen (Wandlungsphase WASSER) (2–4 Stück pro Tag)
- mit chlorophyllhaltigen Nahrungsmitteln wie Spirulina, Mikroalgen, Wasserkresse kann die Leber regeneriert werden.
- Yin-Tonika, Linolensäure, Lachsöl und Fette, die Omega 3 enthalten, können als Nahrungsergänzung bei Leber-Wind z.B. Neurodermitis lindern.

Um Leberschäden durch langjährige Vergiftung (Intoxikation) mit Alkohol und Drogen auszuleiten, sollte das Leberblut tonisiert werden.

Zur guten Ernährung gehört auch das **Sich-Ausruhen** nach dem Mittagessen, da es das Leberblut stärkt.

Das Yin, welches sich im Körper befindet, braucht Ruhe, während Yang Bewegung braucht. Wenn wir darauf achten, so sind Yin und Yang im Gleichgewicht.

> «When the motion and tranquility are in balance, *qì* and blood regulate appropriately, disease will not occur and people can live a tranquil life all through their lives. He (Fang Kai) holds the viewpoint that people should be calm to nourish *yin* and active to tonify *yang*. In order to maintain a health state which refers to the

balance of *yin* and *yang*, people should keep appropriate motion and tranquility, yet neither too active nor too tranquil. Otherwise, imbalance of *yin* and *yang* can occur and lead to illness.» (Liu Zhanwen, ebd. S.248)

20.3.2 Nahrungsempfehlungen bei Blut-Hitze
血热症的保养食物 *(xuèrè zhèng de bǎoyǎng shíwù)*

Wie in Kapitel 16 bereits beschrieben, sind bei **Blut-Hitze** Nahrungsmittel zu meiden, die weitere Hitze in das Blut tragen:
- kein Kaffee[53]
- kein Alkohol[54]
- kein Tabak
- keine scharf-heißen Gewürze und
- keine erhitzenden Speisen

Die Wirkung von Alkohol ist befeuchtend und erhitzend. Trinkt man Bier oder Wein, um den Flüssigkeitsmangel aufzufüllen, wird Salz ausgeleitet. Meistens wird Alkohol getrunken, um emotionale Spannungen zu mildern.

Nach Claude Diolosa gibt es keinen Alkoholiker, der nicht salzig isst. Alkoholiker sind starke Salzkonsumenten. Seiner Erfahrung nach, gibt es keine Alkoholiker, die sich nur von Rohkost und Früchten ernähren. Sie nehmen das Salz in Form von Wurst, Fleisch und Käse zu sich.

Diolosa empfiehlt Alkoholikern den Genuss von Weißbier, möglicherweise weil das hefehaltige Getränk auf eine andere aber interessante Geschmacksqualität lenkt. Außerdem ist die Hefe kühlend und erzeugt keine Hitze.

53 «Vermeiden Sie Kaffee, da er zu Beginn Hitze erzeugt, erst später abkühlend wirkt. Kaffee ist ein sehr potentes Medikament, nicht einfach ein Getränk! Er reizt zudem die Nerven und verändert den Atemrhythmus. Wenn Sie gesund sind, können Sie selbstverständlich hin und wieder auch Espresso oder dessen Verwandte zu sich nehmen: beachten Sie aber sorgfältig die Indikationen. Verwenden Sie Kaffee nie bei Schwäche oder Mangelsymptomen, auch nicht bei Lähmungen und Entzündungen.» (Heider de Jansen, S. 266)

54 «Bestimmte Nahrungsmittel können Zustände verschlechtern oder steigern. Ein gutes Beispiel ist der Alkohol. Durch Alkohol kann sich im Körper innere Hitze bilden. Innere Hitze oder Feuer, das aufwärts lodert, kann sich in Kopfschmerzen und roten Augen äußern und zu einem hohen Blutdruck beitragen. Alkohol kann ebenfalls zu einer inneren Feuchtigkeit führen, die sich bei Frauen beispielsweise als Magendruck und Candida-Mykose, einem juckenden vaginalen Ausfluss zeigen kann.» (Leung et al. ebd. S. 48)

Bei **Säftemangel**, der durch stark gewürzte Speisen oder zu heißem Essen entsteht, sollten Sie befeuchtende Nahrungsmittel verwenden, da sie das Yin stärken.

- Algen
- Schweinefleisch
- Karotten
- Reis
- schwarzer Sesam
- Milchprodukte
- Hirse
- Bockshornklee
- Rote Bete
- Schwarze Linsen und Bohnen
- Flachssamen
- Kartoffeln

Bei **feuchter Hitze** werden im allgemeinen Gerichte empfohlen, welche Feuchtigkeit und Hitze ausleiten. Zum Beispiel Hiobs-Tränengras (Weiße Perle des Ostens) oder das Getränk der Weisen aus Hiobs-Tränengras, welches idealerweise zum Frühstück eingenommen werden kann. Sellerie, Möhren, Bohnen, Mungbohnen, Gurken, Kresse und alle frischen Melonensorten, sowie Preiselbeeren (getrocknet oder als Kompott). Am besten sind diese Lebensmittel leicht gekocht zu verzehren mit Ausnahme der zwei letzten. Reis sollte zur Grundnahrung werden, da er leicht harntreibend ist und Feuchtigkeit ableitet. Auch Gerste, Graupen, Hirse und Buchweizen, Adzuki, Produkte aus Soya wie z.B. Tofu (Soyakäse), Zucchini, Staudensellerie, Kürbis, Wirsingkohl, Kopfsalat, Mais, Chinakohl, Brokkoli, Auberginen, Radieschen und Karpfen. Auch Kaninchen, Bananen, Himbeeren, Mandarinen, Ananas, Grapefruit, Salbei, Weißdornfrüchte, grüner Tee sind empfehlenswert.

Folgende Nahrungsmittel sollten vermieden werden: Bohnenkaffee, Alkohol, fette gebratene und gegrillte Gerichte. Wurstwaren, Schweinefleisch, Süßigkeiten und Schokolade, Eis, Kuhmilch und Milchprodukte aus Kuhmilch (Joghurt) und Nüsse.

Die Milz wird gemäß der TCM durch Sorgen, Nachdenken, erhöhte Belastungen, übermäßigen Konsum süßer Gerichte und kühler Nahrungsmittel erschöpft und geschwächt. Eine so geschwächte Milz kann die Nahrung nicht richtig verarbeiten. Daraus entwickelt sich eine Ansammlung von Feuchtigkeit oder eine Stagnierung der schädlichen Feuchtigkeit, *shī qì* 湿 气.

20.3.3 Nahrungsempfehlungen bei *qì*-Stagnation und Blut-Stase
气滞 血瘀 者 的 保养 食物 *(qì zhì xuèyū zhě de bǎoyǎng shíwù)*

Bei einer Blockade von *qì* kann das Blut nicht ausreichend bewegt werden. Es braucht daher Nahrungsmittel wie z.B. **chinesischen Lauch**, der das Leber-*qì* bewegt. Auf diese Weise kann er Blockaden des Blutflusses beseitigen. Obwohl Lauch einen sehr scharfen Geschmack hat, entwickelt er keine Hitze. Auch bei *qì*-Stagnation, welche im Körper Hitze entwickelt, sollten Nahrungsmittel, welche Hitze erzeugen, vermieden werden.

Allgemein ist empfehlenswert, Nahrungsmittel zu verwenden, die reichlich Vitamin C enthalten, da dieses die Verfügbarkeit des Eisens verbessert. Aber bei einer *qì*-Stagnation sollte Vitamin C nur in Maßen verwendet werden. Die TCM empfiehlt daher statt Vitamin C scharfe Komponenten wie **Lauchzwiebel** und **frischen Ingwer**, da sie im Körper keine Hitze entwickeln.

Auch folgende Nahrungsmittel sind zu empfehlen:

- Kohl, z.B. ist ein ausgezeichnetes Nahrungsmittel, welches nicht kühlt, wie alle anderen Vitamin C-haltigen Gemüse und Früchte.
- Algen, wie Kelp, Dulse oder Hijiki enthalten Eisen.
- Honig verbessert die Ausgangslage der resorbierenden Organe.
- Fettsäuren von Makrele, Lachs, Sardine, Thunfisch, Anchovis und Forelle sind empfehlenswert.
- Staudensellerie hat eine *qì*-bewegende Wirkkraft. Sie ist befeuchtend und bewegend. Säfte aus Staudensellerie sind empfehlenswert.
- Basilikum. Auf Pesto aus Basilikum sollten Sie wegen des hohen Fettgehaltes verzichten. Basilikum kann auch an Stelle von Pfeffer verwendet werden.
- Pfefferminze. Um eine Stase zu beseitigen, eignen sich alle Sorten von Pfefferminze. Sie ist auch als Beigabe zu Salat oder Zusatz im Badewasser beruhigend und nervenentspannend.
- Wurzelgemüse, da es eine milde Süße hat, welche das Leber-*qì* entspannt.
- Ingwer sollte frisch verwendet werden, da der getrocknete oder kandierte Ingwer zu viel Hitze erzeugt.
- Kumquat-Frucht ist unter allen Früchten wie Apfel, Birne, Pfirsich und Granatapfel besonders zu empfehlen. Sie ist nicht nur sauer und süß, sondern auch sehr scharf. Leicht süßer Geschmack wirkt in der Behandlung beschleunigend.
- Es kann auch etwas Honig verwendet werden, bei Hitze-Zeichen jedoch nicht zu viel verwenden.

«Bei richtiger Anwendung dienen die Lebensmittel einer sanften, gleichmäßigen Stützung der *qì*-Kräfte und der körperlichen Substanz und sind somit grundsätzlich den Arzneimitteln vorzuziehen.» (Engelhardt/Hempen, Chinesische Diätetik, S. 16)

RLS-Betroffene können auf jeden Fall von diesen Nahrungsempfehlungen profitieren, indem sie Maß halten. Sie sollten saure Nahrungsmittel, zu viel Fett, zu viel Salz, zu viel Zucker in Mehlspeisen meiden und die Verwendung scharfer Gewürze einschränken. Sie sollten Nahrungsmittel verwenden, die das Yin stärken.

Hier noch einige Beispiele von Früchten und Gemüse und ihre Eigenschaften und Wirkungen, welche zur Behandlung diverser Krankheiten verwendet werden:

- Äpfel haben einen süßen Geschmack und eine kühle Qualität. Sie produzieren Speichel und löschen Durst, klären Pathogene der Sommerhitze, lösen Störungen, die mit der Milz einhergehen und stoppen Diarrhö.
- Birnen haben einen süßen Geschmack und eine leicht kalte Natur. Sie erzeugen Speichel und löschen Durst, befeuchten die Lungen, klären Hitze-Pathogene, kontrollieren den Husten und lösen Schleim. Frische Birnen können Hitze-Pathogene von den sechs Hohlorganen klären, während gekochte Birnen das Yin der fünf Speicherorgane bereichern. Menschen mit kaltem Husten oder Diarrhö aufgrund von Mangel und Kälte-Pathogenen in Milz und Magen sollten keine Birnen essen. Menschen mit Wunden, die durch metallene Gegenstände verursacht sind oder Frauen nach der Geburt und Kinder mit Windpocken sollten keine Birnen essen.

  Interessant ist folgende Legende über «Die Arznei des geizigen Bauern» (*lí zi*, Pyrus, Birne), die ich im Newsletter von Lian Chinaherb «extrakt» 2/2009 entdeckt habe:

«Es lebte einmal ein sehr geiziger Bauer. Er hatte viele Kinder und eines von ihnen wurde lungenkrank. Das Leiden war sehr ernst, auch die Ärzte gaben die Hoffnung auf. Das Kind, so schien es, konnte nur noch den Tod erwarten.

‹Krank sein bedeutet noch lange nicht, dass du den ganzen Tag herumsitzen kannst›, sagte der Vater. ‹Kümmere dich wenigstens um die Birnbäume im Obstgarten!›

In diesem Herbst gab es sehr starke Winde, und eines Nachts fielen unreife Birnen zu Boden. ‹Wenn wir die Birnen kochen und essen, können wir etwas Reis einsparen und diesen dann auf dem Markt verkaufen. So machen wir den Verlust der Birnen wett›, beschloss der Bauer. Und das kranke Kind bekam jeden

Tag Birnen zu essen. Nach einiger Zeit traf das Kind vor dem Haus einen Arzt. ‹Oh, was ist geschehen! Deine Farbe ist viel besser geworden. Lass mich deinen Puls fühlen.Tatsächlich das scheint stark gebessert zu haben mit deiner Krankheit. Welche Arzneimittel hast du erhalten?› ‹Bring mich nicht zum Lachen›, sagte das Kind. ‹Würde mein Vater je Arznei für mich kaufen? Ich muss in letzter Zeit täglich Birnen essen!› ‹Was, du ernährst dich von Birnen?› Der Arzt stellte Frage auf Frage, um der Sache auf den Grund zu gehen. Schließlich sagte er: ‹Es kann schon sein, dass es dir wegen der Birnen besser geht, iss weiter davon und warte ab.›

Am nächsten Tag erschien der Arzt an der Tür des Bauern und kaufte große Mengen von Birnen. Die gab er dann anderen Patienten, die an Lungenkrankheiten litten und wies sie an, die Birnen zu essen. Nach weniger als einen Monat setzte bei all diesen Patienten eine Besserung ein. Weil sich frische Birnen nicht lange halten, kochte der Arzt auf kleiner Flamme einen Birnenbrei, den die Patienten über längere Zeit einnehmen konnten. Ein halbes Jahr später waren alle diese Patienten, deren Krankheit andere Ärzte für unheilbar erklärt hatten, vollkommen geheilt. Seither weiß man es: «Birnen sind gut bei Lungenproblemen.» (Ding Zhao Ping (Hrsg.) Qu wei zhong yao. 2003)

- Aprikosen haben einen süßen und sauren Geschmack und eine milde Natur. Sie befeuchten die Lungen, produzieren Speichel und löschen Durst. Sie nähren das Magen-Yin. Aprikosen helfen daher bei trockenem Husten und Zuständen, die wie Gastritis mit einem Yin-Mangel verbunden sind. Isst man davon zu viele, entstehen Furunkeln und Karbunkeln.
- Pflaumen haben einen süßen und sauren Geschmack und eine milde Natur. Sie können Hitze-Pathogene von der Leber ausleiten, produzieren Speichel und fördern den Harnfluss. Jedoch Menschen, die unter Mangel und Schwäche des Magens und der Milz leiden, sollten nicht zu viele Pflaumen essen.
- Trauben haben einen süßen und sauren Geschmack. Sie wirken auf die Funktionskreise Leber, Magen, Niere und stärken bei Mangel-Zuständen *qì*, Blut, Muskeln und Knochen und fördern den Harnfluss. Auch können sie zur Regeneration von Körpersäften beitragen. Wenn man jedoch zu viele Trauben isst, können sie zu einem großen Hitze-Pathogen werden.
- Zitronen haben einen sauren und süßen Geschmack. Sie produzieren Speichel, löschen Durst, klären Pathogene der Sommerhitze und bewahren vor Mangel.
- Maulbeeren haben einen süßen Geschmack und eine kalte Natur. Sie können das Blut und das Yin der Leber und Nieren stärken. Menschen mit Diarrhö und Mangel sollten jedoch keine Maulbeeren essen.
- Kirschen haben einen süßen Geschmack und eine warme Natur. Sie können das Milz-und Magen-*qì* stützen und Wind- und Feuchtigkeits-Pathogene ausleiten.

Menschen mit endogenen Hitze-Pathogenen, Husten und Asthma sollten jedoch keine Kirschen essen.
(Vgl. Xiu Zongchang, Deseases Treated with Melons, Fruits and Vegetable. Foreign Languages Press Beijing)

- Mangos und Bananen können auch Hitze ableiten, da sie eine kalte Qualität haben.

Wie der Körper auf die einzelnen Nahrungsmittel reagiert, hängt davon ab, wie und wann er sie verzehrt. In diesem Fall sollte auf die Verträglichkeit der Nahrungsmittel geachtet werden.

Auch eine ganze Reihe von **Gemüsesorten** beeinflusst unsere Verdauung. Kindern sollte man nicht zu viel **Gurken** und **Tomaten** geben, da kühlende Gemüse das Verdauungssystem empfindlich stören und Koliken oder Durchfall hervorrufen könnten.

- Sellerie ist ebenfalls kühl. Man verordnet ihn im Frühstadium bei Bluthochdruck und bei irrationalen, heftigen Wutanfällen.
- Stangensellerie hat eine kühle Eigenschaft und besänftigt den *qì*-Fluss. Gleichzeitig leitet er Windschädigungen aus. Bei Kopfschmerzen, Schwindel, gerötetem Gesicht (hochschlagendes Yang!) hat er eine stark absenkende Wirkung.
- Chinesischer Lauch bewegt sehr stark das *qì* und löst somit Blutstasen. Besonders bei schmerzhaften *qì*-Stasen im Bereich der Lunge (Thorax) (Angina pectoris-Symptomatik) zum Beispiel kann die schmerzlösende Wirkung im Oberbauchbereich durch die Rezeptur «Heiße Kuhmilch mit Lauchsaft» verstärkt werden. Zu empfehlen ist aber auch der frische Lauchsaft mit braunem Zucker, täglich 50 bis 100 ml. Er wirkt sehr schnell, indem er die Stasen auflöst und die Schmerzen (besonders Leib- und Rückenschmerzen) stillt.
- Ingwer ist schweißtreibend, erwärmt die «Mitte», beseitigt Übelkeit, wirkt hustenstillend und entgiftend.
- Gelbe Sojabohnen befreien die «Mitte», kräftigen den Milzfunktionskreis und stützen *qì* und *xuè*, befeuchten die Hitze, leiten Feuchtigkeit aus, senken das *qì*, wirken entgiftend und fördern die Durchlässigkeit des Dickdarmfunktionskreises. Man sollte nicht zu viele gelbe Sojabohnen essen, da es im Abdomen und Verdauungstrakt zu Spannungen kommen kann. Bei einer schwachen «Mitte» werden weiterverarbeitete Sojabohnenprodukte empfohlen.

Es ist empfehlenswert, die Nahrungsmittel in der Jahreszeit zu essen, in der sie gewachsen sind. Auch sollte man im Winter darauf achten, warme Nahrungsmittel zu sich zu nehmen und kalte und rohe Nahrungsmittel zu meiden, da sie die Funktionskreise Milz und Magen schädigen können. In der TCM sind Milz und Magen für die Verdauung zuständig.

Auch auf die **Kochmethoden** sollte geachtet werden. Das Dämpfen von Gemüse und Fisch ist in China die übliche Art, da die meisten Nährstoffe erhalten bleiben. Fleisch wird selten gebraten, da auf diese Weise keine unnötige Yang-Hitze und ungesundes Fett hinzugefügt werden. Das Fritieren von Speisen geschieht immer sehr schnell in leicht rauchigem heißem Öl, sodass keine ungesunden Mengen von Fett absorbiert werden und die Struktur erhalten bleibt.
Da die Nahrung eine **Wirkung auf die Gesundheit** hat, sollte besonders darauf geachtet werden.

In Anlehnung an Sun Simiao schreibt Liu Zhanwen:

> «If one does not understand the importance of diet to health he cannot understand health preservation. The diet itself can remove the pathogenic factors to support the internal organs, please the spirit and produce *qì* and blood. If one can understand that and adjust his mood, he can look after himself.» (ebd. S.505)

21. Die Arzt-Patient-Beziehung

医病 关系 *(yī bìng guānxi)*

Sobald von Traditioneller Chinesischer Medizin die Rede ist, wird sofort an Heilkräuter, Dekokte und Akupunktur gedacht. Zur TCM gehört aber auch eine spezielle Philosophie der Gesundheit und der Behandlung von Krankheiten, die genauso wichtig ist, wie die Heilpflanzen und die Akupunktur.

> «Bezüglich der Gesundheit gibt es tatsächlich Besonderheiten, die ihren Ursprung seit den Anfängen der TCM in der dahinter stehenden Philosophie haben. Chinesen aller sozialen Schichten sind von dieser Philosophie beeinflusst, ohne sich dessen im Laufe ihres Lebens immer bewusst zu sein. Aufgrund der Vorstellung, dass die Gesundheit auf einer Harmonie gegensätzlicher Kräfte beruht, fühlt sich der Einzelne ‹heiß› oder ‹kalt›, ‹leicht› oder ‹schwer›, ‹außen› oder ‹innen›

> krank. Nach Abschluss einer Therapie bleibt das Gefühl mitunter bestehen, kehrt sich ins Gegenteil oder wird ausgeglichen. Obwohl es ein subjektives Gefühl ist, lässt sich nicht leugnen, dass diese Auswirkung der TCM-Philosophie bei jedem klinischen Versuch den gesamten Heilungsprozess – einschließlich der Daten zur Lebensqualität – beeinflusst.» (Leung, ebd. S. 288)

Bei jeder Behandlung einer Krankheit ist das Verhältnis zwischen Arzt und Patient entscheidend. Ohne eine gute Beziehung und Kommunikation, ohne gegenseitiges Vertrauen zwischen beiden, kann das beste Wissen und Können des Arztes oder die beste Therapie nichts nützen. Wenn ÄrztInnen sich nur auf ihr Wissen und Können verlassen, wird ihre Diagnose lückenhaft sein und sie werden nicht fähig sein, die eigentliche Krankheit der PatientInnen zu erkennen.

Der Arzt, die Ärztin bzw. der Therapeut, die Therapeutin muss fähig sein, sich emotional auf die Bedürfnisse der PatientInnen einzulassen und bemüht sein, eine gute Beziehung zu ihnen herzustellen.

Dies wird ihnen nur gelingen, wenn sie ihre eigenen Bedürfnisse, ihre eigenen Emotionen, Wünsche, Ängste u.s.w. kennen. Mit anderen Worten, sie müssen fähig sein, sich selbst, ihr Wesen, zuzulassen. Sie müssen zu sich selbst eine gute Beziehung haben. Nur dann sind sie fähig, mit einem Du in Beziehung zu treten.

Wenn ich weiß, wie ich mich fühle, werde ich auch fähig sein, die Gefühle und Stimmungen meines Gegenübers wahrzunehmen. Dies hat mit **Achtsamkeit** zu tun. Wenn ein Patient, eine Patientin zu Ihnen mit einer fertigen Diagnose kommt und vielleicht unheilbar krank ist, dann sind alle Möglichkeiten zur Heilung eingeschränkt. Sie spüren sofort, dass medizinisch nichts mehr zu machen ist. Jede Prognose ist eine Begrenzung. In diesem Moment müssen wir unsere Wertvorstellungen und Konzepte, aber auch unsere Gedanken über den Patienten, die Patientin loslassen.

Ich muss als Arzt, Therapeut aufhören, zu denken, dass ICH der- oder diejenige bin, welche den Patienten, die Patientin behandeln bzw. heilen kann. Ich muss mich als Arzt, Therapeut zurücknehmen und zwischen mir und dem Patienten, der Patientin einen Raum schaffen, in dem der Patient, die Patientin sich im Vertrauen öffnen kann. So kann sich Kreativität innerhalb der Beziehung entwickeln. Klaus Dieter Platsch nennt diesen Raum «das heilende Feld». Es geht um das Spannungsfeld von Wissen und Nichtwissen.

> «Das heilende Feld ist ein Meer aller heilsamen Möglichkeiten: nicht ***ich*** heile – ***es*** heilt.» (Platsch, referiert in einem Seminar am 9. Internationalen TCM-Kongress TAO, 2012 in Graz)

Wir müssen vor ihm/ihr still werden und uns von unserem Wissen und Tun lösen. Erst wenn ich mich zurücknehme, einfach offen und präsent bin für den Patienten, die Patientin, kann ein echtes Beziehungsverhältnis entstehen. Eine solche Haltung des Arztes, Therapeuten kann im Patienten noch letzte Heilkräfte mobilisieren. In diesem Sinne können wir die äußere Arznei mit der inneren Arznei verbinden.

Ich erinnere mich an eine meiner ersten Klientinnen im Rahmen meiner Psychotherapietätigkeit. Sie kam zusammen mit ihrem Mann und ihrer zweijährigen Tochter zu mir in Ehe- und Familientherapie.

Da die Patientin ständig lächelte und beteuerte, keine Probleme zu haben, gewann ich zuerst den Eindruck, dass sie bei mir fehl am Platz sei. Doch in dem Moment, als ich ihr in die Augen sah und meinen Blick dort ruhen ließ, bemerkte ich eine tiefe Traurigkeit in ihr. So fragte ich sie ganz spontan: «Wie lange weinen Sie schon?», worauf die Klientin antwortete: «Schon viele Jahre!» Jetzt konnte die Therapie beginnen.

Wenn ich einem Menschen in die Augen sehe, dann offenbart sich mir seine innere Welt, die ich zum ersten mal wahrnehme. Diese Welt unterscheidet sich von der äußeren, objektivierbaren Welt. Wenn ein Patient, eine Patientin mit einem Problem z.B. zum Augenarzt kommt, betrachtet dieser nur die im Auge evtl. vorhandenen Störungen. Er sieht in diesem Moment nur das Auge. Schaut der Arzt aber in die Augen des Patienten, der Patientin und lässt seinen Blick dort ruhen, dann nimmt er den Menschen wahr, der vor ihm sitzt und z.B. Angst hat, eine schlechte Diagnose zu erhalten.

Durch dieses tiefe Schauen baut sich eine Beziehung zum Patienten / zur Patientin auf, die ihn mehr sehen lässt als nur das Auge. Dies werden die PatientInnen spüren, sowie auch dann, wenn sie sich nur als Auge oder Körperteil behandelt fühlen. (vgl. Ärzte im Spital, die manchmal über die Patienten als «der Blinddarm von Zimmer 4» usw. mit den Schwestern kommunizieren). Im positiven Fall baut sich eine vertrauensvolle Beziehung zwischen beiden auf. Der Patient, die Patientin wird dann von seinen/ihren eigentlichen Sorgen erzählen. Dies kann dazu führen, dass der Arzt/Therapeut mehr Informationen erhält, die seine Diagnose erweitern und vielleicht auf die Ursache der Krankheit hindeuten.

Fähigkeit zur Beziehung

Neben der Fähigkeit zur Beziehung hängt das Gelingen der Therapie auch davon ab, ob der Patient selbst Hoffnung hat, gesund zu werden. Ist der Patient, die Patientin verzweifelt, kann auch die beste Medizin nicht helfen. Der Arzt muss in der Lage sein, dem Patienten, der Patientin zuzuhören und verstehen, was er oder sie ihm mitteilen möchte. Im Idealfall sollte der Arzt fähig sein, auch die Fragen zu erraten, die der Patient, die Patientin nicht stellt. (Siehe Heindler-Weinlich, Gerti, Einfühlendes Zuhören, Anwendung und Nutzen im Gesundheitswesen. 2000 ‚unveröffentlicht, bei Interesse bei der Autorin anfragen).

Ethische Prinzipien

Ein harmonisches Verhältnis zwischen Arzt und Patient gehört also zur Grundvoraussetzung für den Erfolg der Therapie. Diesbezüglich hat Huangdi mit Lei Gong ein Gespräch geführt und ihm folgende Ratschläge für den Umgang mit Patienten erteilt.

> «Ein Arzt muss ein moralisches Bewusstsein haben, er muss in seinen Handlungen ethischen Prinzipien folgen und voll des Mitgefühls für all jene sein, die seiner Hilfe bedürfen. Bei jedem Kontakt mit einem Patienten muss der Arzt Ruhe bewahren und sich die nötige Zeit nehmen, er muss objektiv bleiben und jede Handlung mit äußerster Sorgfalt und Präzision ausführen. ...» (Der Gelbe Kaiser, S. 398 f)

Weiter empfiehlt er:

> «Fehlt es dem Arzt an Mitgefühl und Aufrichtigkeit, nimmt er sich keine Zeit für das Gespräch und bemüht er sich nicht, Geist und Gemüt des Patienten positiv zu beeinflussen, dann hat sich der Arzt um eine Möglichkeit gebracht, die Krankheit tatsächlich zu heilen. Ein Gutteil der Krankheit beginnt im Geist, und ein guter Arzt müsste eigentlich über die Fähigkeit verfügen, den Patienten so zu beeinflussen, dass dieser seine Wahrnehmung und seine Gefühle verändert, um den Heilungsvorgang aktiv zu unterstützen...
>
> Wenn in alten Zeiten die Weisen die Kunst des Heilens praktizierten, dann stand außer Zweifel, dass sie die Gesetze der Natur und die Prinzipien der Krankheit verstanden sowie die Diagnose und die Methoden der Akupunktur und Moxabehandlung beherrschten. Sie waren versiert in Kräutermedizin und verfügten über Einsichten in die menschlichen Beziehungen und Veranlagungen. Deswegen waren sie auch imstande, eine wahrhaft ganzheitliche Medizin zu betreiben.
>
> Der Schlüssel zu einer wirksamen Medizin liegt darin, die Ursache der Krankheit festzustellen und das Ungleichgewicht im *yuán-qì*, im ursprünglichen *qì*, auszugleichen. Studiert die korrekten Behandlungsprinzipien, und geht mit äußerster Sorgfalt und Achtsamkeit vor. Seid selbst voll der Tugend und des Mitgefühls für Eure Patienten. So werdet Ihr Hervorragendes leisten können und nie eine Fehlbehandlung vornehmen. Dies ist der Weg eines weisen Arztes.» (ebd. S.389 f). (siehe auch S. 13 f)

In diesem Zitat wird deutlich, dass es wichtig ist, medizinisches Wissen und menschliche Qualitäten in der Beziehung zum Patienten zu verbinden.

So weit ich orientiert bin, ist eine solche Einstellung in der westlichen Medizin selten. Zumindest werden meines Wissens die Fächer «Ethik» und «Persönlichkeitsbildung» an der Medizinischen Fakultät nicht gelehrt. Diese Fächer findet man teilweise an Naturheilkundeschulen. Selbstverständlich gibt es auch ÄrztInnen, welche diese Themen von sich aus ernst nehmen, aber davon gibt es nur wenige. Dies betrifft natürlich auch TCM-ÄrztInnen und TCM-TherapeutInnen.

Im Neijing kommt zum Ausdruck, dass vom Arzt eine **zweifache Qualifikation** verlangt wird, zum einen ein echtes Interesse am Patienten, Mitgefühl, Achtsamkeit, Aufrichtigkeit, Erfüllung ethischer Prinzipien, also Persönlichkeitsbildung und Herzensbildung – und zum andern verlangt das Neijing die fachliche Qualifikation: Genauigkeit in der Diagnostik und Sicherheit in der Anwendung therapeutischer Behandlungen und eben in dieser Reihenfolge, zuerst die menschliche und dann die fachliche Qualifikation.

Interessant ist die Tatsache, dass die oben genannte Formulierung von Huangdi «Ein Gutteil der Krankheit beginnt im Geist und ein guter Arzt müsste eigentlich über die Fähigkeit verfügen, den Patienten so zu beeinflussen (zu stärken, Anm. v. Verf.), dass dieser seine Wahrnehmung und Gefühle verändert, um den Heilungsvorgang aktiv zu unterstützen», sich der humanistischen Psychologie annähert.

Diese Haltung gegenüber dem Patienten kann als «**person-zentriert**» bezeichnet werden. «person-zentriert» meint, dass **der Mensch im Mittelpunkt** der Beziehung steht und nicht ein Objekt oder das Wissen und Können des Arztes. Es braucht beides.

Das Präsentsein

Während einer zehntägigen Weiterbildung im Jahre 1980 in Königswinter, Deutschland, über «Person-zentrierte Gruppen» haben wir den Gründer der person-zentrierten Philosophie/Psychotherapie Carl R. Rogers, persönlich kennen und schätzen gelernt; zunächst in der alltäglich stattfindenden Großgruppe von ca. 200 TeilnehmerInnen, dem sog. «community meeting», wo ich für ihn einmal vom Deutschen ins Englische übersetzen durfte und beim Frühstück, welches wir, mein Mann und ich, an einem gemeinsamen Tisch einnahmen. Wir waren darüber sehr glücklich, diesen Mann, den wir zuvor nur aus seinen Büchern gekannt hatten und dessen Philosophie und Menschlichkeit uns so tief beeindruckt hat und immer noch beeindruckt, so nahe zu erleben und mit ihm zu plaudern.

Sowohl seine Philosophie als auch seine Persönlichkeit haben dazu beigetragen, unsere eigene Selbstwerdung zu fördern und sie auch in unseren Berufen als Psychotherapeuten, Spitalseelsorger und später TCM-Therapeuten einzubringen. Seine Philosophie, die Art wie Carl Rogers auf Menschen einging, seine bedingungslose Wertschätzung gegenüber Menschen, sein Glaube an das Gute im Menschen, und seine **Präsenz** wurden in der Beziehung zu ihm spürbar. Es geht im person-zentrierten Ansatz (PCA = person-centered approach) um das Leben in der Gegenwart, in der Beziehung zu sich und zum Mitmenschen. Wichtig dabei ist, dass der PCA eine Einstellungshaltung ist, die sich für jede zwischenmenschliche Beziehung eignet, die hilfreich sein soll. (Vgl. Heindler-Weinlich, Gerti / Heindler Erich, *Das Persönlichste ist das Allgemeinste,* Entwicklung einer person-zentrierten Philosophie aus den Erfahrungen der Encountergruppe, Zürich 2011 (erscheint voraussichtlich 2018).

Der person-zentrierte Ansatz von Carl Rogers hat alle helfenden Berufe in Erziehung, Sozialarbeit, Seelsorge, Psychotherapie, Medizin, vor allem die Krankenpflege aber auch die Führung von Gruppen allgemein und Encountergruppen, sowie Politik und Management beeinflusst. Das person-zentrierte Vorgehen des Helfers gegenüber dem, der Hilfe braucht, könnte präzise so wiedergegeben werden:

to empower, not to overpower!

Diese Forderung ist natürlich im ärztlich-therapeutischen Gespräch besonders wichtig, ganz gleich ob in der Schulmedizin, in der Komplementärmedizin oder in der Psychotherapie.

Carl Rogers hat den Satz aufgestellt: «**Das Persönlichste ist das Allgemeinste**», den mein Mann und ich als Titel unseres Buches über «Die Entwicklung einer person-zentrierten Philosophie aus den Erfahrungen der Encountergruppe» gewählt haben. Dieser Satz könnte Ärzte und Patienten ermutigen, das Risiko einzugehen, sich im Vertrauen anderen Menschen gegenüber zu öffnen. Nichts ist so persönlich, als dass ich es nicht mit einem andern teilen könnte. Das gilt sowohl für die Patient-Arzt–, als auch für die Arzt-Patient-Beziehung.

Gelegentlich höre ich von TCM-KollegInnen den Satz: «Ich muss mich vor den Patienten schützen, sonst überlebe ich das nicht. Ich könnte dann nicht mehr arbeiten, weil mich seine oder ihre innere Welt zu sehr belastet».

Ich frage mich, was die Gründe sind, warum Ärzte und Therapeuten sich davor scheuen, sich auf die innere Welt ihrer Patienten einzulassen. Ist es die Angst vor dem, was mir ein Patient, eine Patientin offenbart?Angst oder Hilflosigkeit, die vielleicht auch die meinen sind? Angst vor seinen/ihren Ängsten, seinem/ihrem Versagen, seiner/ihrer Hilflosigkeit, die vielleicht auch die meinen sind? Oder räume ich den Patienten zu wenig Zeit für das Gespräch ein? Wenn ich bei mir Ängste, Hoffnungslosigkeit, Verzweiflung, Hilflosigkeit und Zorn, aber auch liebende und zärtliche Gefühle zulasse, d.h. akzeptiere, dass ich solche Gefühle habe, dann weiß ich, dass mich all das nicht ängstigen oder belasten muss, da ich diese innere Welt meines Gegenübers aus eigener Erfahrung kenne.

Wenn ich aber all das bei mir nicht akzeptieren kann, kann ich es auch bei anderen Menschen nicht akzeptieren. Wenn ich es aber akzeptiere, ohne es ändern zu wollen, muss ich mich auch nicht vor der inneren Welt eines anderen Menschen fürchten oder mich davor schützen. Im Gegenteil diese gemeinsamen Erfahrungen befähigen mich, mich auf die Beziehung mit ihm/ihr einzulassen. Ich muss einfach da sein, **präsent sein.**

Das Präsentsein des Therapeuten ist das Kernstück der person-zentrierten Psychotherapie und in jedem helfenden Beruf.

Es ist eine wunderbare Erfahrung in einer Beziehung zu erkennen: «Du bist wie ich» oder «Ich bin wie Du». In einer solchen Beziehung ist **mein Menschsein** gefragt, nicht nur mein Wissen und Können.

Eine Kursteilnehmerin, die bei uns im Encounter war, hat in ihrem Feedback an uns unser Präsentsein als Gruppenleiter mit den Worten von Thich Nhat Hanh ausgedrückt:

> «Zu lieben bedeutet also,
> tief in den andern Menschen
> hineinschauen.
> Dann wirst du seine Schwierigkeiten,
> sein Leiden, seinen Schmerz und seine
> tiefen Sehnsüchte erkennen!
> Um das zu erreichen, musst du wirklich
> ganz präsent sein!»
> (in: Heindler, Erich und Heindler-Weinlich, Gerti,
> Das Persönlichste ist das Allgemeinste...)

Neben dem **Präsentsein** des Arztes/Therapeuten braucht es nach Rogers für das Gelingen der Beziehung bestimmte Einstellungshaltungen wie die **Echtheit,** welche eine grundlegende Bedingung der Beziehung ist, sowie ein **einfühlendes Verstehen, Empathie,** die es dem Therapeuten oder Arzt ermöglicht, die Erlebnisse und Gefühle des Klienten/Patienten und deren persönliche Bedeutung präzise zu erfassen. Es bedeutet, dass der Arzt/Therapeut ein unmittelbares Gespür im Hier und Jetzt für die innere Welt des Klienten/Patienten entwickelt, mit ihren ganz persönlichen

Bedeutungen, so als ob es die Welt des Therapeuten/Arztes selbst wäre, wobei allerdings der «Als-ob»-Charakter nie verloren gehen darf. Wenn der Therapeut/Arzt den Patienten/Klienten **wertschätzt oder ihn/sie bedingungsfrei akzeptiert,** ihm/ihr auf diese Weise eine echte Zuwendung entgegenbringt, und frei von Beurteilungen und Bewertungen seiner/ihrer Gedanken und Gefühle und Verhaltensweisen ist, dann sind das die besten Voraussetzungen für eine gelingende Arzt-Patient-Beziehung. (Vgl. Rogers, Carl, Therapeut und Klient, Kindler, 1977)

Wenn mich etwas in der Beziehung zum Patienten/zur Patientin über längere Zeit belastet, muss ich es aussprechen. Je mehr ich bei mir bin, um so besser gelingt es mir, beim Patienten, der Patientin zu sein.

Ist die Beziehung von Echtheit, Offenheit, Empathie, Wertschätzung, Wärme und Vertrauen getragen, dann muss man auch keine Übertragung oder Gegenübertragung befürchten.

Erst wenn ich mich zurücknehme, einfach offen und präsent bin für den Patienten/die Patientin, kann ein echtes Beziehungsverhältnis entstehen. Eine solche Haltung kann im Patienten Heilungskräfte mobilisieren. In diesem Sinne können wir die äußere Arznei mit der inneren Arznei verbinden.

Unvoreingenommenheit

Als ich vor vielen Jahren als Psychologin-Praktikantin am Jugendamt Basel-Stadt arbeitete, gaben mir die Sozialarbeiter die jeweiligen Akten über die Klienten zum Lesen, mit denen ich sprechen sollte. Ich habe mir diese Akten aber nie vor dem Gespräch angeschaut. Ich wollte mir selbst ein Bild von diesem Menschen machen und unvoreingenommen in die Beziehung zu ihm/ihr eintreten. Und ich glaube, es hat sich gelohnt.

So hatte ich bei einem 16-jährigen Jungen den Eindruck, dass er schwer selbstmordgefährdet sei. Ich sprach nach dem Gespräch mit dem ihn betreuenden Sozialarbeiter und teilte ihm meinen Eindruck über den jungen Mann mit. Doch er verneinte meine Vermutung, indem er beteuerte, dass er ihn schon viele Jahre kenne und um seinen psychischen Zustand Bescheid wisse. Er glaube nicht, dass er selbstmordgefährdet sei. Ein Jahr später, als ich wieder am Jugendamt arbeitete, teilte mir der Sozialarbeiter sofort mit: «Sie haben recht gehabt, der Junge hat sich tatsächlich das Leben genommen.»

Es hängt von der jeweiligen Situation ab, ob der Arzt/Therapeut in der Beziehung zum Patienten nichts mehr unternimmt oder doch noch etwas unternimmt. Es ist eine Gratwanderung. Es gibt in manchen Situationen **kein objektives Wissen,** wohl aber eine **subjektive Verantwortung.**

Obwohl Ärzte/Ärztinnen im allgemeinen medizinisch gut ausgebildet sind, mangelt es ihnen oft an ihrer Gesprächs- und psychosozialen Kompetenz. Dies zeigt sich dann in der ärztlichen Sprechstunde.

Wie Untersuchungen in Österreich und Deutschland gezeigt haben, unterbricht der Arzt den einleitenden Bericht des Patienten, der Patientin durch Fragen schon nach durchschnittlich 15 Sekunden oder er führt in 50% der Fälle kleine Nebentätigkeiten wie die Beschäftigung mit dem Computer oder Karteikartensuche aus. Dadurch entgehen ihm wichtige Aspekte der Anamnese, weil er in dieser Zeit nicht in das Gesicht des Patienten, der Patientin schaut. Die Körpersprache ist auch ein wichtiger Teil der Diagnose. So ein Verhalten des Arztes, der Ärztin kann das Vertrauen des Patienten, der Patientin empfindlich stören. Laut Ö1-Radiokolleg vom 13. März 2006 dauert das Gespräch bei chronisch Kranken durchschnittlich nur sieben Sekunden. «Praktische Heilkunst muss mehr sein als Naturwissenschaft».

Im Gespräch mit dem Patienten, der Patientin kann ich medizinische Probleme erfahren. Man muss wissen, ob der Patient Probleme hat, vielleicht mit dem Partner, der Partnerin, ob er gestresst ist, Kummer hat, arbeitslos ist usw. Man sollte nicht die Krankheit behandeln, sondern den Patienten. Ansonsten wird der Arzt u.U. dem Patienten, der Patientin evtl. zu schnell zu einer Operation raten. Zum Beispiel werden zu viele Arthroskopien gemacht, die oft nicht nötig wären. Das Gespräch mit dem Arzt ist auch kostensparender. In Schweden hat man erkannt, dass weniger Medizin, dafür mehr Zuwendung hilfreich ist.

Dass **Zuwendung zum Patienten** wichtig ist, soll folgendes Beispiel zeigen: Erich Heindler berichtet:

> «Eine Bekannte, die mit schweren Nierenkoliken in das Krankenhaus eingeliefert wurde, musste sich einer gründlichen Untersuchung unterziehen. Sie wurde an eine Maschine angeschlossen, die die Nierenfunktion überprüfen sollte. Die Hausärztin hatte ihr prophezeit, sie müsse ihr ganzes Leben an eine Maschine angeschlossen werden. Verständlicherweise hatte meine Bekannte Angst. Bei der Untersuchung wurden ein ganzer Ärztestab und viele Krankenschwestern aufgeboten, die sich alle um die Maschine scharten, ohne die Patientin zu beachten. Während der ziemlich schmerzhaften Untersuchung unterhielten sich die Schwestern untereinander laut über das Funktionieren der Maschine, die Mode und das Wetter. Meine Bekannte fühlte sich in ihrer Angst so alleingelassen, dass sie sich sehr nach einer menschlichen Zuwendung sehnte. Als sie das Gefühl des Vergessenwerdens nicht mehr ertragen konnte, sagte sie zu den Anwesenden: ‹Ich brauche jetzt eine Hand, die mich hält!› Die Ärzte und Schwestern waren über die Äußerung höchst erstaunt, dass es so etwas gibt, bis die Oberärztin begriffen hat, was jetzt zu tun war. Sie ergriff ihre Hand…

Meine Bekannte hatte den Mut, zu sagen, was sie außer der Medizintechnik noch brauche. Viele Patienten bringen aber diesen Mut nicht auf. Solche Situationen sind eine Schule der menschlichen Begegnung.» (Heindler, Erich, Begegnung und Gesprächspsychotherapie, S. 124)

Für die etablierte Medizin ist die Beachtung des Individuums und die Zuwendung zum Patienten eine Bedrohung, weil dadurch der schnelle Fluss des Machbaren unterbrochen wird.

Wichtig scheint mir auch, dass ÄrztInnen und TCM-TherapeutInnen bei der Erstellung der Diagnose (z.B. auch Puls- und Zungendiagnose usw.) den Patienten die Ergebnisse mitteilen und wenn er/sie das verlangt, genau darüber informieren, was diese in bezug auf seine/ihre Krankheit bedeuten. So versteht der Patient, die Patientin besser, warum er/sie krank wurde, was ihm/ihr schadet und was er/sie vermeiden soll, um gesund zu werden. Er/sie wird dann die Medikamente bzw. chinesischen Kräuter lieber einnehmen. Das Ausstellen eines Rezeptes ersetzt noch nicht das ärztlich-therapeutische Gespräch.

Wenn die ärztliche Gesprächsführung mangelhaft ist, so sind es heute glücklicherweise manchmal die PatientInnen selbst, die uns dankenswerterweise darauf aufmerksam machen, wenn sie die mangelhafte Compliance von seiten des Arztes (overpowering) nicht ertragen oder sie wechseln den Arzt. Dabei besteht allerdings die Gefahr, dass der Patient, die Patientin vom Arzt in die psychosomatische Schublade eingereiht wird.

Es gibt auch das Problem, dass viele Patienten vom Hausarzt oder Spezialisten als «gesund» entlassen werden: keine besonderen Auffälligkeiten, normale Blutdruckwerte, normale Pulswerte usw. – also keine positiven Befunde.

Nicht selten erzeugen in einem solchen Fall subjektive Beschwerden einen Leidensdruck, auf den ein Arzt verantwortlich reagieren sollte. Es geht hier um die Fähigkeit **verantwortungsvoll zu antworten** (vgl. das englische Wort «responsability» = the ability to respond = die Fähigkeit, zu antworten). Dass viele Ärzte die Beschwerden ihrer Patienten nicht ernst nehmen und sie als «gesund» nach Hause schicken, oder an den Psychiater delegieren, dürfte an der Unkenntnis von Zusammenhängen von Organen, Leitbahnen, der Psyche und dem Geist liegen, gemäß denen die TCM in der täglichen Praxis arbeitet. Zum Beispiel ist nach Auffassung der TCM das Gehirn auf die Organe Herz, Leber, Milz und Niere bezogen (siehe Kapitel 14.1.3 und 14.1.4 «Multiple Sklerose»). Dies zu wissen, ist für die Ursachenfindung einer Krankheit und deren Behandlung äußerst wichtig. (vgl. Maciocia, The Psyche in Chinese Medicine)

Aus diesem Grund scheint mir das ärztliche Grundwissen über Vernetzungen von Organen und Organstrukturen bzw. Somatotopien, wie sie vor allem J. Gleditsch beschreibt (siehe Kapitel 2), wichtig.

Am besten können wir unseren Patienten helfen, wenn wir möglichst viele Somatotopien miteinbeziehen. Je mehr Entsprechungen, Repräsentationszonen und Funktionsbezüge wir kennen, desto besser können wir helfen. Auch hier hat sich die Zusammenarbeit von Ost und West bewährt. 80% der bekannten Triggerpunkte (die auch in der Physiotherapie und Osteopathie verwendet werden) entsprechen Akupunkturpunkten. Bekannt sind auch die Wechselbeziehungen der Zähne zum Organismus. Ein interessantes Beispiel ist der Zusammenhang der Region der Stirnhöhlen mit dem Urogenitalsystem. Eine Erklärung dafür bietet die Osteopathie mit der Beschreibung der Faszienketten vom Gesichtsbereich bis zum os pubis (Schambein).

Da einige Kardiologen in Berlin erkannt haben, dass Bypass-Operationen und Medikamente auf die Dauer nicht wirklich helfen, Herzinfarkte zu verhindern bzw. den Auslöser der Herzkrankheiten, nämlich «Stress» zu behandeln, haben sie in Berlin die «Erste Herzschule» gegründet, mit dem Motto «Öffne Dein Herz, sei offen für Dich selbst und für andere Menschen». In dieser Herzschule, haben die Patienten Gelegenheit in einer Gruppe, in Gesprächen und Meditationen, Körperübungen u.a. inne zu halten, und ihr Herz anderen Menschen zu öffnen. Die Teilnehmer dieser Herzschule lernen, was es heißt, Freundschaft, Liebe und Vertrauen zu erleben.

> «Das Herzchakra liegt zwischen den emotional-instinktiven und den intellektuell-geistigen Zentren. Die menschlichen Qualitäten, die das Herz offenbart, sind Mitgefühl und Liebe. Ein Herz, das sich seinen Mitmenschen öffnet, fühlt mit, ist mitmenschlich, teilt Freud und Leid und liebt.» (Platsch, ebd. S.19)

Bisher wurden die psychosozialen Beziehungen in der Medizin vernachlässigt. Früher haben die Ärzte teilweise seelsorgerliche Funktionen übernommen, wie es in einem echten Gespräch zwischen Arzt und Patient unabdingbar ist. Die Berliner Kardiologen haben erkannt: «Wir haben es verlernt, Arzt und Seelsorger zu sein.»

Die Fähigkeit «Arzt und Seelsorger» zu sein, geht in die Richtung einer ganzheitlichen Betrachtung und Betreuung des Menschen.

Wie ich von einigen Ärzten erfahren habe, verstehen sie unter «ganzheitlicher Betreuung» Teamgespräche mit Berufskollegen und das Delegieren des Patienten z.B. an einen Onkologen, Lungenfacharzt, Psychiater oder anderen Kollegen. Dies ist aber noch keine ganzheitliche Betreuung bzw. Behandlung des Menschen, denn das Delegieren an einen Facharzt sollte bei einer unklaren Diagnose ohnehin in jedem Medizinsystem, im Osten und im Westen, selbstverständlich sein.

Ganzheitliche Medizin

Die TCM, welche den Menschen als eine Einheit von Körper, Seele und Geist betrachtet, entspricht dem Begriff «ganzheitliche Medizin».

Unter «ganzheitlicher Medizin» oder «Ganzheitsmedizin» werden Konzepte oder Methoden im Bereich der Medizin verstanden, welche die Natur und den kranken Menschen und sein Umfeld in umfassender Einheit betrachten und behandeln. Vgl. Goethe: «In der lebendigen Natur gibt es nichts, was nicht in Verbindung mit dem Ganzen stünde.»

«Im Nei Jing heißt es:

> ‹Medikamente gegen Krankheiten zu verschreiben, die sich bereits entwickelt haben… ist dem Verhalten von Personen vergleichbar, die lange, nachdem sie Durst verspürten, einen Brunnen zu graben beginnen, oder jenen, die mit dem Schmieden von Waffen beginnen, nachdem sie bereits in eine Schlacht verwickelt sind. Würden solche Maßnahmen nicht zu spät kommen?›
>
> Diese Vorstellungen und Verhaltensweisen setzen eine Rolle des Arztes voraus, die sich von der im Abendland sehr unterscheidet. In der abendländischen Medizin pflegt der Arzt mit dem höchsten Ansehen ein Spezialist zu sein, der eine ins einzelne gehende Kenntnis eines spezifischen Körperteils besitzt. In der chinesischen Medizin ist der ideale Arzt ein Weiser, der das Zusammenwirken aller Strukturen des Universums erkennt, der jeden Patienten individuell behandelt. Seine Diagnose stuft den Patienten nicht automatisch in eine Gruppe von Menschen ein, die an einer bestimmten Krankheit leiden, sondern erfasst so vollständig wie möglich den gesamten körperlichen und geistigen Zustand des einzelnen und seine Beziehung zur natürlichen und gesellschaftlichen Umwelt.
>
> Sobald der Arzt den dynamischen Zustand des Patienten im Zusammenhang mit dessen Umwelt bestimmt hat, versucht er, Gleichgewicht und Harmonie wiederherzustellen. Dazu wendet er mehrere therapeutische Methoden an, die alle darauf abzielen, den Organismus des Patienten so anzuregen, dass er seiner eigenen natürlichen Tendenz zur Rückkehr in einen ausgeglichenen Zustand folgt. Aus diesem Grunde ist es einer der wichtigsten Grundsätze chinesischer Medizin, die Therapie so milde (sanft, Anm. v. Verf.) wie möglich zu gestalten. Im Idealfall besteht der gesamte Prozess in einer fortgesetzten Wechselwirkung zwischen Arzt und Patient, wobei der Arzt je nach verschiedenen Reaktionen des Patienten die Therapie ständig modifiziert.» (Capra, S. 352f und 353 ff)

Wie auch Leung im Zitat meiner Einleitung schreibt, gehört zu einer ganzheitlichen

Betreuung, «dass man sich um den jeweiligen Menschen als Ganzen kümmert, ihn als zusammenhängende, geschlossene Einheit sieht.»

Auch das Menschenbild des Arztes/Therapeuten und seine Sichtweise in bezug auf das absolute Ende oder Weiterleben des Menschen nach dem Tod haben einen Einfluss auf den Patienten, die Patientin. Der Arzt/Therapeut hat die Macht, dem Patienten / der Patientin Sinn und Hoffnung oder das Gegenteil davon zu vermitteln.

So wie die Psychologie erkannt hat, dass die Persönlichkeit nicht etwas ist, das wir durch die Geburt mitbekommen – das wäre ein zu einfaches Modell –, sondern, dass sie sich in der Auseinandersetzung mit der Umwelt und die vielen einzelnen Kontakte, die das Kind hat und auf sie reagiert, langsam entwickelt. Möglicherweise werden wir auch in der Medizin davon abkommen, Krankheiten nach dem Schema «angeboren – nicht angeboren» zu beurteilen. Eine Krankheit überwinden zu können, hängt auch von der Resilienz ab. Es ist erwiesen, dass ein Mensch, der daran glaubt, dass es für ihn einen Sinn hat, trotz seiner Krankheit weiterzuleben, die besseren Chancen hat, gesund zu werden. Die Arzt-Patient-Beziehung muss daher so gestaltet sein, dass der Patient, die Patientin, den Sinn seiner/ihrer Krankheit versteht, sich als vollständige Person annimmt, trotz aller Leiden; dass er/sie erkennt, dass er/sie trotz der Krankheit noch Person ist und Zukunftsperspektiven realisieren kann.

Wenn der Arzt/Therapeut den Patienten / die Patientin so annimmt wie er/sie ist, lernt er/sie, sich mit seiner/ihrer Krankheit anzufreunden. In der **inneren Einstellung** liegt eine **große Kraft des Heilens.**

Unsere Medizin ist auf das «Machen» ausgerichtet. Die Erfahrung zeigt aber, dass das Verstehen heilsam ist, da damit die Selbstannahme gefördert wird, und der Mensch geheilt wird. Heilung geschieht aus der Begegnung.

Gelingt die Arzt-Patient-Beziehung, so wirkt sich dies auf den Krankheitsverlauf, den Willen gesund zu werden und den Behandlungserfolg aus. Ohne sie können therapeutische Maßnahmen erfolglos bleiben, denn der Patient, die Patientin wird in einem solchen Fall nicht kooperieren, die ärztlichen Ratschläge nicht verstehen oder befolgen oder er/sie wird die verordneten Medikamente oder Kräuter nicht einnehmen. Ein solches Beziehungsverhältnis zwischen Arzt/Therapeut und Patient führt zu einem Mangel an Compliance von seiten des Patienten.

Ich frage mich, ob der Mangel an gegenseitiger Compliance auf den Dauerkonflikt zwischen optimaler Behandlung und Wirtschaftlichkeit zurückzuführen ist? (Abhängigkeit von der chemisch-pharmazeutischen Industrie, von Ärztekammern und Krankenversicherungen, die komplementärmedizinische Behandlungen aus Kostengründen ablehnen, auch dort wo sie das Mittel der Wahl wären, auch dann wenn die Schulmedizin nicht geholfen hat, z.B. bei funktionellen Störungen und manchen chronischen Leiden. Dazu kommt, dass das ganze Medizinsystem (Arzt-Praxen und Krankenhäuser) unter enormem Zeitdruck in bezug auf die Wirtschaftlichkeit steht. Dabei stellt sich die einfache ethische Frage, was wichtiger sei: der Mensch oder das Geld? Wie soll ein Mensch dann gesund werden, wenn das Medizinsystem krank ist?

Ob der Rückgang der Hausarztpraxen zugunsten von Fachärzten auch damit zusammenhängt?

Wenn die Arzt-Patient-Beziehung gelingen soll, braucht es – wie schon gesagt – Respekt gegenüber dem Patienten, der Patientin mit all seinen/ihren Anschauungen – auch religiöser Natur. Ohne dass es der Arzt, der Therapeut bemerkt, kann er den Patienten, die Patientin durch seine Haltung beeinflussen. Der Patient, die Patientin wird auf jeden Fall in der Beziehung zum Arzt/Therapeuten dessen Einstellungen ihm/ihr gegenüber aus seiner Haltung herausspüren, denn

«der Mensch wirkt mehr durch sein Sein als durch das, was er tut oder sagt!»

Das Sein bewegt sich zwischen Ich und Du, also im «Zwischen» der Ich-Du-Beziehung (Martin Buber) (vgl. Erich Heindler, Begegnung und Gesprächspsychotherapie, Selbstverlag, Zürich, Graz, 1983).

Das Sein ist die Quelle unserer Liebe. Und wo Liebe ist, gibt es keinen Raum für Objektivität, für Wissen, für Bewertungen usw. Es bedeutet, dass alles was wir sagen, aus dem Sein heraus geschieht. Es ist die Quelle unserer Authentizität. Was immer wir sagen, ist ein Sprechen aus dem Sein. Und genau das Sein ist es, aus dem heraus der Patient, die Patientin aber auch der Arzt, die Ärztin, der Therapeut, die Therapeutin erkennen, was den Patienten, die Patientin krank gemacht hat und was er/sie in seinem/ihrem Leben ändern kann, um gesund zu werden. In einer solch echten Beziehung macht der Patient / die Patientin die Erfahrung «**Ich** bin gemeint!»

Die Sprache ist erfüllt vom Geist unserer Vorfahren und getränkt von unseren Erfahrungen. Wenn wir uns zurücknehmen in der Beziehung zum Patienten, entwickelt sich ein freier Raum, in dem sich Kreativität und Spontaneität entfalten können. Wenn der Arzt, die Ärztin die richtige Sprache findet, kann er/sie zusammen mit dem Patienten, der Patientin die Quelle der Kraft und der Selbstheilung entdecken.

Unter Psychiatern/Psychotherapeuten ist es heute üblich, dass sie Supervision in Anspruch nehmen, um ihre Gespräche mit Patienten kontrollieren zu lassen und sich um eine regelmäßige Weiterbildung (nicht nur eine fachspezifische) zu bemühen. So werden sie nicht betriebsblind. Es ist nicht einzusehen, warum HausärztInnen oder FachärztInnen oder naturheilkundige TherapeutInnen diese Praxis nicht auch übernehmen sollten. Die Fähigkeit zur Ich-Du-Beziehung kann in Kursen für person-zentrierte Psychotherapie und in Encountergruppen erlernt und geübt werden.

Schluss 结语 *(jiéyŭ)*

In meinem Buch «Geschädigtes Blut als Ursache von Blutstase und Schmerzen aus der Sicht der TCM» bin ich von der Frage ausgegangen, durch welche Faktoren eine Blutstase ausgelöst wird und wodurch die damit verbundenen Krankheiten und Schmerzen entstehen.

Zu den mit einer Blutstase in Verbindung stehenden verschiedenen Krankheitsbildern gehört auch das Restless Legs-Syndrom (RLS). RLS «Syndrom der unruhigen Beine», wird auch als Anxietas tibiarum (ängstliche Schienbeine) oder als (Wittmaack)-Eckborn-Syndrom bezeichnet.

Das Langenscheidt Fachwörterbuch Medizin, Englisch – Deutsch, F.-J. Nöhring, beschreibt «restlessness» als neurologischen Begriff mit «psychomotorische Unruhe». In diesem Zusammenhang habe ich mich gefragt, warum RLS bezüglich der Symptome zwar genau beschrieben aber bis jetzt noch nicht behandelt werden konnte?

Der Grund dafür liegt wohl auch in der **falschen Bezeichnung** dieses Krankheitsbildes u.z. sowohl in bezug auf die Auswahl der Symptome als auch in bezug auf die Wortwahl. Worte sind unser Bezug zur Welt. Falsche Bezeichnungen vermitteln falsche Bilder. Das ist ein Problem der Ethik des Sprachgebrauchs, wenn wir so tun, als käme es z.B. nur auf die Messung des Blutdrucks an und nicht auf die Qualität des Blutes. Die mit den westlichen Messmethoden gewonnenen Blutparameter sagen nichts Endgültiges über die Gesundheit oder Krankheit des Patienten, der Patientin aus.

Sowohl die englische Bezeichnung «restless legs syndrom» (RLS) als auch die deutsche Bezeichnung «Unruhige Beine» sind ein Widerspruch in sich selbst, denn es ist nicht einzusehen, warum ein einzelnes Symptom wie «restless» bzw. «unruhig» aus einem ganzen Symptomenkomplex herausgerissen und für die Namensgebung einer Krankheit ausgewählt wird.

Das Symptom wird mit einer Krankheit gleichgesetzt, die noch nicht bekannt ist, weil dessen Ursache von der westlichen Medizin noch nicht genügend erforscht ist. Außerdem suggeriert die Bezeichnung «Restless-Legs-Syndrom», die Vorstellung, es handle sich um das wichtigste Symptom, was aber nicht der Fall ist. Von daher ist es auch klar, warum chinesische Ärzte den Begriff «unruhige Beine» als selbständiges Krankheitsbild nicht kennen, sodass sie diese Krankheit ebenfalls wie die westlichen Ärzte neurologisch beurteilen müssen. Der Begriff «RLS» «unruhige

Beine» suggeriert falsche Interpretationen, welche von der eigentlichen Ursache ablenken. Dies ist mitverantwortlich dafür, dass RLS bis jetzt noch nicht effektiv behandelt werden konnte.

In Kapitel 11 habe ich die Symptome und Missempfindungen von RLS aufgelistet, die man genauso gut terminologisch für die Begriffswahl hätte verwenden können. Aber auch die Bezeichnung der anderen Symptome wie «Kribbeln», «Brennen», «Spannungsgefühle», «Depressionen» oder «Vergesslichkeit» usw.» wären zu sehr symptomorientiert und auf diese Weise ein Hindernis für die Ursachenfindung und eine effektive Behandlung. Bei «Vergesslichkeit» könnte man z.B. an Demenz denken und dadurch falsche Schlüsse in Bezug auf die Ursache von RLS ziehen.

Auch die in der Fachliteratur übliche Unterscheidung von «idiopathischem und symptomatischem RLS» widerspiegelt dieses Dilemma. Beide Ausdrücke erklären im Grunde nichts. Einen Eisen- oder Vitamin-B_{12}-Mangel als Ursache von symptomatischem RLS anzugeben, bringt überhaupt keine Klärung, weil dieser Mangel auch bei vielen anderen Krankheiten auftreten kann, die andere Ursachen haben. Ich habe auch die in der Schulmedizin diskutierte Vererbbarkeit von RLS als alleinige Ursache infrage gestellt (vgl. Kapitel 11.2.2).

Schaut man im Englisch-Wörterbuch unter «restless» nach, so werden neben «unruhig» auch «ruhelos» und «rastlos» genannt. Am ehesten käme das Wort «ruhelos» infrage, weil dieses Wort auch für den geistig-seelischen Zustand des ganzen Menschen verwendet werden kann. Man erlebt dann den Menschen als ruhelos. Aber auch diese Übersetzung ist für mich nicht befriedigend, weil die Unruhe mit den Beinen verknüpft wird. Von selbst können die Beine nicht ruhelos sein. Wenn, dann ist es der ganze Mensch, der ruhelos ist. Man müsste sich also fragen, warum der Mensch ruhelos ist, welche Ursache dahinter steht und welche Rolle dabei die Beine spielen?

Die «Beine» sind wieder nur ein Teil des Ganzen. Und ein einzelnes Symptom wie z.B. «unruhig» oder «Unruhe» wird aus dem ganzen Symptomenkomplex genommen überbewertet. Beide Begriffe sagen nichts über die eigentliche Krankheit aus.

Als ich die Bezeichnung «RLS» ins Chinesische übersetzen wollte, ist mir klar geworden, wie unsinnig diese Bezeichnung ist. Wenn ich RLS mit «*bù ān tuǐ*» (= unruhige Beine) wiedergebe, so wird dies weder von einem Chinesen noch von einem chinesischen Mediziner verstanden. Er weiß so nicht, was mit «unruhig» oder «ruhelos» gemeint ist. Für ihn sind es zusammenhanglose Begriffe, die keinen Sinn ergeben, jedenfalls kein Krankheitsbild, welches zu behandeln wäre. Zudem widersprechen diese Begriffe dem ganzheitlichen Verständnis der TCM-Theorie. Man kann die Beine nicht vom Menschen abtrennen und diese für ein Krankheitsbild halten. Der TCM-Arzt braucht Bezugspunkte zu den Organen, Meridianen und Somatotopien bzw. zur Yin-Yang-Theorie, um die Krankheit zu verstehen. Wenn wir uns der Ursache von RLS nähern wollen, müssen wir gemäß der Philosophie der TCM die körperlichen und auch seelisch-geistigen Aspekte in die Diagnose miteinbeziehen. Dies kann mit «unruhigen Beinen» nicht ausgedrückt bzw. verstanden werden. Um der Bezeichnung «unruhige Beine» näher zu kommen, braucht es eine Erklärung, was mit «unruhig» und «ruhig» gemeint ist. Die westliche Medizin sieht im RLS eine neurologische Ursache, für die die Begriffe «unruhig» aber auch «ruhig» zutreffen können.

Es ist nicht so einfach, einen medizinischen Fachbegriff wie «RLS» in andere Sprachen wie z.B. ins Chinesische zu übersetzen. Man muss den Begriff in der jeweiligen Sprache auch verstehen und ihn in einem größeren Zusammenhang sehen. Wenn aber die Bezeichnung RLS von Grund auf falsch ist, dann sind auch die übersetzten Begriffe falsch.

Für «unruhig» gibt es im Chinesischen noch den Ausdruck *«duō dòng zhèng»*, der noch am ehesten mit RLS in Verbindung gebracht werden könnte. Wörtlich übersetzt heißt dies «Viel-bewegen-Krankheit». Mit dieser Krankheitsbezeichnung wird in China ein bestimmtes Verhalten von Kindern bezeichnet, die sich viel bewegen und nicht ruhig sitzen können. Diese Krankheit ist ein Yang-Symptom. Kinder agieren ohnehin ihrem Alter gemäß yang-betont. Diese sog. «unruhigen Kinder» beschreiben am ehesten das Krankheitsbild von ADHS. Die Symptome von ADHS zeichnen unsere Zeit aus (vgl. «Yang-Fülle bei RLS» in Kapitel 13.1).

Auf diesem Hintergrund frage ich mich auch, inwieweit RLS überhaupt eine Krankheit ist? Sie ist ein kleines Mosaiksteinchen (Symptom) eines ganzen Krankheitsbildes, dessen Ursache bis heute noch nicht gefunden wurde. Meines Erachtens sind die «Unruhigen Beine» keine Krankheit als solche, genau so wenig wie die Aufmerksamkeits-Defizit-Hyperaktivitäts-Störung, kurz ADHS genannt, keine Krankheit ist, bei der auch nur verschiedene Symptome angegeben werden, die die eigentliche Krankheit nicht bezeichnen.

> «Aus Sicht der Chinesischen Medizin liegt die Wurzel (von ADHS) in einer generellen Störung der gegenseitigen Regulation der *zàng fù*. Obschon sich Muster wie ‹übermässig aufsteigendes Leber-Yang›, ‹Leber-Nieren-Yin-Leere› und ‹Milz-*qì*-Leere› definieren lassen, ändern sich diese Muster im Behandlungsverlauf häufig sehr schnell. Bei Kindern sind die inneren Organe noch sehr zart und daher durch unregelmässiges Essen, Umwelteinflüsse oder emotionale Belastungen leicht zu stören. Auch ist die Krankheitsursache bei Kindern grundsätzlich eine Dysbalance

und keine reine Leere und folglich können sich die Manifestationen schnell ändern. Bei Erwachsenen hingegen sind Pathologien (z.B. Milz-*qì*-Leere) über den gesamten Behandlungsverlauf relataiv stabil.» (Wang Ju Yi, Robertson, Jason ebd. S. 622)

> «ADHS tritt meist bei Kindern im Alter von 5 und 15 Jahren auf und ist durch folgende Symptome gekennzeichnet:
> - Ablenkbarkeit,
> - verkürzte Aufmerksamkeitsspanne,
> - impulsives Verhalten,
> - Hyperaktivität,
> - Lern- und Verhaltensstörungen
>
> In der westlichen Medizin wird als mögliche Ursache eine Neurotransmitterstörung diskutiert, therapeutisch werden Amphetamine, Dextroamphetamine, Methamphetamine oder Methylphenidate (Ritalin) eingesetzt. Diese Medikamente sollen die Konzentrationsfähigkeit fördern und gleichzeitig Hyperaktivität beruhigen, eine echte Heilung können sie aber nicht bewirken.» (ebd. S. 621)

> «Bei ADHS wurzeln alle Pathologien grundlegend in einer Leere des Vorgeburtlichen Qi und nicht in einem Fülle-Zustand der Sechs Äußeren Qi (Wind, Kälte, Sommerhitze, Feuchtigkeit, Trockenheit, Feuer).» (ebd. S. 622)

> «ADHS ist im Wesentlichen durch drei Kernsymptome gekennzeichnet: «Unaufmerksamkeit, Hyperaktivität und Impulsivität». (Schleider, Karin, ADHS, Wissen, was stimmt. S. 11)

Auch hier fehlt die dahinterliegende Ursache.

Da es sich auch bei ADHS nur um einzelne Symptome ohne geeigneten Bezugsrahmen handelt, gibt es auch hier einen berechtigten Zweifel, ob ADHS eine Krankheit ist. Nur durch die Wirksamkeit von Ritalin wurde ADHS als Krankheit anerkannt. Ähnlich wie das RLS bezeichnet ADHS eine Symptomatik, deren Ursache nicht bekannt ist.

> «Allerdings gibt es nicht *eine* Ursache von ADHS, sondern viele Faktoren, die die Störung hervorrufen. Die Ursache von ADHS ist noch nicht vollständig geklärt.» (ebd. S. 31)

> «Nicht alle Kinder mit einer angeborenen Leere an Vorgeburtlichem *qì* entwickeln ADHS. Dafür müssen sie zusätzlich einer der folgenden Belastungen ausgesetzt sein:

- Emotionale Stressfaktoren
- Extreme Angst oder Traumata
- Unregelmässige, einseitige Ernährung (z.B: ein Übermass an Süssigkeiten).» (ebd. S. 622)

Sowohl bei RLS als auch bei ADHS helfen die dafür entwickelten Medikamente nur die Symptome zu unterdrücken, wie z.B. das Ritalin, welches nach aktuellem pharmakologischen Wissensstand bei Kindern auf die Motorik und bei Erwachsenen auf die Psyche wirkt. Ritalin ist als Psychopharmakon zu werten.

Es hilft einfach, das Kind ruhiger zu machen, sodass es sich besser konzentrieren kann, so wie gewisse Medikamente helfen, das Kribbeln und die Unruhe der Betroffenen zu dämpfen. Weil aber die Ursache noch nicht gefunden wurde, werden Ritalin und Psychopharmaka für RLS-Patienten ohne weiteres von Ärzten verschrieben (vgl. Kapitel 10). Es wird dadurch nur **ein** Symptom behandelt. Alle anderen Symptome bleiben unberücksichtigt.

Wie bereits erwähnt, wissen weder die Patienten noch die Ärzte, welche die Medikamente verschreiben, was die langjährige Einnahme von Neuroleptika, dopaminergen Substraten oder anderen Psychopharmaka im Körper an Nebenwirkungen auslösen. Es ist erwiesen, dass Neuroleptika z.B. Demenz verstärken. Viele Demenzkranke erhalten das Medikament «Haloperidol», welches oft der Hausarzt verordnet und nicht ein Facharzt für Psychiatrie.

So schreibt Cornelia Stolze in ihrem Buch: Vergiss Alzheimer, Die Wahrheit über eine Krankheit, die keine ist, auf S. 64:

> «Es (Haloperidol) ist seit 1957 zugelassen und einer der Klassiker unter den Präparaten, mit denen viele Demenzpatienten heute in Kliniken und Pflegeheimen ruhig gestellt werden. Seit langem weiß man, dass Neuroleptika wie Haloperidol (häufig auch Antipsychotika genannt) oft unerwünschte Bewegungsstörungen, sogenannte EPS[55], verursachen. Sie äußern sich in Ruhelosigkeit und unfreiwilligen Bewegungen der Arme, der Beine und des Gesichts, Störungen, die viele Angehörige von Demenzpatienten nicht nur ängstigen, sondern mitunter auch an die Grenzen ihrer Geduld bringen …». Dabei ist seit langem bekannt, dass Neuroleptika gravierende Nebenwirkungen wie erhöhtes Schlaganfallrisiko, Diabetes, Lungenentzündungen, vermehrte Sturzgefahr (mit allen damit verbundenen Folgen wie Immobilität und Pneumonien) und Kreislaufprobleme haben können – Faktoren, die ihrerseits die Entstehung und das Fortschreiten einer Demenz fördern». (ebd. S. 66)

55 EPS = extrapyramidalmotorisches System. Diese können innerhalb von Minuten nach einer antipsychotischen Behandlung einsetzen.

> «Seit langem weiß man, dass solche anticholinergen Medikamente vor allem bei älteren Menschen Verwirrtheitszustände hervorrufen und die geistigen Fähigkeiten beeinträchtigen können. Die Palette dieser Arzneimittel reicht von Antidrepessiva und Schmerzmitteln bis hin zu Präparaten gegen Bluthochdruck, Anti-Parkinsonmittel, Antihistaminika, Muskelrelaxanzien, Ulkusmedikamenten und Kortikokosteroiden.» (ebd. S. 69)

Soweit ich von unseren Patienten informiert wurde, erhalten auch einige RLS-Patienten diese oben genannten Medikamente. Auch das folgende Mittel gegen ADHS ist nicht unproblematisch.

> «Das ADHS-Mittel «Methylphenidat» hat eine dämpfende pharmakologische Wirkung und hält Kinder davon ab, sich körperlich und seelisch auszutoben. Dem Gehirn können dadurch Erfahrungen und Erlebnisse vorenthalten werden, die es braucht, um normal zu reifen. Dem Gehirn fehlen dadurch die notwendige Anregung und Herzensförderung». (Blech, Jörg, Gene sind kein Schicksal … S. 94)

Die Nebenwirkungen dieses Medikaments sind **Schlaflosigkeit** und **verzögertes Wachstum**. ADHS sollte daher kritischer beurteilt werden. Eventuell müsste man auch mit den Kindern sensibler umgehen. Sowohl ADHS-Kinder und RLS-Betroffene brauchen Aufmerksamkeit von ihrer Umwelt. Wichtig ist neben der Einahme des Medikaments jedenfalls eine begleitende Psychotherapie sowohl bei ADHS- als auch bei RLS-Betroffenen. Das könnte eine zu schnelle Diagnose verhindern und zur Ursachenfindung beitragen.

> «Nach Dr. Wang macht die emotionale Komponente bei den meisten chronischen Beschwerden 20-80 Prozent aus. Emotionale/psychische Symptome können dabei selbst die Wurzel der Krankheit sein, oder was noch häufiger der Fall ist, die Krankheit noch verschlimmern. Für die Diagnose einer Krankheit muss man daher auch den emotionalen Zustand des Patienten verstehen – eine sehr subtile Arbeit.» (Wang Ju Yi, Robertson, Jason, ebd. S. 245)

Für unsere naturwissenschaftliche Medizin ist es bezeichnend, dass so viele Medikamente entwickelt werden, die nur Symptome behandeln, ohne Wissen um die dahinter liegende Krankheit. Die Frage nach der Entstehung der Krankheit wird so nicht mehr gestellt. Es ist, als würde die Krankheit unter den Teppich gekehrt.

In der TCM und anderen ganzheitlichen Richtungen – z.B. in der Anthroposophischen Medizin – hingegen, zielt die Therapie auf den ganzen Organismus. In der TCM zeigt sich dies in der Auswahl der Akupunkturpunkte und der Kräuter

(Drogen) als auch der Nahrungsmittel usw. Mit Hilfe der «Fünf Wandlungsphasen» *(wŭ xíng)* kann festgestellt werden, welche Organsysteme z.B. das Urogenital- oder Verdauungssystem oder der Lungenfunktionskreis betroffen bzw. mitbetroffen sind.

Gemäß Christian Schmincke können Verhaltensauffälligkeiten von ADHS mit den Methoden der TCM und vor allem mit chinesischer Arzneitherapie wirksam behandelt werden.

Man kann feststellen, ob die Krankheit an der Oberfläche sitzt oder von anderen Faktoren verursacht wird oder ob sie die Innenorgane betrifft. Die Behandlung der Krankheit hängt auch davon ab, ob ein Schwächezustand, *xū,* z.B. ein *qì*-, Blut-, Säfte-, ein Yin- oder Yang-Mangel oder ein Füllezustand z.B. ein Übermaß an Hitze, vorliegt. Die Unterdrückung der Symptome schafft jedenfalls ein Ungleichgewicht zwischen Yin und Yang.

Die etablierte Medizin versucht mit bestimmten Medikamenten (siehe Kapitel 10) die Unruhe (Yang) der Patienten zu bekämpfen, indem sie sie unterdrückt. Sie achtet aber dabei nicht auf den anderen Pol, die Ruhe (Yin). Das Gleichgewicht zwischen Yin und Yang, bzw. zwischen Ruhe und Aktivität, um welches sich die TCM in der Behandlung bemüht, bleibt daher weiterhin gestört. Je mehr das Yang (Gefühl der Unruhe) unterdrückt wird, umso mehr verschiebt sich das Gleichgewicht zugunsten des Yin, was wiederum zu einer Zunahme von Kälte führt. Ein Übermaß an Kälte verwandelt sich in Hitze und Hitze verursacht wiederum Kälte. Ähnlich verhält es sich auch mit dem Blut und dem *qì*. Wenn man Blut (Yin) aufbauen will, muss man auch das *qì* (Yang) berücksichtigen, sonst entstehen Verklumpungen des Blutes. Wenn wir *qì* aufbauen, müssen wir auch das Blut als Yin-Partner stärken, sonst wird das übermächtige *qì* das Blut verbrauchen (vgl. Kapitel 20.1). Dies zeigt, wie wichtig das Gleichgewicht zwischen Yin und Yang bei der Behandlung von Krankheiten ist. Die Schulmedizin behandelt mit ihren Medikamenten oft nur eine Seite. In diesem Fall das Yang, welches sie unterdrückt. Diese einseitige Behandlung schafft nochmals ein Ungleichgewicht und der Patient kann nicht gesund werden.

Obwohl RLS-Betroffene aufgrund unterdrückter Gefühle eine Leber-*qì*-Stagnation entwickeln, die sich in eine Blutstase verwandeln kann, werden die schon unterdrückten Gefühle durch Psychopharmaka nochmals unterdrückt. Die Unterdrückung der Gefühle verursacht nicht nur Schmerzen, sondern auch Hitze, unter der RLS-, Demenz- bzw. Blutstase-Betroffene leiden. Und Hitze führt zu Unruhe. Es entsteht dadurch ein Teufelskreis, d.h. alles beginnt von vorne und die Patienten müssen ihre Medikamente (Psychopharmaka) weiterhin einnehmen.

In diesem Zusammenhang ist auch interessant, dass Typ2-Diabetes-Patienten Durchblutungsstörungen und häufig unruhige Beine haben, deren Ursache auf die dem Typ2-Diabetes (vgl. Kapitel 14.2.4) zugrunde liegende Blutstase zurückzufüh-

ren ist (siehe Kapitel 14.1.5). Dabei kommt zurecht niemand auf die Idee, diese Patienten mit der Diagnose «RLS» zu belegen.
Aus all dem wird klar, dass Patienten, welche sich von einem TCM-Arzt oder TCM-Therapeuten behandeln lassen möchten und ihm nur die Symptome ihrer Missempfindungen der Beine schildern, und das tun sie häufig, nicht die Behandlung bekommen, die bei einem klaren Krankheitsbild gegeben wäre. Dies gilt auch für den westlichen Mediziner, der RLS nur unter der Bezeichnung «unruhige Beine», aber nicht die eigentliche Krankheit kennt. Wird hingegen die Diagnose «Blutstase» oder «Leber-*qì*-Stagnation» bei einem Patienten oder einer Patientin mit RLS festgestellt, dann können auch die entsprechenden Behandlungsschritte eingeleitet und die damit verbundenen Schmerzen behandelt werden (siehe Kapitel 13).

Wenn man die Krankheitsgenese nicht im Zusammenhang mit den Organen, dem Geist, der Psyche und der Umwelt des Patienten, der Patientin sieht, kann die Ursache nicht erkannt werden.

Um zu einer solchen Diagnose zu kommen, braucht es die Zusammenarbeit zwischen der westlichen und der östlichen Medizin. Weil die RLS-Symptome mit den Symptomen der Blutstase und *qì*-Stagnation fast identisch sind, kann man RLS als ein Blutstasesyndrom bezeichnen. Auf diesem Hintergrund wäre RLS verstehbar und damit auch behandelbar. Bei RLS kommt noch die *bì*-Symptomatik hinzu, welche mitbehandelt werden muss (siehe das *bì*-Syndrom in Kapitel 13.2).

So wie RLS stehen auch andere Krankheiten wie z.B. das Auftreten von Hautpigmentierung, seniler Plaque, Schlaganfall, Bluthochdruck, Arteriosklerose, koronare Herzerkrankungen, Prostatahyperplasie und Erkrankungen der Halswirbelsäule, senile Demenz (Kapitel 14.1.3) u.s.w. in Zusammenhang mit Blutstase. Es handelt sich um Krankheiten, deren Ursache die westliche Medizin z. T. nicht gefunden hat. In der westlichen Medizin spricht man z.B. von Hypertonie, aber nicht von der Qualität des Blutes.

Der Miteinbezug der Blutqualität und der Hämorrheologie[56] in die Medizin würde eine Annäherung zur ganzheitlichen Betrachtung des Menschen ermöglichen.

Gemäß der TCM-Theorie haucht das *qì* dem Blut die Seele ein. Dadurch entsteht Leben. Unsere Medizin klammert solche Zusammenhänge aus. Wir kennen zwar die vorübergehende «Weißkittelhypertonie» (siehe Kapitel 9.5.2), bei dem sich der Blutdruck im Sprechzimmer vorübergehend erhöht und relativieren entsprechend

56 Hämorrheologie = die Wissenschaft vom Fließverhalten des Blutes (Blutströmungslehre) unter physiolgischen und pathologischen Bedingungen (Duden, Wörterbuch medizinischer Fachausdrücke)

den Wert, beziehen aber nicht grundsätzlich den Zusammenhang z.B. zwischen Blutdruck und Emotion als Krankheitsursache mit ein. Wie der Biologe Rupert Sheldrake in seinem Buch «Der Wissenschaftswahn» beschreibt, ist unsere Wissenschaftsgläubigkeit mit ein Grund dafür, dass der Zusammenhang von Materie und Geist immer noch zu wenig Beachtung findet. Und wir wären sehr viel weiter, wenn die medizinische Wissenschaft die Ausklammerung von nicht beweisbaren Phänomenen überwinden würde. Anhand der Blutstase habe ich zu zeigen versucht, dass ein Ungleichgewicht von ***qì* und Blut** nicht nur verschiedene Krankheiten, sondern auch die Senilität des Organismus und sogar den Tod bewirken kann.

Die «Einheit von *qì* und Blut» ist das Herzstück der Traditionellen Chinesischen Medizin. «*qì* und Blut» ist die materielle Basis für alle physiologischen Prozesse und Aktivitäten, Gewebe, Gedärme, Gefäße und inneren Organe im menschlichen Körper. Sie ist die Lebenssubstanz. Ohne sie gäbe es kein Wachstum, keine Entwicklung, keinen Übergang von jugendlicher Kraft zur Senilität, von Überschuss oder Mangel von *qì* und Blut.

Wenn die westliche Medizin es wagen würde, einen Blick auf die Medizin-Philosophie der TCM zu werfen, könnte sie von der TCM lernen, «präzise Vorhersagen über den weiteren Krankheitsverlauf und das Befinden des Patienten zu treffen, die zu einer Heilung zahlreicher als problematisch eingestufter Krankheitsbilder führen können», wie Johannes Greten dies im Zitat meiner Einleitung beschreibt.

> «Unsere heutige Medizin hat die humanen Traditionen ihrer Vorgänger in Vergessenheit geraten lassen und ist auf solche Art zu einer symptombezogenen Wissenschaft geworden. Wie die Schülerin des berühmten russischen Physiologen I. Pawlow, Dr. med. G. Schatalowa, sagt, entstand die symptombezogene Medizin im Westen, weil (es) das Hauptziel jener Ärzte war, die Arbeitsfähigkeit des Menschen aufrecht zu erhalten, d.h. ihn möglichst schnell zur Arbeit zurückkehren zu lassen. Deswegen ist es in den meisten Fällen – wie auch in diesen – einfacher für die Ärzte den Motor auszutauschen als sich mit den wahren Gründen der Krankheit auseinander zu setzen und womöglich nicht nur die Geschlechtsorgane, sondern den gesamten Menschen behandeln zu müssen. Nicht umsonst meinte noch N. Semaschko: ‹Wir Ärzte beschäftigen uns das ganze Leben mit dem Falschen: Wir behandeln die Krankheiten, während man ihnen vorbeugen muss.› Später machte schon unser Zeitgenosse U. Armstrong folgende Bemerkung: ‹Krankheit wird – ob bewusst oder unbewusst – zum Gegenstand kommerzieller Interessen. Es ist kein Geheimnis, dass die Ärzte Leiden erschaffen›. Außerdem ist das gesamte System und die Vorgehensweise bei der Behandlung nicht richtig.» (Lebedewa,

T., Un-Heilbare Krankheiten …, S. 86 f)[57]

Wenn wir nur die Krankheit behandeln und nicht den Menschen, wird sich in der Medizin nichts ändern. Eine individuelle Behandlung des Menschen beginnt dort, wo der ganze Mensch wahrgenommen wird, sonst wird die individuelle Medizin überflüssig.

Um eine individuelle Medizin zu gewährleisten (vgl. Paracelsus: «Jeder Mensch braucht ein eigenes Heilmittel») sollte jeder Arzt, Therapeut über die Grenzen seines Fachgebietes bzw. seiner Methode hinausschauen und sich entsprechend weiterbilden, wenigstens insoweit, dass er oder sie den Patienten, die Patientin nicht nur zu anderen Spezialisten von Fachdisziplinen delegiert, sondern sich im Austausch mit Vertretern anderer komplementärmedizinischer Methoden (TCM, Aryuvedische Medizin, Anthroposophische Medizin, Phytotherapie, Ernährungstherapie etc.), um ein Wissen darüber und eine Behandlung bemüht, die wirklich auf den individuellen Patienten abgestimmt ist. Das kann er nur, wenn er sich ein alternatives Grundwissen angeeignet hat. Manchmal sind es die Patienten, welche mehr über Komplementärmedizin wissen als ihre Ärzte. Das sollte nicht sein. Es kann natürlich auch sein, dass ein Patient, eine Patientin meint, dass komplementärmedizinische Methoden bzw. die Phytotherapie (westliche und östliche) keine Nebenwirkungen haben. Daher wäre ein Wissensvorsprung von seiten der Ärzte von Vorteil. So könnte er die Patienten beraten und evtl. falsche Erwartungen der Patienten korrigieren. Wenn z.B. ein Patient ein Antibiotikum ablehnt, so sollte der Arzt den Patienten, die Patientin nicht einfach ohne Behandlung nach Hause schicken, sondern er müsste nach Alternativen suchen. In diesem Fall sollte der Arzt z.B. wissen, dass die chinesische Phytotherapie hochwirksame antibiotische Kräuter anbietet, die entweder keine nachweisbaren Nebenwirkungen haben oder durch das Hinzufügen eines bestimmten Arzneimittels den evtl. vorhandenen toxischen Effekt des anderen reduzieren oder aufheben können (siehe Kapitel 20.1).

Die Frage, «wann ein Arzt die TCM in seiner Behandlung anwenden soll?» beantwortet Leung wie folgt:

> «Sollte der Arzt, der sich die effektiven Behandlungsmöglichkeiten der modernen Medizin zunutze macht, auch in Betracht ziehen, die Traditionelle Chinesische Medizin einzusetzen?
>
> Das muss er nicht, wenn er seine Ziele auch so erreichen kann. Wenn er jedoch mit allen Mitteln darum bemüht ist, ein Problem zu lösen und es trotzdem nicht

57 Anmerkung: Unter dieser Schema-F-Chirurgie leiden auch die Ärzte selber, weil sie vielleicht doch merken, dass der Patient / die Patientin vor und nach einer Operation(z.B.: Brust-/Prostata-Operation) individuell behandelt werden müsste.

geschafft hat, ist es seine Pflicht, nach Alternativen zu suchen, andernfalls hat er seine ethische Verpflichtung gegenüber dem Patienten nicht erfüllt.» (Leung et al. ebd. S.10)
«Eine klinische Gleichsetztung gilt es zu vermeiden, denn die moderne Medizin und die Klassische Chinesische Medizin haben jeweils ihre einzigartige Sicht des menschlichen Körpers. Ähnlichkeiten ergeben sich einfach aus der Tatsache, dass beide dasselbe Objekt analysieren.» (Wang Ju Yi / Robertson, Jason, ebd. S. 207)

Die Pflicht des Arztes bedeutet nicht, dass er alles selber können muss; sie bedeutet, dass er gewillt ist, sich mit qualifizierten Vertretern anderer Behandlungsmethoden auszutauschen.

Das Ziel jeder TCM-Behandlung ist, das Gleichgewicht zwischen Yin und Yang im menschlichen Körper, Psyche und Geist wiederherzustellen. Aber der Körper kann auch an seine Grenzen kommen. Wenn das eingetreten ist, dann kann eine Erkrankung entweder unheilbar sein oder mit einer infausten Prognose chronisch werden. Es gibt Grenzen, die für jede Medizin – auch für die TCM – unüberschreitbar sind.

«In Anbetracht der Tatsache, dass die alternative Medizin zunehmend wirklich ernst genommen wird und die Nachfrage steigt, sollten alle, die eine medizinische Versorgung anbieten oder anwenden, einen kritischen Blick auf den Gang der Ereignisse werfen, der zur heutigen Situation geführt hat. Sie sollten auch den Misserfolgen der wissenschaftlich orientierten modernen Medizin nachgehen und gleichzeitig erwägen, moderne Konzepte aus praktischen Überlegungen heraus mit traditionellen Konzepten und Heilverfahren zu verbinden. So könnte man letztlich erreichen, dass sinnvoll eingesetzte traditionelle Heilverfahren in eine moderne wissenschaftlich ausgerichtete Praxis integriert werden, damit beide zusammenwirken können, um die Gesundheit und das Wohlbefinden der meisten Patienten zu verbessern.» (Leung, ebd. S. 5 f)

Das Buch soll nicht so verstanden werden, dass der Leser, die Leserin eine Abwertung der westlichen Medizin herauslesen könnte. Ich möchte einfach einige weniger bekannte Aspekte der TCM, die auch für die westliche Medizin von Bedeutung sein könnten, hervorheben wie z.B. die in diesem Buch verwendeten Zitate aus dem Huangdi Nei Jing, dem Grundlagenwerk der TCM, das auch von Fachleuten der TCM in der Praxis manchmal zu wenig beachtet wird. Wegen der Schwierigkeit, die spezielle Terminologie der TCM richtig zu verstehen, scheinen mir die im Buch enthaltenen Gespräche zwischen Huangdi und seinem Arzt Qi Bo zur Klärung beizutragen. Solange wir uns mit der Philosophie der TCM nicht näher befassen, erscheint sie uns wegen unserer anders gearteten Denkungsart und Lebenspraxis fremd.

Ich habe versucht, dem Leser, der Leserin die anders geartete Denkweise in bezug auf die Ursachen der Krankheit näherzubringen, als wir es im Westen gewohnt sind. Die moderne westliche Medizin kann eine Krankheit nur behandeln wenn eine im westlichen Sinn klar definierte Ursache bekannt ist, z.B. wenn ein Virus oder Bakterium sie ausgelöst hat. Hingegen behandelt die TCM das «Muster» (eine Symptomenkonfiguration), welches durch die Sinnesorgane wahrgenommen werden kann (siehe Kapitel 15 und 16). Die TCM konnte z.B. SARS erfolgreich behandeln, schon lange bevor wir im Westen einen Impfstoff zur Bekämpfung von SARS gefunden haben. Die «ganz andere» Diagnostik bedient sich einer Sprache, die wir nicht gewohnt sind, aber ich versuche durch das Heranziehen der alten Medizintexte (Huangdi Nei Jing) dem Leser die Sprache und damit die Sichtweise der chinesischen Medizin näher zu bringen, weil ich davon ausgehe, dass auch Menschen unseres Kulturraumes sich in sie «einlesen» und trotz anfänglicher Mühe auch nachvollziehen können.

Mit diesem Buch möchte ich sowohl ÄrztInnen als auch PatientInnen dazu anregen, einerseits die gegenseitige Compliance zu verbessern und andererseits ihnen die Vorbeugung von Krankheiten – Anpassung an die klimatischen Störeinflüsse, eine gesunde Ernährung, Vermeidung von Stress, emotionale Ausgeglichenheit und gegenseitige Offenheit in der Beziehung zwischen Arzt – Patient ans Herz legen, um der Entstehung von Blutstase als Ursache von Krankheiten und Schmerzen entgegenzuwirken.

An dieser Stelle möchte ich meinem Mann, Erich Heindler, für seine Textkorrekturen, seine Kritik und hilfreichen Anregungen danken.

ANHANG
附录 (*fùlù*)

Literatur 文献 *(wénxiàn)*

Allen, Richard P., Monplaisir, Jacques, Ulfberg, Jan, Restless Legs – die unbekannte Krankheit, Kristianstad (Raphael bokförlag) 2002.

Beliveau, Richard, Krebszellen mögen keine Himbeeren, Nahrungsmittel gegen Krebs. Das Immunsystem stärken und gezielt vorbeugen. München (Kösel Verlag) 5.Auflage 2007.

Birch, Stephen; Ida, Blutstase in der japanischen Akupunktur in: QI, Zeitschrift für Chinesische Medizin, 01, 2013, Verlag Systemische Medizin.

Blech, Jörg, Gene sind kein Schicksal. Wie wir unsere Erbanlagen und unser Leben steuern können. Frankfurt am Main (S. Fischer Verlag) 2010.

Braun, Hanspeter, Zhongyi, Wärme, Schärfe und Gesundheit. Einführung in die Traditionelle Chinesische Medizin. Bern (Simowa Verlag). 2009.

Brodde, August, Brennen mit Moxakraut. Der Akabanetest als thermisches Diagnostikum. Schwäb.-Gmünd (WBV Biologisch medizinische Verlagsgesellschaft) 1981.

Bruhn, Hans D. et al. Hämostaseologie für die Praxis. Stuttgart (Schattauer) 2. Auflage, 2007.

Burbach, Elvira, Naturheilpraxis heute, Lehrbuch und Atlas. (Urban & Fischer) 2013.

Capra, Fritjof, Wendezeit, Bausteine für eine neue Welt, Zürich Buchclub Ex Libris. 1984.

Clarenbach, Prof. Dr., Benes, Heike, Restless Legs Syndrom, Die unruhigen Beine, Klinik, Diagnostik, Therapie. Unimed Science, 2. Auflage. 2006.

Ding, Zhao Ping (Hrsg. Qu Wei Zhong Yao) Verlag *ren mai wei sheng chu ban shi.* 2003.

Engelhardt, Ute; Hempen, Carl-Hermann. Chinesische Diätetik. Grundlagen und Praktische Anwendung. München. Jena. (Urban & Fischer) 3. Auflage 2006.

Gleditsch, Jochen. M., Reflexzonen und Somatotopien. Vom Mikrosystem zu einer Gesamtschau des Menschen. München (Urban & Fischer) 2007.

Greten, Johannes, Kursbuch Traditionelle Chinesische Medizin. TCM verstehen und richtig anwenden. München (Thieme) 2. Auflage 2007.

Hammer, Leon, Psychologie und Traditionelle Chinesische Medizin. Isny (Joy Verlag) 2. Auflage. 2010.

Harnisch, Günter, Chinesische Heilmittel für ein langes Leben; Ling Zhi Pilz, Jiao Gulan, Ginseng. (Bacopa Verlag) 2010.

Heider de Jansen, Manuela. Das große Buch der Chinesischen Ernährungslehre. Eine Anleitung zur gesunden Lebensgestaltung. Aitrang (Windpferd), 1. Auflage. 2006.

Heindler, Erich, Begegnung und Gesprächspsychotherapie, Dissertation, Universität Zürich (Selbstverlag) Zürich, Graz, 1983.

Heindler-Weinlich, Gerti, Gesprächspsychotherapie und Meditation. Lizentiatsarbeit. Universität Zürich, 1977

- Encounter oder das Tun im Nicht-Tun, 1989 (unveröffentlicht)
- Einfühlendes Zuhören, Anwendung und Nutzen im Gesundheitswesen (unveröffentlicht)

Heindler-Weinlich, Gerti; Heindler, Erich, Die Acht Wunder der Traditionellen Chinesischen Medizin, Abwehrkräfte stärken, Stress abbauen (unveröffentlicht) Zürich 1994.

Heindler-Weinlich, Gerti; Heindler, Erich. Das Persönlichste ist das Allgemeinste. Entwicklung einer person-zentrierten Philosophie aus den Erfahrungen der Encountergruppe. Zürich 2011 (erscheint voraussichtlich 2018)

Hin, Kuan, Chinesische Massage und Akupunktur. Bern (Hallwag) 2. erweiterte Auflage, 1988.

Hoffmann, Michael, Fatrai, Agnes, (Hrsg). Chinesische Medizin in der Hals-, Nasen- und Ohrenheilkunde. Urban & Fischer. 2011.

Jason, Elias, Ketcham, Katherine. Traditionelle Chinesische Medizin. Selbstheilung mit den Fünf Elementen. Das Standardwerk der chinesischen Heilkunde. Isny/Oy-Mittelberg (O.W. Barth) 4. Auflage 2002.

Kaptchuk, Ted C., Das große Buch der chinesischen Medizin. Die Medizin von Yin und Yang in Theorie und Praxis. Bern (O.W.Barth) 1988.

Kautzky-Wille, Alexandra, Tschachter, Elisabeth, Gesundheit: Eine Frage des Geschlechts. Die weibliche und männliche Seite der Medizin. Orac-Verlag. 2013.

Krinniger, Patricia, Artikel über «Ernährungstherapie bei Adipositas aus Sicht der westlichen und chinesischen Medizin», in der Zeitschrift «Chinesische Medizin» 02.14, Juni 2014.

Krieger, Susanne, Pathologie, Lehrbuch für Heilpraktiker. Stuttgart (Sonntag) 3. erweiterte Auflage. 2001.

Kohn, Livia, Health and Long Life, The Chinese Way, Library of Congress Cataloguing–in–Publication Data, 1956.

Kong, Y. C., Huangdi Neijing, A Synopsis with Commentaries, Translated and Annotated by Y.C. Kong. The Chinese University of Hong Kong. 2010.

Körfers, Angela, Sun, Yutian, Traditionelle Chinesische Medizin. Arzneidrogen und Therapie. Stuttgart (Wissenschaftliche Verlagsgesellschaft) 2009.

Laozi (Laotse) Das Buch vom Weltgesetz und seinem Wirken, Wiedergabe des chinesischen Textes durch Walter Jerven. Buchclub Ex Libris 1978.

Lebedewa, Tamara, Un-Heilbare Krankheiten, Wege zur Heilung bei Diabetes, Unfruchtbarkeit, Impotenz, Adenom, Multipler Sklerose und anderen chronischen Krankheiten. (Aus dem Russischen von Margarita Zielke (Driediger) 2009, 3. Auflage.

Leung, P.-C., Xue, C.-C., Cheng, Y.-C. (Hrsg.) Chinesische Medizin. Alte Heilkunst und moderne Wissenschaft. München. Jena (Urban & Fischer) 1. Auflage 2006.

Li Ding, Perplexities of Acupuncture and Moxibustion (selected translation) Shanghai University of TCM Press. 2007.

Liu Zhanwen, Ma, Lieguang, Health Preservation of Traditional Chinese Medicine, Peoples Medical Publishing House. Beijing 2007.

Maciocia, Giovanni, Zungendiagnose in der chinesischen Medizin. Uelzen (Medizinisch-literarische Verlagsgesellschaft) 1996. - The Psyche in Chinese Medicine. Treatment and Mental Disharmonies With Acupuncture and Chinese Herbs. Churchill Livingstone. Edinburgh, London… Toronto. Elsevier 2009.

Maishing, Ni, Hrsg. Der Gelbe Kaiser, Das Grundlagenwerk der Traditionellen Chinesischen Medizin, Uelzen (Medizinisch-literarische Verlagsgesellschaft) 6. Auflage 2005.

Müller, Josef Viktor, Den Geist verwurzeln. Die Namen der Akupunktur-Punkte als Bindestriche der Psychosomatik. Verlag Müller & Steinicke München, 2. Auflage 2004.

Neeb, Gunther, R., Das Blutstasesyndrom. Chinas klassisches Konzept der modernen Medizin. Kötzing. Bayr. Wald (Verlag für ganzheitliche Medizin) Dr. Erich Wühr. 2001.

Nehls, Michael, Alzheimer ist heilbar: Rechtzeitig zurück in ein gesundes Leben. München (Heyne) 5. Auflage 2015.

Noll, Andreas, Kirschbaum, Barbara (Hrsg.) Stresskrankheiten. Vorbeugen u. Behandeln mit chinesischer Medizin. (Urban & Fischer) München. 1. Auflage 2006.

Platsch, Klaus-Dieter. Die Fünf Wandlungsphasen. München (Urban & Fischer), 2. Auflage 2009. Psychosomatik in der Chinesischen Medizin. München (Urban & Fischer), 2. Auflage 2005.

Porkert, Manfred / Hempen, Carl-Hermann. Systematische Akupunktur. Schwarzenberg. München. Wien. Baltimore (Urban & Fischer) 1985.

Rogers, Carl R., Therapeut und Klient. Grundlagen der Gesprächspsychotherapie. Kindler-Studienausgabe. München. 1977.

Saller, Reinhard, et. al. Bittere Naturmedizin. Wirkung und Bewertung der alternativen Behandlungsmethoden. Diagnoseverfahren und Arzneimittel. (Kiepenheuer & Witsch) 1. Auflage. 1995.

Schäffler, Arne, Menche, Nicole. Mensch, Körper, Krankheit. München. Jena (Urban & Fischer) 1999.

Schmincke, Christian, Chinesische Medizin für die westliche Welt, Springer Verlag. Boston, Heidelberg. 2007.

Sheldrake, Rupert. Der Wissenschaftswahn. Warum der Materialismus ausgedient hat. (O.W: Barth) 2012.

Sieb, Jorn P. Priv. Doz., Restless-Legs. Wirksame Hilfe bei unruhigen Beinen. MVS Medizinverlage. Trias Verlag, Stuttgart. 2003.

Stolze, Cornelia, Vergiss Alzheimer, Die Wahrheit über eine Krankheit, die keine ist. Köln (Verlag Kiepenheuer & Witsch) 1. Auflage 2011.

Stolze, Cornelia, Verdacht Demenz, Fehldiagnosen verhindern, Ursachen klären und wieder gesund werden. Freiburg i. B. (Herder) 2016.

Tan, Yong, Gynecology of Traditional Chinese Medicine. People's Medical Publishing House, Beijing 2007.

Tianshu, Gao; Bai, Hua; Zheng, Shuqin. Traditional Chinese Internal Medicine, China Press of Traditional Chinese Medicine, Beijing, China, 2004.

Unschuld, Paul U., Tessenow, Hermann. In Collaboration with Zheng Jingsheng, Huang Di Nei Jing Su Wen. An Annotated Translation of Huang Di's Inner Classic. Two Volumes. Basic Questions. Berkely. Los Angeles. University of California Press, 2011.

Van Nghi, Nguyen, Huang Ti Nei King So Qenn. (Medizinisch-literarische Verlagsgesellschaft), Uelzen 1977.

Wallner, Friedrich G. et al. Understanding Traditional Chinese Medicine, Peter Lang, Internationaler Verlag der Wissenschaften, Frankfurt am Main-Berlin-Bern, Bruxelles-New York-Oxford-Wien, 2009

Wang Ju Yi / Robertson, Jason D. Die Anwendung der Chinesischen Meridianlehre in der Praxis, Bacopa Verlag, 2014

Wiesner, Wolfgang, Texte zur Behandlung von Aids im Rahmen der Traditionellen Chinesischen Medizin. Teil 1, übersetzt, kommentiert und ergänzt von Wolfgang Wiesner, zweisprachige Ausgabe. Verlag für fremdsprachige Literatur. Petershausen. 1992.

Wilson, James, Grundlos erschöpft, Nebenniereninsuffizienz, Das Stresssyndrom des 21. Jahrhunderts, Wilken Goldman Verlag, 2011.

Wiseman, Nigel; Feng, Ye, A Practical Dictionary of Chinese Medicine, Brooklyn Massachusetts. Paradigm Publications. 2. Auflage.

Wu, Yanping, Ernährungstherapie mit chinesischen Kräutern. Die chinesische Diätetik kombiniert mit Phytotherapie. München (Urban & Fischer) Elsevier GmbH) 2005.

Xiaolan Zhao. Der Schein des Mondes. Traditionelle Chinesische Medizin für Frauen. Kreuzlingen/München (Irisiana/Ariston) 2007.

Xiu Zongchang. Diseases treated with Melons, Fruits and Vegetables. Beijing (Foreign Languages Press) 2002.

Yan De-Xin, Aging and Bloodstasis. A New TCM-Approach to Geriatrics. Blue Poppy Press. 1996.

Zhan Bing-chun & Zhang, Shan Dong. Zhong Yi Za Zhi (Shan-Dong Journal of Chinese Medicine) Blue Poppy Press Recent Research Report. 105. (Restless Legs Syndrome) 1996. (p.431 – 432)

Zong-xin Ouyang, Lexikon der Termini und Maximen der Traditionellen Chinesischen Medizin, Chinesisch-Deutsch, Deutsch-Chinesisch. Universität Nanjing, 2009. ISBN 978-7-310-03165-8.

Liste der chinesischen Begriffe

中文 术语 列表 *(zhōngwén shùyŭ lièbiăo)*

aì yè	艾叶	Artemisiae argyi folium; Artemisia-argyi-Blätter. «Meridiane erwärmend (Regel-) Blutungen stoppend und regulierend, Kälte zerstreuend und Fötus beruhigend. Die Droge wird bei Leere-Kälte-Blutungen eingesetzt. Besonders geeignet ist sie bei übermäßiger Regelblutung, da sie die Meridiane und die Gebärmutter erwärmt und somit Blutungen stoppt. ... Getrocknete *aì yè* wird auch zu Paste zerstoßen und zur Moxibustion verwendet. Räuchern mit verbrannter *aì yè* kann bei einer Epidemie als Desinfektion erfolgen. Die antiseptische, antimykotische und antivirale Wirkung ist nachgewiesen worden. Sogar bei Wundstellen und Geschwüren kann Räuchern mit verbrannter *aì yè* desinfizieren... Sie entspannt die glatte Muskulatur der Bronchien, ist antiasthmatisch, wirkt expektorierend, hustenstillend, antiallergisch, antimykotisch, antiviral und antiseptisch... Vorsicht bei Yin-Schwäche oder Bluthitze. Bei Asthma oder Husten sollte die Droge nur kurz (bis 5 Minuten) gekocht werden. (Körfers/ Sun ebd. S.503)
ān	安	Ruhe, ruhig; beruhigen, besänftigen
baĭ huì	百会	Punkt der 100 Begegnungen, «Treffpunkt aller Leitbahnen» (Akupunkturpunkt des Gouverneur- bzw. Lenkergefässes, LG 20) Funktionsbezeichnung mit Blick auf die Leitbahnen.
baí sháo	白芍	Weiße Pfingstrosenwurzel (Paeoniae radix alba). «Blut nährend, Regel regulierend, erweichend, Yin aufbauend, Schweiss mindernd und stoppend. Die Droge wird bei Blut-Mangel, Yin-Schwäche, durch Hitze verursacht, und bei schmerzhafter oder zu starker Regel verwendet. Hierfür wird sie mit Angelica sinsensis radix / *dāng guĭ* und Rhemannia radix praep. *shú dì huāng* kombiniert.» (ebd. S. 596)

bàn xià	半夏	*fá bàn xià 法半夏*, vorbehandelte Pinellia-Knollen. «Nässe trocknend, schleimlösend und umwandelnd. *qì* nach unten absenkend, abschwellend, Knoten lösend, Übelkeit beseitigend. Aufgrund ihres warmen Temperaturverhaltens und ihres scharfen Geschmacks ist Pinelliae rhizoma praep. *(fá bàn xià)* eine der wichtigsten Drogen für die Behandlung von Kälte-Nässe-Schleim, besonders im Lungen- und Milz-Bereich … Bei rebellierendem Magen-*qì* werden Pinelliae rhizoma praep. *(fá bàn xià)* und Pinelliae rhizoma praep. cum Decoctum Zingiberis *(jiāng bàn xià)* häufig eingesetzt … Bei Geschwüren auf dem Rücken und der Brust wird empfohlen, Eiweiss mit Pinelliae rhizoma *(shēng bàn xià)* Pulver zu mischen und auf die betroffenen Stellen aufzutragen. Bei Schleimansammlungen zum Beispiel bei Lipomen, wird Pinelliae rhizoma *(shēng tiān nán xīng)* und Polygalae radix *(yuán zhì)* pulverisiert, mit Essig zu einer Paste verrührt und auf die betroffenen Stellen aufgetragen. Auch bei Husten mit vermehrtem Schleim- und Säfte-Stau sollte an diese Droge gedacht werden. Pinelliae rhizoma praep. *(fá bàn xià)* und Asari radix et rhizoma *(xì xīn)* sind eine gute Kombination, wenn Schleim über Haut und Harn ausgeschieden werden.» (ebd. S. 69)
bì	痹	durch Kälte, Zugwind, Feuchtigkeit u.a. hervorgerufene Gliederschmerzen oder Taubheitsgefühle, Rheuma.
bì zhèng	痹症	– Syndrom, eine immunologisch oder metabolisch bedingte Entzündung körpereigener Gewebe; «rheumatische Syndrome (Beschwerden); rheumatische Krankheit durch Kälte und Nässe, bewegungshemmende Syndrome; Schmerz-Obstruktionssyndrom; es bezieht sich auf das Unvermögen, richtig zu gehen, da das Bein nicht richtig gehoben werden kann.» (Zong-xin, Ouyang, Lexikon der Termini und Maximen der Traditionellen Chinesischen Medizin, Chinesisch–Deutsch / Deutsch–Chinesisch, S.6)
bŭ tóng	补痛	versperrt, verstopft, blockiert; Blockaden
chén pí	陈皮	Mandarinenschale (Citri reticulatae pericarpium) *qì* regulierend, Milz tonisierend, schleimlösend.
chī	蚩	töricht, blödsinnig, idiotisch
chī dāi	痴呆	dumm, stupid, einfältig, wahnsinnig, irrsinnig
chī zī	痴子	Wahnsinnige/r, Irre/r, Geisteskranke/r, Verrückte/r.

dà zăo	大枣	Jujubenfrüchte, Jujube, chinesische Dattel, «Das *qì* in der Mitte aufbauend, Blut ernährend, beruhigend. Jujubae fructus *(dà zăo)* wird bei vermindertem Appetit, ungeformtem Stuhl, Müdigkeit und Kraftlosigkeit, die durch eine Milzschwäche entstanden ist, verwendet.» (Körfers, ebd. S. 554)
dàn	淡	geschmacklos, schal, fade, wässrig
dăn	胆	Gallenblase
dāng guĭ	当归	Angelicae sinensis radix. Chinesische Angelikawurzel (Engelwurz); «Blut tonisierend, blutbelebend, die Regel harmonisierend, den Darm befeuchtend. *jiŭ dāng guĭ* wirkt bei Blutmangel-Mustern mit Symptomen wie blasses Gesicht, blasse Lippen, blasse Fingernägel, Müdigkeit, helle verminderte oder übermäßige Blutungen sehr zuverlässig. Diese Symptome können Folgen einer funktionellen Störung sein, wie Anämie und postoperativer Blut-Mangel oder eine Nebenwirkung von Chemotherapie und Bestrahlung. Die Rezeptur *dāng guĭ lóng huí wān* wird in China in der Behandlung von Leukämie eingesetzt. Zum Blut-tonisieren wird Angelicae sinensis radix *(dāng guĭ)* oft in Kombination mit *qì*-tonisierenden Mitteln wie Astragali radix *(huáng qì)* und Codonopsis radix *(dăng shēn)* verabreicht. Angelicae sinensis radix *(dāng guĭ)* kann auch als Einzelmittel eingenommen oder in eine Hühnersuppe gegeben werden. (30 g Angelicae sinensis radix *(dāng guĭ)* und 30 g Codonopsis radix *(dăng shēn)* zusammen mit einem Huhn kochen und innerhalb von drei Tagen einnehmen.) ... Zur Nachbehandlung eines Schlaganfalles, wenn *qì*-Stagnation und Blutstase vorhanden sind, ist die Rezeptur *bu yang huan wu tang* empfehlenswert... Bei Wind-Nässe oder Wind-Kälte-*bì*-Syndrom und rheumatischen Beschwerden wird sie mit Notopterygii rhizoma et radix *(qiāng huó)*, Gentianae macrophyllae radix *(qín jiāo)* und Cinnamomi ramulus *(guì zhī)* kombiniert... Sie wirkt auch abführend und Darm befeuchtend. Bei Obstipation und Trockenheit des Darmes, die durch einen Blutmangel verursacht wurden, wird Angelicae sinensis radix *(dāng guĭ)* oft in Kombination mit Cistanches herba *(ròu cōng róng)*, Polygoni multifloris radix *(hé shŏu wū)* und Cannabis fructus *(huò má rén)* verabreicht. (ebd. S. 587)

dǎng shēn	党参	Codonopsis radix, Glockenwindenwurzel (Codonopsis pilosulae radix). «Mitte aufbauend, *qì*-tonisierend, Milz und Lunge stärkend. Bei Müdigkeit, vermindertem Appetit und ungeformtem Stuhlgang, deren Ursache eine *qì*-Schwäche der Mitte ist, wird die Droge oft zusammen mit Astragali radix *(huáng qí)* und Atractylodis macrocephalae rhizoma *(baí zhū)* kombiniert. Bei Husten und Kurzatmigkeit und schwacher Stimme, die durch eine Lungen-*qì*-Schwäche entstanden sind, wird die Droge oft zusammen mit Astragali radix *(huáng qí)* und Schisandrae chinensis fructus *(wǔ wèi zǐ)* verordnet. Die Droge ist wirksam bei Durst, der durch *qì*- und *jīn yè*-(Körperflüssigkeits-)Mangel verursacht wird. Bei Symptomen wie blasses Gesicht, Schwindel und Palpitationen, die eine *qí*- und Blutschwäche als Ursache haben, kann Codonopsis radix *(dǎng shēn)* mit Ophiopogonis radix *(mài mén dōng)* und Schisandrae chinensis fructus *(wǔ wèi zǐ)* verabreicht werden, um die Körperflüssigkeiten wieder aufzubauen. Weiter kann sie, um das Blut zu tonisieren, mit Angelicae sinensis radix *(dāng guī)* und Rehmanniae radix praep. *(shú dì huáng)* kombiniert werden. Codonopsis radix *(dǎng shēn)* kann in vielen Rezepturen Ginseng, radix et rhizoma *(rén shēn)* ersetzen, insbesondere wenn es darum geht, das Blut zu tonisieren, wie in der Rezeptur *ba zhen tang* (Acht-Schätze-Dekokt).» (ebd. S.543)
dào	道	In der chinesischen daoistischen Philosophie wird *dào* als ein ewiges Wirk- oder Schöpfungsprinzip bezeichnet. Es ist für den Ursprung der Einheit und Dualität und damit für die Entstehung der Welt (Zehntausend Dinge) verantwortlich. Aus dem dào entstehen die Polaritäten Yin und Yang. Aus Yin und Yang entstehen die Fünf Wandlungsphasen: Holz, Feuer, Erde, Metall, Wasser. *dào* bewirkt die natürliche Ordnung der Dinge. *dào* ist Weg und Ziel.

dé qì	得氣	Ankommen des *qì* des Meridians, «zum *qì* gelangen» Energie heranzuführen (herbeizuführen), «Sensation», Ankommende Energie (得氣*dé qì*) ist das für die chinesische Nadeltherapie grundlegende Phänomen. Hierbei entsteht im genadelten Körperteil ein Ziehen, ein taubes Gefühl, manchmal eine Empfindung der Schwere (Schwellung), gelegentlich auch Schmerzen oder ein kleiner elektrischer Schlag. All diese Empfindungen breiten sich für den Patienten subjektiv wahrnehmbar in der Richtung des Meridianverlaufs aus.» (Lexikon der Termini und Maximen der traditionellen chinesischen Medizin, ebd. S. 21)
diān	癫	wahnsinnig, geistesgestört
diān bìng	癫 病	Epilepsie
diān kuáng	癫 狂	verrückt, geistesgestört, wahnsinnig, leichtsinnig, frivol; Manie
dì lóng	地 龙	Pheretima – Regenwurm. Synonym: Lumbricus «Bei einer Blutstase, *qì*-Schwäche, *qì*-Stagnation oder Lähmung, die die Meridiane blockiert, kann Pheretima *(dì lóng)* die blockierten Meridiane befreien. Dann wird sie oft in Kombination mit Astragali radix *(huáng qí)*, Angelicae sinensis radix extr. *(dāng guī wěi)* und *Chuan xiong rhizoma (chuān xiōng)* verordnet. Bei Paralyse-Beschwerden mit schiefen Augen und schiefem Mund wie nach einem Schlaganfall, kann die Droge ebenfalls eingesetzt werden. z.B. wie in der Rezeptur *bu yang huan wu tang.*» (ebd. S. 260)
duō dòng zhèng	多 动 症	«Viel-bewegen-Krankheit» (ADHS)
duō fà xìng yìng huà	多 发 性 硬 化 症	Multiple Sklerose
è xuè	恶 血	schlechtes Blut
fán	烦	Erregung, Unruhe
fán zhī	反 治	Behandlung durch Mittel, die verstärkend auf äußere Symptome wirken, um den entgegengesetzten inneren Krankheitsherd zu treffen. Zum Beispiel: Bekämpfung von Scheinfieber durch temperaturerhöhende Medizin. («homöopathische» Behandlung)
fēng	风	Wind
fēng zhèn	风 疹	Röteln, Hautausschlag

fù	腑	Organ
gān	肝	Leber
gān	甘	wohltuend, gefällig, süß
gān jué yā pò	感觉压迫	unterdrückte Gefühle
gān yīn xū	肝阴虚	Leber-*Yin*-Leere
gān mào	感冒	Erkältung
gān qì yū jié	肝气淤结	Leber-*qi*-Stagnation
gān xuè	甘血	trockenes Blut
gāo xuè yā	高血压	Bluthochdruck
gēn yuān	根源	Wurzel, Ursprung, Quelle, Ursache
gŭ qì	谷气	Nahrungsenergie. Sie entsteht hauptsächlich im Bauchraum (Epigastrium) und entstammt in erster Linie der Nahrung. Daraus wird ersichtlich, dass die Nahrungsenergie von der Frischequalität der Nahrungsmittel abhängt, ansonsten sie ihre energetische Grundqualität verliert. Es gibt Nahrungsmittel mit verschiedenen Anteilen von Yang und Yin. Durch die Zubereitung, Geschmacksverfeinerungen, z.B. durch bestimmte Gewürze, kann die Yin- und Yang-Qualtiät einen verstärkenden oder abschwächenden Einfluss haben. Aus diesem Grund kann die energetische Konstitution eines Menschen mit länger dauernder Diät beeinflusst werden. Dabei ist zu beachten, ob ein Mensch ein Yin- oder Yang-Typus ist, sodass er die Nahrungsmittel aussuchen muss, die zu seinem Typ passen, bzw. helfen, das Gleichgewicht von Yin und Yang wiederherzustellen.
guā shā	刮沙	Eine bei Chinesen verbreitete Behandlung mancher akuter Verdauungskrankheiten durch Schaben (Schabetechnik) mit einem Yade-Plättchen am Nacken, Rücken oder an der Brust.
guò dù jín zhāng	过度紧张	übermäßiger Stress
gŭ suĭ	骨髓	Mark
gŭ wĕi	骨萎	*wĕi*-Zustand der Knochen
hán	寒	1. kalt, 2. Angst haben

hán bì	寒痹	Arthritis (durch Kälte hervorgerufene) rheumatische Gelenkentzündung
hóng zǎo	红枣	rote Dattel, *dà zǎo* gedörrte Jujube, gedörrte chinesische Dattel stärkt die Milz, vermehrt das *qì*, nährt das Blut.
huà	化	verwandeln
huà yū	化淤	Blutstase verwandeln
huáng	黄	gelb
huáng	皇	Kaiser, Monarch
huáng dí	皇帝	der legendäre Kaiser
huáng qí	黄芪	Astragali radix, Astragalus- Wurzel «*qì* der Lunge und der Milz tonisierend, *qì* nach oben in die Oberfläche anhebend und die Oberfläche festigend, diuretisch. Bei allgemeiner *wèi-qì*-Schwäche mit spontanen Schweissausbrüchen, Kälteempfindlichkeit, geschwollener, blasser Zunge mit Zahneindrücken und häufiger Erkältung wird die Droge mit Atractylodis macrocephalae / *bái zhū*, Saposhnikoviae radix / *fáng fēng* kombiniert. (Die Rezeptur heisst: *yu ping feng san* «Jade Wind-Schutz-Pulver») Hier handelt es sich um ein Yang-Mangel-Muster. Auch bei Asthma-Patienten, die eine *wèi-qì*-Schwäche aufweisen, ist die vorgenannte Rezeptur im Winter als Vorbeugung zu empfehlen.» (Körfers, ebd. S. 537)
hún	魂	Seele, Stimmung, Geist. Wanderseele, ein Bewusstseinsaspekt der Leber, welcher kommt und geht. *hún* ist ein Teilaspekt von *shén*, seiner Natur nach Yang. *hún* richtet sich sowohl nach innen als auch nach außen.
hún jué	魂厥	Ohnmachtszustände
huǒ	火	Feuer
huó xuè	活血	die Blutzirkulation aktivieren; durchblutungsfördernd
jīn	金	Gold, Metall, Silber
jǐn zhāng	紧张	Stress (psychischer), *yālì* Stress
jīn yè	津液	«Allgemeiner Name für alle flüssigen Substanzen des Körpers wie Speichel, Spucke, Tränen, Schweiß, Urin, Nasensekret, aber im modernen Sinne auch Hormone, Blutanteile, Liquor usw. also alle wassergebundenen Sekrete, Inkrete und flüssige Substanzen.» (Neeb, G. ebd. S. 369)
jīng	精	Essenz

jīng	惊	Schrecken
jìng	静	still, ruhig, geräuschlos
jìng	靖	still, ruhig, friedlich; befrieden, den Frieden bringen
jīng luò	经 络	«Kanäle», Körperaktivitäten, Akupunkturlinien gesehen als ein Netz von Energie-und Blutkanälen mit darauf verteilten Akupunkturstellen.
jīng luò xì tōng	经 络 系 统	Leitbahnsystem
jīng mài	经 脉	Körperaktivität regulierende Netzkanäle, durch die Blut und Lebensenergie zirkuliert. (Gefäßvernetzungen)
jīng qì	精 气	neutrale Energie (Essenz). Je nach ihrem Einfluss kann sie in eine ganz bestimmte Energieart verwandelt werden. Ihr Potential ist daher frei und unbestimmt, da es sich entweder in eine aufbauende Yin-Energie oder in eine aktive, bewegende Yang-Energie verwandeln kann. Obwohl sich die *jīng*-Energie im ganzen Körper befindet, ist ihr Zentrum im Magen und Dünndarm. Dort verbindet sie sich mit der *gŭ*-Energie (Nahrungsenergie), welche von dort in den Brustraum aufsteigt. *jīng* ist die Mutter der *yíng-*, *xuè-*, *wèi-* und *qì*-Energie. Zu wenig *jīng* bedeutet auch zu wenig *shén*, was zu einer Aufzehrung der Erbenergie führen kann.
jīng shén	精 神	1. Geist, Sinn; 2. das Wesentliche, Hauptpunkt, Energie, Lebenskraft, lebhaft, munter, frisch.
jīng shén bìng	精 神 病	Geisteskrankheiten, Psychose
jìng zhĭ	静 止	statisch, unbeweglich
jué	厥	*jué*-Zustände, Trennung von *Yin* und *Yang*, Ohnmachtszustände, bewusstlos, ohnmächtig
kè; kèfú	克; 克 服	bezwingen; überwältigen, besiegen, sich mit etwas abfinden
kú	苦	bitter
lăo nián	老 年	hohes Alter
lăo nián bān	老 年 斑	Altersflecke
lăo nián chī daī	老 年 痴 呆	Senile Demenz
lăo nián xué	老 年 学	Gerontologie

lǎo nián yì xué	老年医学	Geriatrie
liú gǎn	流感	Grippe
liú xuè	流血	Blut vergießen, bluten
luò	络	Körpermeridiane
luò mài	络脉	Verbindungslinien zwischen den Körpermeridianen
má bì	麻痹	Lähmung, Paralyse, betäuben, lähmen
mēn	门	Tor, Pforte
míng	明	hell, klar, deutlich
mìng	命	Leben, Schicksal, Los, Geschick
mìng mēn	命门	Tor der Lebenskraft (als Quelle der Vitalität angesehener Bereich zwischen den Nieren, wo Atmung, Verdauung, Fortpflanzung und Austausch der Körperflüssigkeiten stattfinden)
mìng mēn zhī huǒ	命门之火	«life gate fire»; Lebenslos
mù	木	Baum
niú xī	牛膝	Achyranthis bidentatae radix – Achyranthes Wurzel: Wirkung: «Blutbewegend, Regel in Gang bringend, Leber und Niere tonisierend, Sehnen und Knochen stärkend, Miktion erleichternd, Blut nach unten führend. Die Droge wird bei Amenorhö, Regelschmerzen und Unterleibschmerzen nach einer Geburt oder einer Operation, die durch eine Blutstase verursacht wurden, eingesetzt. Hierfür wird sie oft mit Persicae semen *(táo rén)*, Carthami flos *(hóng huā)* und Angelicae sinensis radix *(dāng guī)* kombiniert. Bei Sportverletzungen und Knieschmerzen wird sie mit Dipsaci radix *(xù duàn)*, Angelicae sinensis radix *(dāng guǐ)*, Olibanum *(rǔ xiāng)* und Myrrha *(mò yáo)* verabreicht. Heute wird Achyranthis bidentatae radix *(niú xī)* mit Lonicerae japonicae flos *(jīn yín huā)* und Paeoniae radix rubra *(chì sháo)* auch bei thrombotischer Vaskulitis in den Beinen verordnet.» (Körfers, ebd. S. 7)
pí wèi	脾胃	Geschmack (*pí* = Milz, *wèi* = Magen)

píng bú	平补	Tonisieren. Durch das Einstechen der Nadel in den Akupunkturpunkt wird das *qì* nach innen bewegt, wobei die Nadelspitze in drei Stufen schnell und kräftig eingestochen und danach in einem Zuge sanft und langsam wieder angehoben wird.
píng xiè	平泻	Sedieren, ableiten *xiè fă* 泻法 Das *qì* wird durch Anheben der Nadel nach außen bewegt. Mit einem sanften und langsamen Stoss wird die Nadelspitze bis zur untersten Schicht eingestochen und danach kräftig und schnell wieder angehoben.
qì	气(氣)	Lebensenergie. Sie äußert sich im Sinne eines Gesamtenergiepotentials durch die Yin- und Yang-Kräfte, welche durch ihre Polarität und durch ihr wechselseitiges Zusammenwirken im ständigen Fluss der Energien unser Leben und unsere Gesundheit beeinflusst. Das sogenannte aktuelle individuelle *qì* steht komplementär zum individuellen *xuè qì* ist daher die individuelle sich bewegende Energie, dessen Yang-Charakter sowohl für die Dynamik der Bewegung des Säftedrifts aber auch für die Austauschgeschwindigkeit zwischen extra- und intravasalen Räumen, als auch für Wärme und Verbrennungsgeschwindigkeit bestimmend ist. Fehlt das *qì*, so können schwere Störungen in mehreren Funktionskreisen auftreten, wie z.B. immer erhöhte oder zu tiefe Körpertemperatur, schmerzhafter Bauch, inneres Hitzegefühl mit einem charakteristischen Zungenbelag. Ein Mangel an *qì* hat eine verstärkte yin-Aktivität zur Folge, was bedeutet, dass es zu Verdichtungs- und Kristallisationstendenzen der Sekrete und Säfte kommt. Dies zeigt sich in der Verlangsamung der Bewegungsdynamik und einer Zunahme der korpuskulären Blutbestandteile (Erythro-, Leukozyten usw.) und der Abnahme der Zirkulation der Bewegung. (vgl. wenn Zuckerwasser zu stark erhitzt wird, kristallisiert es). So sagt das Nei Jing, S.48: «Das *zhì* (Wille, Nieren) ist die Energie, die die anderen Energien produziert. Normalerweise kann sie nur produziert werden, wenn man bestimmte Regeln der Lebensführung – eine bestimmte Lebenshygiene – befolgt. Auf diese Weise kann die Leber-Energie frei fließen (freie und herabhängende Haare) und die Energie der Meridiane wird nicht in ihrer Zirkulation gehemmt, indem man sich in seinen Kleidern wohlfühlt.»
qì gōng	气功	vitalitätsfördernde Atemübungen; *qì gōng*-Therapie

qì hăi	气海	Meer des *qì* (Akupunkturpunkt KG 6 des Konzeptionsgefäßes)
qí qíng	七情	Die sieben Emotionen: Freude, Zorn, Trauer, Angst, Schreck, Liebe, Hass, Begehren
qì xū	气虚	Leere, Erschöpfung von Ressourcen, Mangel an vitaler Energie
qì zhì	气滞	Stagnation der Zirkulation der vitalen Energie
qián liè xiàn zēng shēng zhèng	前列腺增生症	Prostatahyperplasie, Hyperplasie, Krankheit
qíng fă	情法	Kältetherapie
qíng rè fă	情热法	Wärmetherapie
rén shēn	人参	Ginsengwurzel, Ginseng radix et rhizoma «*yuán-qì* tonisierend, Pulse wiederbelebend, Lunge und Milz tonisierend, Körperflüssigkeiten bewegend und fördernd, tonisierend, ... Lungen-*qì* tonisierend und Lungen- und Nieren-*qì* tonisierend. Die Droge wirkt stark *wèi-qì* aufbauend, bei akuten Entzündungen, Tumoren, Schleimablagerungen und allen pathologischen Faktoren. In der akuten Phase sollte aber zuerst die Ursache behandelt werden.» (Körfers, ebd. S. 548)
ròu guì	肉桂	Gewürz-Zimtbaum (Cinnamomi cassia); Zimtrinde «*mìng-mēn*-Feuer kompensierend, Yang unterstützend, Kälte zerstreuend, schmerzstillend, Meridiane erwärmend und befreiend. Die Droge hilft bei Nieren-Yang-Schwäche (...) sie wird eingesetzt mit folgenden Symptomen: Kältegefühl im Unterleib, Kältegefühl und Schmerzen in den Lenden, Rücken und Kniegelenken, Schlafstörungen und Wassereinlagerung. Weitere Symptome können Impotenz und eine reduzierte Spermienzahl bei Männern sein. Bei Frauen kommt es zu Regelstörungen, Schmerzen während der Periode oder Unfruchtbarkeit (niedrige Basaltemperatur) und Kälte im *chōng maì*. Cinnamomi cortex / *ròu guì* / *guì pí* hat eine absenkende und haltende Eigenschaft auf das Nieren-Yang.» (Körfers, ebd. S. 400)
ròu wĕi	肉萎	Schwaches Fleisch

sān jiāo	三 焦	Dreifacher Erwärmer. Der Dreifache Erwärmer gehört zu den oberen (Herz, Lunge) mittleren (Milz, Magen) und unteren (Niere, Blase) Bereichen des Körpers und kommuniziert mit dem Perikard.
shén	神	Gott, Gottheit, Geist, Seele, Energie. Es gibt einen Zusammenhang zwischen *shén* und der Erbenergie, sodass auch der Herzfunktionskreis als Erbenergie betrachtet werden kann. Der Zusammenhang von Niere und Herz zeigt sich in der Redewendung: «Jemanden auf Herz und Nieren prüfen». *shén* ist der Geist des Feuers. Das chinesische Zeichen kann mit Herz, Geist, Seele, Gott, göttlich übersetzt werden. *shén* ist eigentlich keine Energie, sondern Ursache und Mittelpunkt aller Energien. Das Herz ist das Erregerorgan der sieben Emotionen. Es gilt als Empfindungszentrum. Seine konstitutionelle Stärke (Erbenergie) liegt darin, auf äußere Reize situationsangepasst zu reagieren und innere Erregung unter Kontrolle zu halten. Die häufigste Ursache von Herzerkrankungen entsteht durch Vorstellungsinhalte, die von gefühlsmäßigen Erregungen begleitet werden. Kein anderes Organ reagiert so empfindlich wie das Herz. «Wenn das Herz ruhig ist, bin ich im Einklang mit der Welt!» Oder anders ausgedrückt: «Wenn das Herz ruhig ist, ruht Gott in mir!»(Kuan Hin) Ist das Herz in Aufruhr, so auch sein Geist bzw. seine Beziehung zum Du, zur Welt. Von daher wird auch der Einfluss des *shén* auf den Puls verstehbar. Das Herz, welches das Zentrum des Pulsschlags ist, und von dem die Blutmenge abhängt, steuert die Pulswelle. Von ihr hängt die Stärke und Schwäche der Energie des Herzens ab. Eine schwache Herzenergie kann Empfindungen von Traurigkeit auslösen. Ist die Herzenergie zu stark, besteht die Neigung zu übertriebenem Lachen. Das Herz als Sitz des Geistes, *shén*, macht Selbsterleben möglich. Alle Gedanken, Vorstellungen und Gefühlsregungen kommen von ihm und konkretisieren sich im Stammhirn und der Hirnrinde.
shèn	渗	Durchsickern, filtrieren, eindringen
shén míng	神 明	Glanz des *shén* / «Klarheit de Geistes» (Wang Ju Yi)
shēng	生	Erzeugen
shēng	盛	voll, Fülle, Überschuss
shēng dì	生 地	getrocknete Wurzel der Rehmannia glutinosa

shēng dì huáng	生 地 黄	(siehe *di huang*) Radix Rehmanniae. Die Wurzelknolle von Rehmanniae glutinosa Libosch, Scrophulariaceae. «Rehmanniae radix *(shéng dì huáng)*: die blutstillende Wirkung ist schwächer als die von Rehmannia radix recens *(xiān dì huáng)*, dafür ist ihre Yin-nährende Wirkung stärker. Rehmanniae radix recens *(xiān dì huáng)* wirkt Hitze kühlend, Blut kühlend und Blutungen stillend, ihr Saft ist besonders gut bei Diabetes … Hyperthyreose kann in der TCM auch als Yang-Überschuss mit gleichzeitigem Yin-Mangel angesehen werden. Obwohl die Krankheit nicht durch äußere Hitze-Noxe verursacht wurde, kann z.B. die Rezeptur *xiao luo wan* zuzüglich *shēng dì huáng* verordnet werden. Yin-Mangel kann Obstipation verursachen. Dann wird Rehmanniae radix *(shēng dì huáng)*, scrophularia radix *(xuán shēn)* und Ophiopogonis radix *(maì mén dōng)* eingesetzt. (Rezeptur: *zeng ye tang*)». (Körfers, ebd. S. 193)
shēng jiāng	生姜	Der getrocknete Ingwerwurzelstock, Zingiberis rhizoma, Zingiber officinalis; «Mitte erwärmend, Kälte austreibend, Nässe trocknend, in Kombination mit Aconiti radix lateralis / *fù zǐ* wirkt er Yang rettend, Meridiane befreiend. Bei Wind–Kälte befreit Zingiberis recens rhizoma / *shēng jiāng* die Oberfläche. Zingiberis rhizoma / *gān jiāng* ist bei Milz-Magen-Kälte mit Magenschmerzen, Erbrechen, Übelkeit und Durchfall angebracht. Bei Milz-Yang-Schwäche, falls diese durch äussere oder innere Kälte verursacht worden ist, kann Zingiberis rhizoma / *gān jiāng* eingesetzt werden. … Bei Nässe-Kälte in der Lunge mit Husten, Kurzatmigkeit, Kältegefühl im Rücken, Wasseransammlungen in der Lunge und vermehrtem dünnflüssigen Schleimauswurf sind Zinigiberis rhizoma / *gān jiāng*, Ephedrae herba / *má huáng*, Asari radix et rhizoma / *xì xīn*, Schisandrae chinensis fructus / *wŭ weì zǐ* eine gute Kombination. (Rezeptur: *xiao qing long tang*). Zingiberis rhizoma recens / *shēng jiāng* kann die Giftigkeit von Fischen und Krebsen reduzieren, deren Geschmack verbessern und den Appetit fördern.» (ebd. S. 30)
shī bì	湿 痹	Durch Feuchtigkeit verursachte Gelenksentzündung (mit lokal begrenzten Schmerzen und meist verbunden mit einer Versteifung der Gelenke und Muskeln)
shī bìng	湿 病	Durch Feuchtigkeit verursachte Krankheiten wie Rheuma, Gicht usw.

shòu bān	寿 班	Altersflecke / Leberflecke
shuāi lǎo	衰 老	Senilität
shuǐ	水	Wasser
sǐ xuè	死 血	Totes Blut
suān	酸	Säure, sauer
tài jí quán	太 极 拳	Aus einer traditionellen chinesischen Kampfsportart entwickelte gymnastische Übungen mit kontrolliert auszuführenden Bewegungsabläufen, oft ungenau als Schattenboxen bezeichnet.
táng niào bìng	糖 尿 病	Diabetes mellitus
tòng bì	痛 痹	Durch Kälte verursachte Arthritis / schmerzendes *bì*
tǔ	土	Erde
wàng	望	Inspektion, Beobachtung
wěi	萎	Verwelken, verdorren, schlaff werden
wèi qì	卫 气	Abwehrenergie. Sie wird aus der Atem- und Nahrungsenergie gebildet und stellt einen energetischen Schutzmantel des Körpers dar, der sich in den oberflächlichen Hautschichten befindet. Obwohl die *wèi*-Energie normalerweise in den Nebengefässen und Netzgefäßen zirkuliert, konzentriert sie sich besonders auf die Körperstellen, welche besonders der Witterung ausgesetzt sind: Kopf, Unterarme, Unterschenkel Rücken und Schultern. Sie reguliert die Hautwärme, den Tonus der Poren, die Hauttranspiration und die Durchblutung. Ist der Rhythmus der *wèi*-Energie in Unordnung, so zeigt sich dies in abnormen Schweißen, dem Lungenfunktionskreis, insbesondere am Kopf und am Rücken. Die *wèi*-Energie ist auch für die Beweglichkeit der Gelenke verantwortlich. Sie untersteht dem Lungenfunktionskreis.
wěi suō	萎 缩	*wěi suō*-Zustand, allgemeiner Kräfteverfall und Muskelschwund, Schlaffheit; Erschlaffung
wén	闻	Hören; Riechen
wǔ xíng	五 行	Die Fünf Wandlungsphasen
wú wéi	无为	Das Tun im Nicht-Tun; alles auf sich zukommen lassen, den Dingen seinen Lauf lassen (taoistischer Verhaltensgrundsatz) vgl. *zhì* = Willenskraft.

xì xīn	细 辛	Asari radix et rhizoma, Chinesische Haselwurzwurzel «Wind austreibend, Kälte zerstreuend, Oberfläche öffnend, Sinnesöffnungen *(qiào)* durchgängig machend, Lunge erwärmend, Wassereinlagerungen abbauend. Wenn Wind-Kälte nicht sofort ausgeleitet wird und nach innen eindringt, zeigen sich zusätzliche Symptome wie Schüttelfrost und Fieber ohne Schweiß. In diesem Fall ist die Rezeptur *ma hua fu zi xi xin tang* angezeigt. Bei Kopfschmerzen, Sinusitis, Zahnschmerzen und *bì*-Syndromen so wie bei durch Wind verursachten Kopfschmerzen und Migräne wird die Droge kombiniert mit Chuanxiong rhizoma / *chuān xiōng*, Angelicae dahuricae radix / *bái zhǐ* und Notopterygii rhizoma et radix / *qiāng huó*, wie in der Rezeptur *chuang xiong cha tiao san*. Bei starken Wind-Kälte-Kopfschmerzen, die sich anfühlen, als wäre «etwas im Kopf gebrochen» und bei gespannten Pulsen wird Asari radix et rhizoma / *xì xīn* mit Chuanxiong rhizoma / *chuān xiōng*, Ephedrae herba / *má huāng* und Aconiti radix lateralis praep. / *fū zǐ* wie in der Rezeptur *xi xin tang* koombiniert. Bei Sinusitis, bei der Wind und Kälte schon in die Lunge eingedrungen sind und wenn übermäßiger durchsichtiger Schleim produziert wird, hat sich die Rezeptur *xin yi san* bewährt... einem *bì*-Syndrom von Wind-Kälte-Nässe wird Asari radix et rhizoma / *xì xīn* oft mit Angelicae pubescentis radix / *dú huó*, Taxilli herba / *sāng jì shēng* und Saposhnikoviae radix / *fáng fēng* kombiniert. (Rezeptur *du huo ji sheng tang*) Bei Zahnschmerzen durch Wind-Kälte wird Asari radix / *xì xīn* zusammen mit Angelicae dahuricae radix / *bái zhǐ* als Dekokt zur Mundspülung verwendet. Bei Zahnschmerzen, die durch Magenfeuer entstanden sind, wird Asari radix et rhizoma / *xì xīn* mit Coptidis rhizoma / *huáng lián*, Gypsum fibrosum / *shí gāo* und Cimicifugae rhizoma / *shēng má* kombiniert. Asari radix et rhizoma / *xì xīn* ist aromatisch, zerstreuend und durchgängig machend. Bei Bewusstlosigkeit mit Fülle wird Asari radix et rhizoma / *xì xīn* zusammen mit Gleditsiae fructus / *zào jiá / zhū yá zào* als Pulver in die Nase gepustet.» (Körfers, ebd. S. 8)
xián	咸	salzig
xīn	辛	scharf, beißend, hart, mühsam
xīn	心	Herz

xīn xiàn xuè yè	辛鲜血液	frisches Blut
xíng bì	行痹	durch Wind verursachtes bewegendes *bì*
xū	虚	leer, Leere
xū rè	虚热	Leere-Hitze
xū zhèng	虚证	Chronische Krankheiten mit mangelnder vitaler Energie und verminderter Widerstandskraft als Krankheitsbild
xū xuè	虚血	Blutstase mit Hitze (Blutakkumulation/Blutanhäufung)
xuè	血	Blut
xuè liú yùn xíng	血流运行	Blutzirkulation
xuè qì	血气	Lebenskraft, Energie, Energie der Flüssigkeiten. Sie wird auch das «individuelle *xuè*» genannt und ist für den Yin-Aspekt von großer Bedeutung. Sie wird im Leberfunktionskreis gespeichert und vom Herzfunktionskreis und Kreislauffunktionskreis bewegt. *xuè qì* bedeutet eine energetische Grundlage, welche die Säfte und Flüssigkeiten und Sekretionen destilliert, welche für die Homöostase des Organismus als auch für deren Versorgung erforderlich sind. Im Gegensatz zur *yíng*-Energie, welche in den oberflächlichen Hauptleitbahnen fließt, befindet sich das *xuè* nur im Körperinneren: es betrifft die Gefäße, und Lymphe. Ein *xuè*-Mangel bedeutet einen Yin-Mangel, also die Austrocknung bis hin zum Kräfteschwund (Marasmus). Ohne *xuè qì* kann die natürliche Nahrung nicht aufgeschlossen werden. Die Produktion der Säfte wird vermindert und die Schleimhäute trocknen ein. Die *xuè*-Energie heißt deswegen «individuell», weil sie sich den Erfordernissen des Individuums anpasst. Sie besitzt eine keimende Kraft, aus der sich die Nährstoffe des Organismus bilden. *xuè* beeinflusst nicht nur die Säftequalität des Organismus, sondern ist auch für den Transport der Nahrung und der Ausscheidung verantwortlich. Alle blutigen Beimengungen sämtlicher Exkrete und Ausscheidungen, meist begleitet von hohem Fieber, roter und trockener Zunge, geben einen Hinweis auf einen Mangel an *xuè*. Es ist lebenswichtig.
xuè shuān	血栓	Thrombose
xuè xū	血虚	Blutmangel, durch Blutarmut verursachte pathologische Veränderungen

xuè yè	血 夜	Blut, Blutflüssigkeit
xuè yū	血 淤	Blutstase
yā lì	压 力	Stress
yī xué	医 学	Medizin, medizinische Wissenschaft
yíng qì	营 气	Nähr-Energie. Sie ist aufbauend und festigend und zeigt eine *Yin*-Tendenz. Sie ist die komplementäre Energie zur *wèi*-Energie (Abwehrenergie) und befindet sich auf den Hauptleitbahnen. Ihr Energiefluss ist langsamer als die *wèi*-Energie. Sie reagiert auf jede von außen und innen kommende Störenergie, die in die Leitbahn dringt. Vom Dünndarm wird sie destilliert. Die *yíng*-Energie baut den Körper auf und ist für den Anabolismus (Aufbaustoffwechsel) des Zellstoffwechsels sowie für die Leistung der Organe und Organsysteme verantwortlich.
yū	淤	Verschlammen; anschwemmen; sich mit Schlamm füllen; Flussschlick; Blutstauung, Blutstockung
yū xuè	淤 血	Bluterguss
yuán qì	源 气	Ur- bzw. Erb-Energie. Dabei handelt es sich um eine Energie, welche uns zwar verfügbar, aber nicht wie eine Batterie auffüllbar ist. Sie wird im Laufe des Lebens aufgezehrt. Deswegen wird sie als *ruhende Erbenergie* bezeichnet, welche der Erhaltung des Lebens dient. Der Nierenfunktionskreis (Nierenmeridian), das Rückenmark, sowie die acht großen Gelenke sind der Speicher und der Repräsentant der Erbenergie. Damit neues Leben entstehen kann, muss genügend Ur-Energie, *yuán yáng*, vorhanden sein. Die *yuán*-Energie kommt beim körperlichen und geistigen Einsatz zum Ausdruck. Sie mündet zusammen mit der *zōng*-Energie (Atemenergie) in den Herz- und Lungenmeridian. Die *yuán*-Energie lässt sich an der Dynamik der Bewegung und Haltung als auch an der Augenbewegung, sowie am Atemrhythmus beobachten. Ist die *yuán*-Energie schwach oder sogar erschöpft, so zeigt sich dies in Abmagerung, kraftlosen, ziellosen Bewegungen, Nervosität, einem eingefallen welken Gesicht mit müdem, teilnahmslosen Blick.
yuán yáng	源 阳	Ursprung des *Yang*
yuán yīn	原 因	Ursache
zàng	脏	Eingeweide, innere Organe (Speicherorgane: Herz, Milz, Lunge, Niere, Leber)

zàng fù	脏腑	Eingeweide, innere Organe
zǎo	早	Morgen, morgens, am Morgen, früh
zhèng qì	正气	Das rechte, korrekte *qì*; das auf die rechte Weise fließende *qì*.
zhèng zhì	正治	Normale Behandlung z.B. Arznei «Kalter Natur» verabreichen, um fieberhafte Krankheiten zu heilen (diametrale Behandlung)
zhì	志	Wille, Ideal, Willenskraft, die mit der Niere verbunden ist. Platsch unterscheidet den Yang-Willen, der sich auf alle körperlichen, psychischen und spirituellen Wesensbereiche erstreckt. «Diese Art des Willens ist seiner Natur nach ein Yang-Aspekt des Willens, da er sich stets auf ein Ziel richtet.» (Platsch, Psychosomatik In der chinesischen Medizin, S. 15) Der Yin-Wille als Willenskraft *zhì* ist ein Yin-Aspekt: «er ist der Wille, der nicht gewollt wird. Es ist eine Form des Willens, der absichtslos ist wie die Zen-Buddhisten sagen. Die Daoisten sprechen ebenfalls davon und nennen es das Nicht-Tun *wú weí* und das Nicht-Wollen. Es ist der Wille, der nicht der Ich-Bezogenheit, dem Ego entspringt.» (ebd.)
zhì	滞	Stocken; stagnieren; zähflüssig
zhù bì	注痹	Durch Feuchtigkeit verursachtes, hartnäckiges *bì*
zhŭ bīn	主宾	«Niere 9». Hierfür gibt es drei verschiedene Übersetzungen: 1. «Das abgeteufte Ufer» (Porkert) 2. «guesthouse» (Nigel Wiseman / Feng Ye. Practical Dictionary of Chinese Medicine, 1998) 3. «den Gast beherbergen; das Flussbett stärken» (Müller, Josef, Den Geist verwurzeln, ebd. S. 182)

zōng qì	宗 气	Atemenergie. Die Atemluft, das sogenannte»pneuma», ist von lebenswichtiger Bedeutung, da sich der aus der Atemluft stammende Sauerstoff mit dem Hämoglobin in den Erythrozyten verbindet, welcher über diese ins Gewebe transportiert wird, um an die Zellen weitergegeben zu werden. Vom energetischem Standpunkt her verbindet sich die *zōng*-Energie mit der *gŭ*-Energie (Nahrungsenergie) und zwar in der Höhe des Herzens, was den Atemrhythmus erst ermöglicht. Ein Teil der *zōng*-Energie fließt in den Herzfunktionskreis (Herzmeridian), ein Teil verbindet sich mit der *yuán*-Energie, sodass die Yang-Qualitäten in den einzelnen Funktionskreisen verstärkt werden.

Erklärung der vier chinesischen Grundtöne und der Aussprache

中文原音的四声调说明与发音

(zhōngwēn yuányīn de sì shēngdiào shuōmíng yǔ fāyīn)

Chinesisch ist eine Tonsprache. Es gibt vier Grundtöne und einen neutralen Ton. Jede chinesische Silbe trägt einen dieser fünf Töne. Neben der Aussprache einer Silbe ist auch der Ton entscheidend, weil die gleiche Silbe mit anderer Betonung eine unterschiedliche Bedeutung hat.

Der erste Ton bleibt gleich hoch, u.z. in einer hohen Stimmlage. Er wird mit einem flachen Strich wiedergegeben.	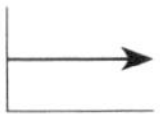	z.B. 八 *bā* (acht)
Der zweite Ton steigt von der mittleren bis in die höchste Stimmlage an. Das Tonzeichen ist ein von links unten ansteigender Strich.	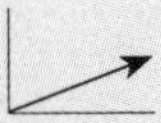	z.B. 拔 *bá* (ziehen)
Der dritte Ton sinkt von einer tieferen Stimmlage zuerst weiter nach unten ab und steigt dann wieder an. Das Tonzeichen ist einem kleinen v ähnlich.	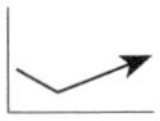	z.B. 把 *bǎ* (Griff)
Der vierte Ton fällt von einer hohen Stimmlage schnell auf die tiefste. Das Tonzeichen ist ein von links oben an schräg absinkender Strich.	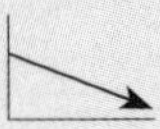	z.B. 爸 *bà* (Vater)
Der fünfte Ton betrifft Silben mit neutralem Ton. Sie werden in der mittleren Stimmlage kurz und leise ausgesprochen. Sie haben kein Tonzeichen.		z.B. 吧 *ba* (ein Satzpartikel) z.B. *qǐng zǒu ba* (Gehen wir!)

Aussprache 发音 *(fāyīn)*

c	= tz (cuo= tzuo, cong = tzung)
ch	= (chu = tschu, chi = tsch, chen = tschen)
q	= (qi = tschi, qi qing = tschi tsching, qu = tschü)
x	= (xin = hsin, xue = hsüe, xian = hsiän, xu = hsü)
z	= (zai = dsai, zou = dsou)
zh	= zhi = dsch, wie «Dschungel»
zheng	= dschang (ein sehr kurz ausgesprochener Vokal)
zhu	= dschu
zhuang	= dschuang
zhong	= dschung (zhongguo = dschungguo)
zong	= (zong = dsung)
j	= (jin = dschin, jing = dsching, jue = dschü-e)

Abbildung 1

Die Fünf Wandlungsphasen 五行 (*wŭ xíng*)

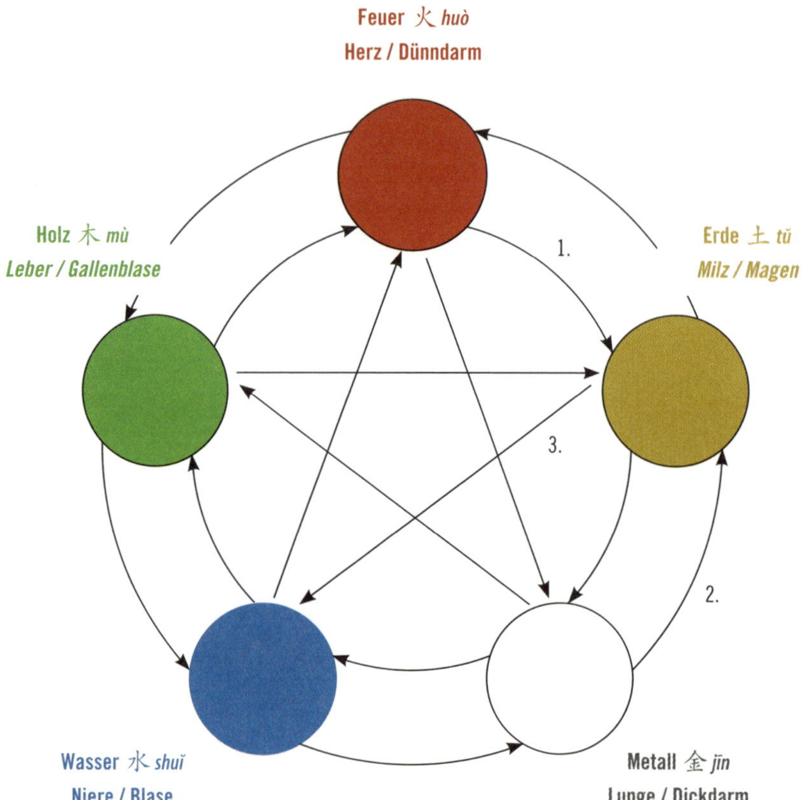

Die Gesetze der Fünf Wandlungsphasen:

1. Gesetz: die Bewegung verläuft im Uhrzeigersinn.
2. Gesetz: die Bewegung verläuft gegen den Uhrzeigersinn.
3. Gesetz: die Bewegung verläuft zum gegenüberliegenden Element im Uhrzeigersinn.

Abbildung 2

Ursachen einer Lungenkrankheit 肺病 的 原因 (*fèibìng de yuányīn*)

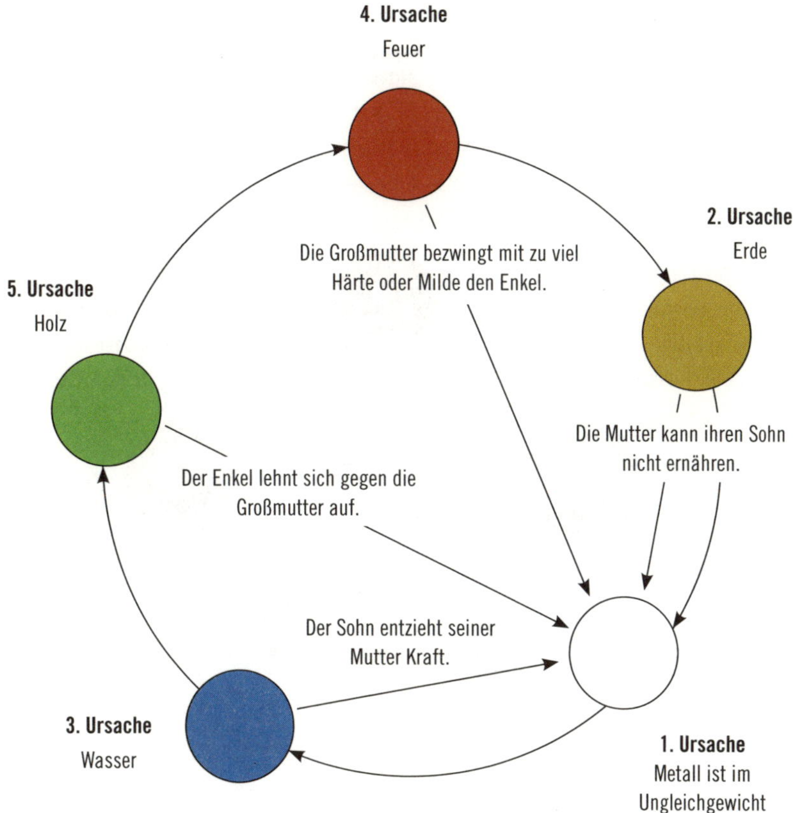

Abbildung 3
Kosmologische Störeinflüsse im Kontrollzyklus der Interaktionen der Fünf Wandlungsphasen

外邪 干扰五行 之间 的 周期 循环

(wàixié gànrǎo wǔ xíng zhī jiān de zhōu qì xún huán)

SOMMER

Wenn der **Sommer** den **Herbst** besiegt, entsteht im Herbst sommerliches Wetter mitten im Herbst. Es flammt Herz / Feuer auf und Lunge / Metall wird angegriffen.

FRÜHLING

Wenn der **Frühling** den **Spätsommer** besiegt, ist das Wetter heiß und frühlingshaft. Die Reaktion des Körpers ist eine Leber / Holz-Energie, die Milz / Erde überwindet.

SPÄTSOMMER

Wenn der **Spätsommer** den **Winter** besiegt, entsteht im Winter spätsommerliches Wetter, dann wird Milz / Erde über Niere / Wasser siegen.

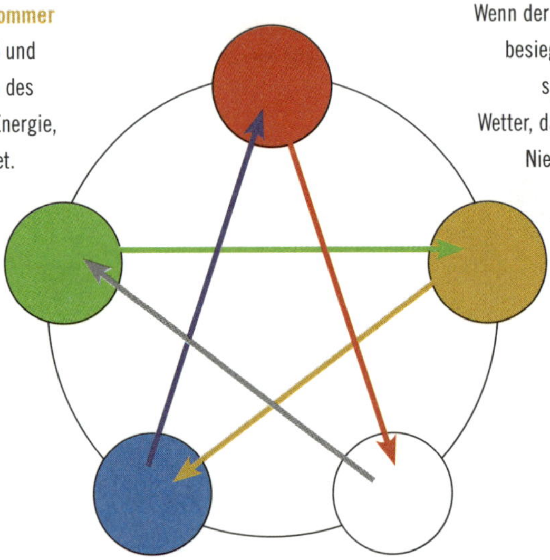

WINTER

Wenn der **Winter** den **Sommer** besiegt, kommt es zu Kälteeinbrüchen im Sommer und zu einem Übermaß an Niere / Wasser, das Herz / Feuer auslöscht.

HERBST

Wenn der **Herbst** den **Frühling** besiegt, ist der Frühling abnormal, trocken und windig wie der Herbst. Es kommt zu einer Überaktivität von Lunge / Metall und gleichzeitig wird die Funktion Leber / Holz beeinträchtigt.

«Folgen die Jahreszeiten nicht ihrem natürlichen Zyklus – Frühling, Sommer, Herbst, Winter – und sind dadurch die Wettermuster und energetischen Transformationen gestört, treten Erkältungen, Grippe und verschiedene andere Krankheiten auf.»
(Der Gelbe Kaiser, ebd. S. 31f)

Index 索引 *(suŏ yĭn)*

A

Abbild der Person (funktionelles) 14
Abdichtung 46
Abdomen 39, 70, 73, 79, 219
Abflussfreimacher 194
Ablagerungen 163
Ableitungsmethode 132
Abneigung 35, 71, 79, 84, 105, 142 ff., 148 ff., 181
gegen Kälte 71, 149
gegen Wärme 181
gegen Wind 105, 142 ff., 148 f.
gegen Zug 84
Abtreibung 70, 74
Abwehrenergie 65, 103, 138, 144, 266, 269
Abwehrfunktion 45
Abwehr-*qì* 89, 137, 142, 203
Abwehrschmerz 39
Abwehrzellen 45
Abwertung 245
Acetylcholin 165, 173
Achtsamkeit 118, 221, 223 f.
Achyranthes 191, 261
Achyranthis bidentatae radix 191, 261
ACTH 96
Adaptation 84
Aderlass 66, 200
Adern 60, 69, 71, 80, 100, 185
ADHS 167, 198, 237 ff., 257
ADHS-Kinder 240
ADHS-Mittel 240
Adipositas 110, 113 f., 249
Adrenalin 97
Adrenocorticotropin (ACTH) 96
Adynamie 77
Adzuki 215
Aggregation der Blutplättchen 191
Aggression 75, 104, 152, 164
Aids 91, 252
aì yè (Artemisia vulgaris) 65, 253
Akabane-Test 65, 128
Akupressur 95
Akupunktur – *passim*
Akupunkturmethoden 203
Akupunkturnadeln 200
Akupunkturpunkte 16, 36, 200 f., 230, 240
Albumingehalt 194
algor 136
Alkohol 107, 112 f., 182 f., 187, 199, 213 ff.
Alkoholgenuss 182 f.
Alkoholiker 214
Alkoholmissbrauch 199
Alleinsein 159
Allergie 146
Allergiequelle 146
Allgemeinmedizin 172
Allgemeinste, das 225
Als-ob-Charakter 227
Altern 155, 191, 244 f.
Alternativen 244 f.
Altersdemenz 186
Altersflecke 127, 157 f., 260, 266
Alterskrankheiten 67, 155, 157, 166, 174, 177, 179
Alterungsprozess 70, 104, 198
Alzheimer, Alois 163
Alzheimer-Demenz 163
Alzheimer-Krankheit 165

Amalgam 129
Ameisenkribbeln 79
Ameisenlaufen 119, 131, 207
Analgetika 193
analgetisch 96, 193, 199
Analprolaps 197
Anämie 92 f., 174, 190, 199, 255
hypochrome 93
mikrozytäre 93
Anamnese 37 f., 65, 127, 133, 228
von Natalie 38, 65, 127, 133
Ananas 207, 215
Anatomie 93
Anchovis 216
Anfälle, epileptische 147
Angelikawurzel 213, 255
Angina pectoris 70, 74, 135, 187 f., 219
Angina pectoris-Symptomatik 219
Angriff, des Windes 105
Angst 20, 32, 64, 85, 87, 90, 95 f., 98 ff., 104, 107, 126, 128 f., 140, 142, 145, 152 f., 184, 193, 222, 225, 228, 258, 263
vor Kälte 142
vor Wind 85
Ängste 77, 107, 127, 164, 221, 226
Ängstlichkeit 132
Angstneurose 75
Angstzustände 119, 131
Anoxieschäden 197
Anpassung, an klimatische Störeinflüsse 246
Ansammlung, von Gasen 140
Ansatz, person-zentrierter (PCA) 136, 195, 204, 225
Anspannung 28, 74 f.
Anstrengung 63, 100, 102
antibakteriell 199
Antibiotika 24, 212
Antidepressiva 117
Antiemetikum 196
antiemetisch 196
Antiepileptika 117
Antihistaminika 117, 240
antimutagen 198
antimykotisch 191, 253
antiphlogistisch 199
Antipsychotika 239
antiseptisch 191, 253
Antistresshormon 97
Apfel 216
Aphten 200
Apoplexie 85
Apparatemedizin 20
Appetit 37, 39, 81, 125, 143, 197, 255 f., 265
Appetitlosigkeit 197
Appetitmangel 81, 143
Aprikosen 218
Arbeit 95, 115, 152, 210, 243
Arbeiterinnen 210
Ärger 71, 74 ff., 85, 96, 98 ff., 104, 107, 121, 133, 147
temperamentbedingter 107
unterdrückter 185, 187
Art, der Erkrankung 204
Artemisia vulgaris 65
Arten, des Windes 141
Arteriosklerose 12, 110, 146, 174, 179, 186 ff., 242
Arthritis 85, 90, 135, 197, 259, 266
rheumatische 35, 88, 91, 120, 136, 170, 185, 197, 254 f., 259
rheumatoide 90, 135
Arthrose 88, 127, 158
Knöchel-Arthrose 127
Arznei, des geizigen Bauern 217
Arzneien 194 ff.

blutbelebende 193 f., 200
blutbewegende 194
blutharmonisierende 194
blutstasebrechende 194
Arzneikräuter 206
Arzneimittel 24 f., 35, 85, 145, 189, 193 ff., 199 ff., 217 f., 240, 244, 251
die Blutungen stillen 194
qì-bewegende 196
qì-stärkende 197
schleimlösende 196
tonisierende 202, 255
Yin- oder Yang-supplementive 199
Arzneimittellehre 25
Arzneimitteltherapie 200 f.
Arzt 16 f., 19 ff., 25 f., 37 ff., 56, 63, 85 f., 93, 99, 118, 121, 128 f., 140, 144, 150, 153, 162 f., 171, 198, 203, 218, 220 ff., 237, 242, 244 ff.
Ärztin 221, 228, 233
Arzt-Patient-Beziehung 19, 21, 220, 225, 227, 232 f.
Arzt-Praxen 233
Aspekte der Persönlichkeit (geistiger) 53
Aspekte, der TCM 245
Aspekte von Krankheit (wesentliche) 195
Asthma 81, 103, 134, 140, 188, 219, 253, 259
Astragalus 191, 259
Ataxie 139
Atembeschwerden 198
Atemnot 81, 103
Atemtherapie 147
Atemtrakt 188
Atemversagen 188
Atemwegserkrankungen 81
Ätherleib 60
Ätiologie 24
Atrophie 86, 143, 146, 170, 177 f.
degenerative 146
Attacke, transitorische, ischämische (TIA) 188
Auberginen 215
Aufgaben des Blutes 49, 60
Aufmerksamkeit 19, 38, 40, 123, 182, 237, 240
Aufregung 98 f.
Aufrichtigkeit 23, 223 f.
Aufschrecken 79, 101
Augen 14, 52 f., 55, 61, 79 f., 103, 124, 135, 143 f., 154, 181, 214, 222, 257
trockene und juckende 154
Augenausdruck 53
Augenbrauen 142
Augenlider, entzündete 144
Augenmigräne 181
Augenzittern 168
Ausatmung 134
Ausbruch, der Krankheit 25
Ausdauersport 107
Auseinandersetzung, mit der Umwelt 232
Ausfluss, vaginaler 88, 113, 179, 208, 214
Ausgeglichenheit, emotionale 246
Auskultation 35, 38, 131
Ausprägung, einer Erkrankung 204
Ausruhen, Sich- 213
Aussackung, des Gefäßsystems 70
Ausscheidung 37, 268
Austern 112
Auszehrung 143, 175
Autoaggression 95
Autoimmunerkrankungen 17, 35
Ayurveda 58

B

baí sháo (Weisse Pfingstrosenwurzel) 191 f., 199, 253
Bakterienkultur 15
Bakterium 26, 61, 246
Ballonkatheter 171
Bananen 215, 219
Bänder 115, 170
bàn xià (Pinellia Rhizoma) 196, 254
Basilikum 216
Basis für alle physiologischen Prozesse 243
Bauchraum 80, 188, 197, 258
Bauchraumdekokt, antistasisches 196 f., 200
Bauchschmerzen 76, 93 f.
Bauchspeicheldrüse 174
Bäume 89, 91, 207
Beachtung, des Individuums 229
Bedeutung 15, 20, 31, 39 ff., 43 f., 46, 49, 62, 73, 99, 114, 132, 186 f., 189 f., 206, 226 f., 245, 268, 271 f.
  persönliche 226
  sozialmedizinische 46
Bedingungen, pathologische 56, 67, 73, 87, 139, 188, 242, 263, 268
bedingungsfrei 227
Bedrohung 108, 171, 229
Bedürfnisse 221
Befehlshaber, des Blutes 60, 64
Befindlichkeiten, subjektive 14
Befragung 19, 35, 37, 39, 118
Begegnung 62, 229, 232 f., 249, 253
Begierden, sexuelle 23, 89
Begrenzung 221
Behandlung – *passim*
  diametrale 195, 270
  einer Krankheit 41, 221
  homöopathische 195
  komplementärmedizinische 232
  mit Akupunktur 200
  mit Ernährung 74, 203
  mit Kräutern 16, 189, 211
  therapeutische 21, 84, 167, 200, 204, 224 f., 229, 231 f.
  von Blutmustern 57
  von Menstruationsstörungen 34, 74, 78, 187, 199
  von RLS 13, 190
  von Schmerzzuständen 148
Behandlungserfolg 232
Behandlungskonzept 147
Behandlungsmethoden 20, 41 f., 145, 245, 251
Behandlungsmöglichkeiten 244
Behandlungsprinzipien 24, 223
Behandlungstechniken 41
Beifußkraut (Artemisia vulgaris) 94
Beine 107, 116 f., 121, 124, 130 f., 133 f., 149, 168 f., 201, 235 ff., 239, 241 f., 248
  unruhige 235 ff., 241 f.
Beinschwäche 169
Beinstellung, breite 168
Belastungen 19, 96 f., 104, 108, 122, 153, 171, 211, 215
  emotionale 74, 96, 104, 187, 211
  erhöhte 215
  stressorische 97
Beliveau, Richard 111
Benommenheit 77, 84 f., 140, 147
Benommenheitsgefühle 147
Beobachtung 14, 28, 30, 37 ff., 266
Berufe, helfende 225 f.
Berufskrankheiten 187
Besenreiser 71, 158
Beta-Amyloid 164
Bete, Rote 215

Betreuung 15, 19, 230 ff.
ganzheitliche 231
Bewegung – *passim*
der vier Jahreszeiten 141, 203
zyklische 195
Bewegung, des Blutes 60, 133, 187
Bewegungsdrang 119
unbändiger 119
Bewegungsmangel 71
Bewegungsstörungen 169, 239
unerwünschte 239
Beweis, wissenschaftlicher 189 f.
Bewusstlosigkeit 53, 139, 267
Bewusstsein 53, 83, 223, 259
Bewusstseinsverlust 83
Bezeichnung 16, 53, 101, 117, 139, 235 ff., 242
Bezeichnung, falsche 235
Beziehung 16, 19, 21, 28, 33 f., 53, 58, 61, 80, 96, 104, 140, 150, 161 f., 178, 220 ff., 230 ff., 246, 264
menschliche 96, 225
psychosoziale 91, 126, 228, 230
vertrauensvolle 222
zwischen Arzt-Patient 16, 23, 221, 223, 230 ff., 246
zwischenmenschliche 96, 225
Bian Que 21 ff.
Bier 182, 214
Bilder, falsche 235
Bindehautentzündung 119, 129, 154
bì-Obstruktionssyndrom 133, 135, 170, 254
Biopsie 62
Birch, Ida 66
Birch, Stephen 66, 157, 248
Birnbäume 217
Birnen 217 f.
Birnenbrei 218
bì-Symptomatik 242
anhaltende 136
schmerzende 136
wandernde 135
bì-Syndrom 69, 86, 91, 120, 135 ff., 177, 202, 242, 267
bitter 65, 78, 170, 175, 178, 183, 191 f., 195, 198, 208 f., 260
Bittere, das 32
bì zhèng-Syndrom 170
bì-Zustand 86, 178
Blase 29, 32, 40, 126, 146, 180, 184, 192, 274
Blasebalgeffekt 83
Blasenschleimhaut 172
Blasenstörungen 168 f.
Blässe 77, 80, 142
Blattgemüse 209
Blau 32
Blech, Jörg 98, 240, 248
Blinddarm 222
Blindheit 68
Blockade 55, 65, 69, 87, 100, 104, 106, 136 f., 143, 150, 160, 179, 216, 254
Blockierung, der Energie 134
Blume 62
Blut – *passim*
erschöpftes 60, 93, 124
klumpiges 79
koaguliertes 186
Blutarmut 92, 150, 174, 268
Blutbestandteile 18, 82, 262
blutbildend 50, 199
Blutbildung 72, 191, 197
Blutdruck 88, 107 f., 129, 133, 153, 163, 171, 174, 197, 214, 229, 235, 242 f.
systolischer 163

Blutdruckabsenkung 107
blutdrucksenkend 117, 191, 192
Bluterbrechen 79
Bluterkrankungen 207 f.
Blutfettspiegel 194
Blutfluss 46, 69 ff., 83, 87, 99, 132, 134, 164, 170, 186 f., 198, 200, 203, 216
Blutflussstörungen 186
Blutgefäße 44 f., 56, 60, 66, 72, 97, 101 f., 108, 113, 138, 146, 164, 168, 171, 177, 191
Blutgerinnung 45, 194
Blut-Hirn-Schranke 164
Bluthitze 13, 18, 70, 146, 180, 253
Bluthochdruck 12, 24, 85, 97, 99, 107 f., 171, 179, 181, 211, 219, 240, 242, 258
Bluthochdruckkrankheiten 24
Bluthyperviskositätssyndrom 72
Blutkörperchen 18, 45
Blutkreislauf 56, 208
blutleer 52
Blutleere 77, 146, 213
Blutmangel 13, 56, 70, 92 ff., 153, 160, 173, 180, 207, 255, 268
Blutmuster 57
Blutparameter 235
Blutplasma 45
Blutserum 45
Blutspenden 82, 92, 94
Blutstagnation 41
Blutstase – *passim*
Blutstasesyndrom 13, 69, 185, 188, 242, 250
Blutstasetherapie 193, 200
Blutstauungen 14, 44, 94, 150
Blutströmungslehre 242
Blutungen 56, 70, 79 f., 92 ff., 186, 194, 253, 255, 265
Blutverdünner 12, 57, 82, 194
Blutverlust 14, 48, 79, 82, 92, 94, 121, 124, 169, 186, 213
Blutzirkulation 18, 45, 56, 59, 65, 149, 259, 268
Blutzirkulationsstörungen 18
Bockshornklee 215
Bohnen 215
Borreliose 17
Botenstoffwechsel 120
Bratwurst 125
Braun, Hanspeter 18, 93, 122
Brennen 119 f., 128, 145, 236, 248
Brodde, August 128
Brokkoli 215
Bronchitis 103
Bruhn, Hans. D. 46, 248
Brunnen 231
Brust 73, 75 f., 79 f., 105, 111, 149, 254, 258
Brustkrebs 111
Brustwirbelsäule 80
bù ān tuǐ (unruhige Beine) 236
Buber, Martin 233
Buddhismus 20
Burbach, Elvira 129
B-Vitamine 129
Bypass-Operation 230

C

calor 136
Candida albicans 212
Candida-Mykose 214
Capra, Fritjof 123
Cayennepfeffer 112
CCSVI 171
Cepel, Robert 164
Chaos 148, 195
Chemismus, neuromuskulärer 177

chén pí (Pericarpium Citri Reticulatae) 196, 254
Chili 93, 145, 212
Chinakohl 215
Chinesisch – *passim*
Chloasma 188
Chlorella 212
Chokin 212
Cholesterin 88, 129, 163, 181, 187
Christ-Crain, Mirjam 97
Chronische Cerebro-Spinale Venöse Insuffizienz (CCSVI) 171
Clarenbach, Benes 248
Compliance 23, 229, 232, 246
  gegenseitige 246
  mangelhafte 229
Cornea, ulcera 78
Cor pulmonale 188
Cortex cinnamomi 196
Cortikotropin-Releasing-Hormon (CRH) 96
Cortisol (Antistresshormon) 97
Cortisol-Gehalt 97
Cortisolspiegel 324
CT 15, 162
cumarinhaltig 194
Curcuma 163

D

dämpfen, von Gemüse und Fisch 220
dǎng shēn (Radix Codonopsitis Pilosulae) 197, 199, 255 f.
dào 16 f., 23, 26 ff., 31, 60 f., 83, 256
Daoismus 115
Datteln, rote 192
Dauerhypersympathikotonie 97
Dauerkonflikt 232
Dauerstress 96 f.
Defekte, genetische 17
Defizienz 111, 152
Degeneration, amyloide 159
  des Gehirns 120, 162, 164 f., 168, 173
Dehydrierung 165
Dekokte 220
Delegieren 230 f.
dementia (ohne Geist) 156 f., 160 ff., 165 f.
Demenz 12, 44, 47, 56, 154, 159, 160 ff., 170, 173 f., 179, 182, 188, 236, 239, 241 f., 260
  cerebrovasculäre 159
  gemischte 159
  mentale 49, 72, 75, 87, 140, 150
  senile 159, 166, 179, 188, 242
  verschiedene Arten von 175
Demenzkranke 161 f., 165, 173, 239
Depletio 152
Depression 73, 75 f., 80, 103 f., 119, 129 ff., 159 f., 165, 167, 174, 188, 198, 236
  als Krankheit 160
depressiv 117, 129, 160
dé-qì-Gefühl 128
Dermatologie 147, 188
Déscartes 18
Desorientiertheit 140
Determinierungen, genetische 122
Diabetes, mellitus Typ II 108
Diabetes-Patienten 241
Diagnose 13 f., 18 ff., 24, 37, 41 f., 53, 90, 145, 164 f., 193, 200 f., 228 f., 231, 237, 240, 242, 251
  funktionelle 14, 22, 57 f., 186, 197, 233, 255
  Pulsdiagnose 13, 19, 40, 130 f.
Diagnoseerhebung 53
Diagnoseverfahren 13, 20, 37, 145, 251
Diagnostik 35, 45, 128, 224, 246, 248

Dialysepatienten 93, 121
Diaphoretikum 196
Diarrhö 196, 208, 212, 217 f.
chronischer 196
Diät 115, 129, 258
Diätetik 204, 217, 248, 252
chinesische 204, 252
Diathese 72
DIC 188
Dickdarm 29, 32, 40, 71, 111, 145, 158, 219, 274
Dickdarmkrebs 111
Dickdarmleitbahn 158
Differentialdiagnose 18
Dimension 162
Ding, Zhao ping 218
Diolosa, Claude 214
Disharmonie 26, 47, 60, 67, 85, 89, 104, 114, 123, 162, 182, 204, 250
von Yin und Yang 114
diuretisch 192, 204, 208, 210, 259
Divertikel 88
Dopamin-Agonisten 116
Doppelbilder 168 f.
Dreifacher Erwärmer 32, 39, 180, 264
Dreikantnadel 201
Drogen, TCM- 116
Druck 70, 74, 79, 81, 100, 107, 108, 132, 146, 149, 171
Druckempfindlichkeit 39
Druckschmerzen 132
Drüsen, exokrine 78
Dualität 60, 256
Dulse 216
dù mài (Lenkergefäß) 36
Dünndarm 29, 32, 34, 40, 210, 260, 269, 274
duō dòng zhèng (Viel bewegen-Krankheit) 237, 257
Durchblutung 65, 101, 107, 146, 163, 165, 207, 241, 266
des Gehirns 120, 162, 164 f., 168, 173
Durchblutungsstörungen 65, 101, 107, 163, 165, 207, 241
Durchfall 81, 113, 140, 143, 151, 197, 219, 265
Durchlässigkeit 219
Durchschlafstörungen 119
Durchtrittsöffnung 200
Durchzug (Zugluft) 105, 131, 134, 145, 147, 183
Durst 21, 78, 91, 170, 173 ff., 179, 217 f., 231, 256
Duschen 131, 134
Dysfunktion 77, 100, 158 f.
Dysfunktion, der Sehnen 77, 100, 158 f.
Dysmenorrhö 73, 78
Dysurie 188

E

Ebene, makrokosmische 195
Echtheit 226 f.
Eckborn-Syndrom (Wittmaak-) 235
Effekt, toxischer 68, 197
Ehe- und Familientherapie 222
Eier 207, 212
Eierstockkrebs 198
Eifersucht 80
Eigelb 207
Eigenschaften 49, 65, 87, 118, 139, 192, 195, 198, 204 f., 208 f., 217
antioxidative 198
der Nahrungsmittel 118, 204
kühlende 198
Einfachheit 27

Einflüsse 61, 72, 82, 85, 89, 95, 105, 126, 135, 140, 144, 148, 187, 195
atmosphärische 195
kosmologische 61, 85
Eingeweide 67, 113, 269 f.
Einheit 15, 48, 56, 60, 231 f., 243, 256
von Körper, Seele und Geist 231
von *qì* und Blut 243
Einnässen 139
Einsamkeit 161, 165
Einschlafen der Extremitäten 154
Einstellungshaltung 225, 226
Ein- und Durchschlafstörungen 119
Eis 124 f., 215
Eisenmangel 43, 92 ff.
Eisenmangelanämie 43, 93, 94
Eisenpräparate 93, 207
Eisensehr, Ilonka 121
Eiweiß 45, 197, 208, 212
Eiweißanteil 45
Eiweißstoff 45, 197
Eiweißstoffwechsel 197
Eklampsie 181
Ekzeme 88, 144
Elektrolythaushalt 114
Elemente, Fünf 54, 141, 249
Eltern 51, 91, 124 ff., 130, 169
emotional-instinktiv 230
Emotionen 13 f., 19, 23, 32, 56, 61, 64, 67, 80, 82, 94 f., 97 ff., 104 f., 118, 124 ff., 150, 155 f., 187, 221, 263 f.
unterdrückte 14, 82, 94 f., 97 f., 187
Empathie 226 f.
Empfindlichkeit 128, 133, 136, 139
Empfindungen, brennende 136
Empfindungsstörungen 119
Encounter 225 f., 234, 249
Encountergruppe, person-zentrierte 224 ff., 234, 249
Endometriumkrebs 111
Endstadium 23
Energetik 17, 32, 63, 134
des Körpers 17
Energie – *passim*
des Himmels 148
des Menschen 60
Herzenergie 264
individuelle sich bewegende (*qì*) 262
klimatische 13 f., 35, 63, 91, 95, 136, 147, 172, 246
Energie-Leere 130
Energiesystem 55, 153
Engelhardt, Ute 217, 248
Engpass-Syndrom 150
Enkel 33 ff., 162, 275
Enkel-Großmutter-Beziehung 33
Entgleisung, des körperlichen Gerinnungssystems 188
Entspannung 96, 124
Entzündungen 18, 88, 101, 103, 140, 144 f., 154, 172, 198, 214, 263
Augenentzündung 144
gynäkologische 39, 88, 185
immunologisch oder 135, 170, 254
metabolisch bedingte 135, 170, 254
entzündungshemmend 97, 192
Entzündungsherde 168, 170
Entzündungsprozess 90
Enzephalogramm 15
Enzephalopathie 159
metabolisch (-cerebrale) 101, 135, 159, 170, 254
toxische 159
Epigastrium 79, 258
Epilepsie 53, 101, 114, 117, 128 f., 139, 167, 257
-Syndrom 101

EPS 239
Erbgut 113
Erbkrankheit 124
Erbrechen 59, 63, 140, 193, 196 f., 265
Erde 23, 29 ff., 38, 41, 49, 89, 141, 148, 209, 256, 266, 274, 276
Erd-Phase 63 f.
Erfahrung 20, 37, 52, 90, 204, 214, 225 f., 232 f., 240, 249
Erfolge, therapeutische 167
Ergänzungsstoffe 212
  chlorophyllhaltige 212
Erhaltung, der Gesundheit 204
Erhitzung 71
Erkältungen 18, 34, 63, 86, 172 f., 276
Erkältungskrankheiten 126, 206
Erkenntnisse 78, 82, 120, 167
Erkennungsstörungen 159
Erkrankungen – *passim*
  degenerative 158
  der Halswirbelsäule 242
  iatrogene 115
  neurologische 116
  psychische Krankheit 72 f.
  rheumatische 35, 88
  ruhrartige 63, 140
  seelische 98
  unakute 140
Erkrankungsfaktoren 115
Erkrankungsmuster 169
Erleben 107 f.
  inneres 107
  von Feindseligkeit 108
Ermüdbarkeit 169, 177
  der Muskulatur 169
Ernährung – *passim*
  der Geister 49
  des Kindes 129
  einseitige 114
  gesunde 51, 124, 246
  mangelhafte 123
Ernährungsbehandlung 158
Ernährungsberatung 64, 158
Ernährungsgewohnheiten 14, 82, 90, 112, 187
Ernährungslehre 249
Ernährungssystem, chinesisches 209
Ernährungstherapie 110, 204, 244, 249, 252
Ernährungsweise 109
Ernährungswissenschafter 205
Erregung 69, 74, 257, 264
Erschlaffung 177, 266
Erschöpfung 13, 60, 84, 96, 105, 119, 130, 133 f., 152 f., 170, 174, 179, 180, 183, 185, 263
  des Blutes 13, 60, 180
  von *jīng* 179
Erstbeschwerden, von MS 168
Erwachen 79
Erwachsenenalter 128, 168
Erwachsener 125, 128 f., 168, 239
Erwärmung, der Mitte 205
Erwartungsdruck 95
Erweiterung, der Blutgefäße 171
Erythrozyten 18, 45, 93, 197, 271
Erythrozytenanämie, leukozytäre 197
Erziehung 225
Espresso 214
Essen 90, 111 ff., 125, 183, 187, 205 f., 209 f., 212, 215
  chinesisches 209
  heißes 215
  im Übermaß 113, 187
  kaltes 187
  rohes 113
  zu viel 174
  zu wenig 112

Essenz (*jīng*) 23, 30, 46 f., 49 ff., 53, 56, 77, 101 f., 109, 115, 137, 140, 151, 160, 170, 173, 179, 259, 260
  nachgeburtliche 51
  Nierenessenz 30, 49 f., 173
  renale 101, 160, 173
  vorgeburtliche 51
Essgewohnheiten 19, 118
Essig 213, 254
Essiggurken 207
Essverhalten 13, 113 f.
Ethanol 182
Ethik 224, 235
  des Sprachgebrauchs 235
Evaluationsmethoden 209
Exantheme 199
Existenzängste 95
Exkrementgeruch 39
Expectorans 196
Exsikkose (Austrocknung) 173
Extrasystolen 69
Extreme 31, 184, 212
Extremitäten 48, 81, 86, 120, 154, 182, 207
  chronisch kalte 207
Extremsituationen, kosmologische 83
Exzess 64, 110 f., 115
  sexueller 179
  sinnlicher 115

F

Fähigkeit 46 f., 52 ff., 76, 148, 173, 182, 209, 222 ff., 229 f., 234
Faktoren – *passim*
  äußere 145
  bioklimatische 91
  emotionale 99
  krankheitsauslösende 21, 135, 195, 202
  krankmachende 12
  psychische 145
  spirituelle 16
Fallsucht (Epilepsie) 101, 139
Fallverletzung 70
Familie 37, 55, 122 f., 126, 152, 204, 211, 222
fán (innere Unruhe) 69, 88, 109, 257
Farbstoffe 111
Fatigue (Müdigkeit) 168
Fazialparese 139
Feedback 226
Fehlbehandlung 223
Fehlentwicklung, immunologische 172
Feigen 213
Feindseligkeit 108
Feinstoffliche, das 38
Feld, heilendes 105, 134, 221
Fenchel 112, 213
Fencheltee 112
fēng shuǐ 62, 148
Ferse 158
Fette 88, 209, 213
  ungesättigte 110
Fettgehalt 216
Fettleibigkeit 109
Fettsäuren 163, 216
Fettstoffwechselstörungen 108
Fettsucht 88, 111, 113
Fettverzehr 109
Feuchtigkeit – *passim*
Feuchtigkeits-*bì* 136
Feuchtigkeitsblockade 175
Feuchtigkeitsretention 169
Feuchtigkeits-Teufel 145
Feuer 28, 30 ff., 38, 52, 64, 88, 91, 104, 140 f., 161 f., 179, 195, 205 f., 208, 214, 256, 259, 263, 274, 276

mìng mēn 91, 261
Feuer-Element 34
Feuerpathogen 200
Feuer-Phase 64
Fibrin 45 f., 194
Fibrinogen 45, 194
Fibrinolyse 46
Fieber 30, 45, 71, 78, 83 f., 86, 91, 105, 137, 141 f., 172, 181, 183, 195, 199, 267, 268
knochendampfendes 199
Nachmittagsfieber 200
Finger 38, 128 f., 133, 202 f., 255
Fingernägel 38, 128, 255
brüchige 77, 154, 207
weiße Flecke 154
Fisch 42, 207, 209, 212, 220
Flachssamen 215
Flecke 79 f., 128, 154, 158, 181
blaue 79
helle 158, 255
Fleisch 47, 71, 106, 111, 125, 129 f., 141, 143, 170, 179, 207 ff., 214, 220, 263
Fleischbräune 141
Fließrichtung 202
Fluidität, des Blutes 46
Fluss, des Daseins 52
Fluss, des *qì* 91, 132, 135
Flüssigkeiten 39, 44, 47, 65, 79, 103, 111, 131, 161 f., 173 ff., 181, 209 f., 268
Körperflüssigkeiten 47 ff., 53, 59, 103, 114, 130, 143, 169 f., 173, 176, 186, 199, 256, 261, 263
Flüssigkeitsgehalt 114
Flüssigkeitshaushalt 208
Flüssigkeitsmangel 162, 173, 214
Flüssigkeitsstagnation 212
Folgeerkrankungen, kardiovaskuläre 107
Folgen der 111, 187
Überernährung 111
Folsäure-Mangel 120
Forelle 216
Forscher 83, 164 f.
Forschung 15, 17 f., 56, 83 f., 110, 117, 121 f., 189 f., 193, 196
virologische 122
Forschungsergebnisse 84, 196
Fortschreiten, von Demenz 22, 183, 239
Frauenkrankheiten 71
Freude 32, 64, 96, 99 ff., 104, 161, 263
Freunde 55, 102, 114
Freundschaft 230
Frieren 100
Fritierte, das 209
Frost 148
Frösteln 56, 86, 105, 137 f., 140, 183
Früchte 42, 131, 141, 152, 216
Fruchtfleisch, braunes 141
Früherkennen, von Krankheitszeichen 22
Frühling 24, 30 f., 50, 63, 141, 148, 151, 210, 276
Frühstück 215, 224
fŭ (Hohlorgan) 16, 29, 217
Fülle 13, 27, 29 f., 33, 67, 76, 85, 105 ff., 110, 130, 132, 134, 180, 182, 201, 210, 237 f., 264, 267
-Hitze 182
-Krankheit 97, 104, 129, 132, 165, 177, 257
Ursachen von Fülle 110
Funktionen 14 f., 21, 44, 47 f., 50 f., 53, 57, 59, 87, 91, 93, 102, 126, 135, 165, 193, 203, 230
des Wassers 126
psychosoziale 91, 126, 228, 230
verminderte sexuelle 161
Funktionsbezüge 230

Funktionskreise 16, 35 f., 104, 114, 136, 169, 218, 220, 262, 271
Funktionsstörung 49
Furcht 100
Furunkel 88, 218
Füße 65, 80, 86, 128, 133, 181, 183, 206
Fußnägel 128, 133
Fußsohlen 79, 128, 158, 180 f.
brennende 180

G

Galaxien 58
Gallenblase 29, 32, 88, 104, 133, 151, 177, 255, 274
Gangbild 168
Gangränbildung 129
Gangstörungen 168
gān (Leber) 73, 77, 132, 141 f., 144, 208, 258, 261, 265
Gänsehaut 83
Ganzheit 18, 231
ganzheitlich 13, 15, 19 f., 43, 61, 223, 230 f., 237, 240, 242, 250
Ganzheitliche Medizin 231
Ganzheitsmedizin 231
Ganzkörperkältetherapie 90
Gao Tianshu 68, 75 f., 87 ff., 101, 105 f., 110, 115, 120, 137 f., 151, 153 f., 159 ff., 163, 165 f., 175 ff.
Gastritis 113, 218
Gebärmutter 99, 253
Gebet 62
Geburten 37, 82, 92, 94, 121
Gedächtnis 53, 57, 79, 128, 156, 168, 181 f., 188, 197
Gedächtnisleistung 168, 197
Gedächtnisprobleme 182
Gedächtnisschwäche 181
Gedächtnisstörungen 188
Gedächtnisverlust 156
Gedanken, nährende 14, 54, 62, 100, 206, 221, 227, 264
Geduld 24, 117, 239
Gefäße 46, 67, 69, 103, 115, 129, 159, 170, 174, 185 f., 188, 194, 199 f., 209, 243, 268
Gefäßerkrankungen 34
Gefäßkrämpfe 129
Gefäßstörungen 163
Gefäßsystem 46, 67, 70, 145
Gefäßvernetzungen 103, 260
Gefäßwiderstand 108, 171
Geflügel 212
Gefühle 73, 79, 94, 98 ff., 102, 121, 126, 133, 171, 221, 223 f., 226 f., 241, 258
der Trauer 121
überschwängliche 102, 171
unterdrückte 121, 133, 171, 258
zärtliche 226
Gefühlsbewegung 103
Gefühlsleben 77
Gefühlsqualitäten 74
Gefühlsreaktionen 87
Gefühlsstörungen 119
Gegenläufigkeit 59
Gegensatz, zur Natur 195
Gegenübertragung 227
Gehirn 17, 44, 50, 57, 91, 96, 101, 120 ff., 128, 156, 159 ff., 168, 173, 182, 188, 198, 229, 240
Gehirnerkrankungen 101
Gehirnmark 159 f., 173
Gehirn-*qì* 57
Gehirnstoffwechsel 164
Gehirntumor 91
Gehirnzellen 163

Gehörstürze, mit Taubheit 188
Geist – *passim*
 ohne Geist (lat. dementia) 165
 ruhiger 134
Geistesaspekt 180
Geistesenergie 30, 102
Geisteskrankheit, senile 159
Geist - Seele 162
Gekochtes 206
Gelb 32, 38
Gelbsucht 78
Gelbwurz 93
Gelenkschmerzen 85
Gelenk- und Muskelrheumatismus 35
Gemüse 125, 129, 210, 216 f., 219 f.
 kühlende 219
 Vitamin C-haltige 216
Gemüsesorten 219
Gemüt 223
Gemütszustand 123
Gendefekt 18
Gene 18, 98, 122, 240, 248
Genick 80
Genitalien 79
Genom 121 f.
Genuss 106, 125, 182, 204, 206 ff., 212, 214
 übermäßiger 179, 207 f.
 von Weißbier 214
Genussmittel 106, 182
Georgescu, Dan 163
Gereiztheit 119, 124, 133
Gerichte, süße 204, 215
Gerinnung 46, 194
Gerinnungssystem 188
Gerontopsychiatrie 163
Gerstenkorn 144
Geruch 32, 39, 205
Gesandte 195
Geschlechtsverkehr 115, 183
Geschmack 32, 35, 65, 111, 153, 170, 191 f., 198, 204, 207 ff., 211 ff., 216 ff., 254, 258, 261, 265
 bitterer 65, 78, 170, 192, 195, 208 f.
 bitter-süßer 198
 intensiver 212
 leicht süßer 216
 süßer 217
geschmacklos 255
Geschmacksqualität 214
Geschmacksrichtung 32, 191 f., 204, 207 f.
Geschmacksverstärker 111
Geschmackszusätze, naturidentische 111
Geschwülste 88
Geschwüre 129, 158, 199, 253
 purulente 199
Gesetze, der Fünf Wandlungsphasen 33, 274
Gesichtsfarbe 23, 53, 63, 76, 80, 85, 103, 143
Gespräch 21 f., 41, 55, 85, 182, 223, 225 ff.
 ärztlich-therapeutisches 225
Gesprächsführung, ärztliche 229
Gesprächspsychotherapie 62, 89, 229, 233, 249, 251
Gespür, unmittelbares 226
Gesundheit – *passim*
Gesundheitspflege 155
Gesundheitsphilosophie 25
Gesundheitssystem 29
Gesundheitsvorsorge 115, 189
Gesundheitswesen 223, 249
Getränke 21, 29, 67, 83, 93, 113, 129, 145, 155, 183
 alkoholische 145
 der Weisen 215

hefehaltige 214
Gewebe 15, 36, 44, 65 f., 70, 103, 114, 135, 170, 173, 179, 188, 199, 209, 243, 254, 271
körpereigene 135, 170, 254
reproduktive 179
Gewicht 107, 174, 179
Gewürze 145, 207, 214, 217, 258
scharf-heiße 214
Gicht 88, 108, 135, 208, 265
Gifte 115
Giftigkeit 195, 265
Ginkgo 163
Ginseng 197 ff., 212 f., 249, 256, 263
amerikanischer 198 f.
koreanischer 198
sibirischer 198
Ginsengarten 198
Glanz, von shen 53
Gleditsch, Jochen 22
Gleichgewicht – *passim*
ökologisches 195, 207
zwischen Yin und Yang 26, 29, 65, 241, 245
Gleichgewichtszustand 123
Glieder 76, 79 f., 135, 138, 143, 177, 196 f., 254
Gliederschmerzen 135, 254
Gliederschwäche 197
Gliedmassen, eingeschlafene 207
Globusgefühl 74, 187
Glukokortikoide 97
Goethe, Johann Wolfgang von 231
Granatapfel 216
Granulozyten 45, 191
Grapefruit 112, 206, 215
Gravitation 134
Grenzen 14, 106, 152, 239, 244 f.
Greten, Johannes 14, 19, 243
Grippe 63, 130, 142, 261
epidemische 142
Großmutter 33 ff., 161 f., 275
Großzehe 158
Grübeln 32, 64
Grün 32, 38
Grundlagenwerk der TCM 245
Grundnahrung 215
Grundsätze, der TCM 231
Grundsubstanzen 49, 53
Grundtöne, chinesische 272
Grundwissen 230, 244
Gruppen, person-zentrierte 224
guā shā (Schabetechnik) 146 f., 258
Gummibonbons 207
Gurken 215, 219
gŭ suĭ (Mark) 258
Gynäkologie 186, 188

H

Haarausfall 207
Haare 22, 39, 130, 154, 262
brüchige 154
glanzlose 154
spröde 79
trockene 130
Hafer 212
Halluzination 79
Haloperidol 165, 239
Haltung, geistige 210
Häm 45, 92
Hämatokrit 194
Hämatom 186
Hämoglobin 45, 60, 92, 271
Hämoglobingehalt 93
Hämorheologie 194

Hämorrhagien 188, 199
Hämorrhoiden 106, 113, 207
Hämostase 46
Hämostasemechanismus 46
Hämostaseologie 46, 248
Hämostasestörungen 46
Hand 62 f., 90, 122, 128 f., 131, 203, 228 f.
Handflächen 62, 79
Han-Dynastie 200
Harmonie 26, 53, 59, 63, 67, 107, 165, 220, 231
Harnblase 88, 143
Harnentleerung 140
  unkontrollierte 140
Harnfluss 218
Harninkontinenz 140
Harnleiter 143
Harnretention 146
harntreibend 192, 215
Harnwege 143, 146
Haselnüsse 213
Hauchseele *(hún)* 132
Hauptdroge 195
Hauptleitbahnen 36, 85, 182, 268 f.
Hauptnahrungsmittel 195
Hautausschläge 84, 139 f., 257
Hautdurchblutung 92
Hautfarbe 38
Hautirritationen 181
Hautkolorit 53, 65, 128
Hautoberfläche 200
Hautpigmentierung 242
Hautrötungen 181
Haut, schuppige 79
Hauttrockenheit 38, 146
Hautverfärbungen 186
Hautverletzungen 145
Head, H. 22
Hefe 214
Heidelbeeren 112
Heider de Jansen, Manuela 206
Heilendes Feld 221
Heiler 23, 42
Heilerfolge 42
Heilkräuter 189, 192, 220
Heilkunst 15, 228, 250
  praktische 228
Heilmittel 199, 204, 244, 249
Heilsystem 25, 58
Heilung 14, 20 f., 158, 221, 223 f., 227, 232, 243, 250
Heilungschancen 21
Heilungsvorgang 223 f.
Heindler, Erich 226, 229, 249
Heindler-Weinlich, Gerti 62, 223, 225 f.
Heißhunger 94
Helligkeit 28
Hemiplegie 161
Hempen, Carl-Hermann 248, 251
heparinhaltig 194
Hepatitis 185, 189, 197
Herbst 24, 30 f., 50, 63, 88, 131, 141, 147 f., 210, 217, 276
Herz – *passim*
Herzarrhythmie 197
Herzbeutel 178
Herzenswärme 52
Herzerkrankungen 181, 199, 242, 264
Herzfeuer 130
Herzinfarkt 46, 70, 74, 99, 107, 188, 197, 230
  koronarer 191, 197, 199, 242
Herzinsuffizienz 188
Herzjagen 81

Herzklappenfehler 34
Herzklopfen 68, 80 f., 161, 197 f.
  nervös bedingtes 80
  plötzliches 80
Herzkranzgefäße
  Verengung 171
Herzkreislauf-Erkrankung 113
Herzleistung 197
Herzmuskelzellen 197
Herzog Huan 21
Herzprobleme 165
Herzpuls 130
Herz-*qì* 161, 178, 209
Herzrasen 149, 201
Herzrhythmusstörungen 188
Herzschlag 97, 101
Herzschmerzen 64, 81, 161
Herzschule 230
Herzstechen 81
Herzstörungen 198
Herzstück, der TCM 243
Herz-Wind 141, 143
Herzzeitvolumen 108
Heuschnupfen 189
Hijiki 216
Hilflosigkeit 225 f.
Himbeeren 109, 215, 248
Himmelskörper 195
Hindernis 189, 201, 236
Hin, Kuan 14, 62 f., 102, 203, 264
Hiobs-Tränengras 215
Hippokrates 48, 204
Hirnforschung 162
Hirnlappenatrophie 159
Hirnleistung 165, 169, 173
Hirnleistungsstörungen 169, 173
Hirnstamm 119, 121
Hirnzellen 163
Hirse 212 f., 215
Hirtentäschel (Capsella bursae pastoris) 93
hirudinhaltig 194
Hitze – *passim*
  äußere 86, 265
  brennende 128
  energetische 111
  falsche 134
  feuchte 215
  innere 113, 130, 180, 214
  pathogene 186
  trockene 174
Hitzeansammlungen 209
Hitzegefühle 71, 79, 119, 180
Hitze-*juè* 181 f.
Hitze-Kälte 151
Hitzepathogene 199
Hitzestau, im Blut 144, 170
Hitze-Teufel 145
Hitzezeichen 18, 180, 184
HIV 17
Hoffmann, Michael 114
Hoffnung 20, 54, 56, 69, 217, 222, 226, 232
Hoffnungslosigkeit 226
Höhenkrankheit 199
Hohlorgane 16, 29, 217
Holz 30 ff., 35, 38, 63 f., 131, 141, 256, 274, 276
Holz-Energie 141
Holz-Phase 63 f.
Honig 216 f.
Hormone 15, 44 f., 48, 96, 259
Hornhautbildung 158
Hörsturz 104
Huangdi Nei Jing 30, 245, 246
Hua Tuo 115

Hühnerfleisch 145
Hunger 21, 126, 159, 204, 206
Hungergefühl 204
hún (Hauchseele) 132, 259
Husten 39, 64, 81, 88, 140 ff., 188, 196 f., 208, 217 ff., 253 f., 256, 265
trockener 78 f., 81, 91, 137, 145, 170, 176, 268
hustenstillend 196, 219, 253
Hygiene, Nachlassen der 159
Hyperaktivität 89, 98, 124, 153, 237 f.
des Leber-Yang 148
Hypercholesterinämie 197
Hyperlipidämie 197
Hyperthyreose 153
Hypertonus 107
Hyperventilation 84
Hypochondrium 75
hypochrom 93
Hypoglykämie 101
Hypophyse 96
Hypothalamus 96
Hypothermie 91
Hypothyreose 153
Hypotonie 197
Hysterie 75

I

Ich-Du-Beziehung 233 f.
Ichthyosis 188
idiopathisch 120, 236
immateriell 56, 62
Immobilität 177, 239
Immunabwehr, zelluläre 199
Immunantwort, des Körpers 97
Immunkrankheit 95
Immunologie 188
immunologisch 135, 169 f., 172, 254
Immunschwäche 188
Immunsystem 18, 55, 66, 84, 151, 168, 172 f., 191, 197 f., 248
humoral 197
zellulär 197
Impotenz 179, 250, 263
Impulsivität 238
Indikation 197, 214
Individuum 26, 229, 268
Industrialisierung, der Ernährung 109
Infektionen 96, 165
Infektionskrankheiten 17, 66, 172, 174 f., 186
Infertilität 76
Informationen 37, 222
Ingwer 93, 112, 216, 219, 265
frischer 205 f., 209 f., 215 f., 218 f., 268
getrockneter 112
kandierter 112
Inkretion 197
Insomnia 135, 200
Inspektion 19, 38, 266
Inspiration 53
Institut, für Klinische Psychologie in Pisa 98, 121
Insuffizienz 78, 171
Insulte 188
apoplektische 188
hämorrhagische 188
ischämische 188
intellektuell-geistig 230
Intelligenz 53, 156
Interaktion 141, 276
Interessen, spirituelle 243
Intoxikation 213
Irritationen, sensorische 79
Ischämie, vaskuläre 188

ischämisch 188, 199
Ischias 135
Isolation, soziale 61

J

Jahreszeiten 19, 23 f., 31, 50, 69, 141 f., 148, 195, 203, 209 f.
Jakobsmuscheln 112
Jason, Elias 54
jiāo (= *sān jiāo*, Dreifacher Erwärmer) 47, 87, 103, 140, 144, 160 f., 180, 183, 255, 264
jīng 23, 30, 35, 49 ff., 56, 64, 66, 72, 100 f., 103 f., 140, 151, 170, 179, 182, 196, 199 f., 205 f., 209, 259 f.
  Essenz 49 f., 56
  Nierenessenz 30, 49 f., 173
  Schreck 100
jīng luò (Leitbahnen und Kollateralen) 35, 260
jīng luò xì tōng (Leitbahnsystem) 35, 260
jīng maì 103 f.
jīng shén bìng (psychische Krankheiten) 72, 260
jīn yè (Körpersäfte, Körperflüssigkeiten) 47, 55, 114, 169, 182, 256, 259
jīn yè (Tränen) 47, 55, 114, 169, 182, 256, 259
Joghurt 205, 215
juckend 142, 144, 154, 214
Jucken, das 131, 145
Juckreiz 118, 144 ff.
  seniler 146
jué (Ohnmachtszustände) 88, 181 ff., 258 ff.

K

Kaffee 113, 182, 214
Kaiser, der Gelbe 54, 85, 115, 133
Kaiser, Hauptmittel 195
Kaiserschnitt 94, 121
Kalium 108, 209, 212
Kaliumspiegel 108
Kalorien 58, 109, 209
Kalorienüberschuss 109
Kälte – *passim*
  exogene 185
  pathogene 69, 185
  psychische 93
Kälteangriff 183
Kälteblockade 149
Kälteeinbrüche 141, 276
Kältegefühle 56, 105, 169
Kälte-*jué* 183
Kältepathogene 87, 115
Kältetherapie 91, 263
Kältezeichen 183, 184
Kältezittern 92
Kältezustände 202
Kalzium 84, 212
Kampf 96, 108, 198
Kaninchen 215
Kapillaren 71, 185
Kaptchuk, Ted J. 84
Karbunkeln 218
Kardiologen 230
Kardiologie 188
Karminativum 196
Karotten 215
Karpfen 215
Karteikartensuche 228
Kartoffeln 215
Karzinom 197
Käse 111, 214
Katarakte, senile 68

Katecholamingemisch 97
Kauaktivität 164
Kauen 164
Kautätigkeit, mangelnde 164
Kautzky, Alexandra 113
Kehle 144
Kehlkopfkrebs 113
Kernstück, der person-zentrierten Psychotherapie 226
Kernsymptome 238
Khaki 112
Kiefer 140
Kiefersperre 140
Kinder, unruhige 40, 99, 116, 121, 134, 235 ff., 241 f., 248, 251
Kinn 121
Kirschen 218 f.
Kitzeln, im Hals 84
Kiwi 207
Klarheit, des Himmels 60
Klassiker 55, 60, 63, 100, 102, 110, 123, 133, 144, 178 f., 200, 239
  der Medizin 179
  des Gelben Kaisers 60, 110, 200
Klima 41 f., 204
Klimawandel 24
Knie 39, 104, 149 f., 152 f., 183, 201, 213
  kraftlose 149
  schwache 150, 201
Kniearthrose 152
Kniegelenk 90, 263
Knieschmerzen 149, 261
Knoblauch 112, 145
Knöchel-Arthrose 127
Knochen 22, 39, 44, 47, 50, 104, 106, 115, 136, 138, 158, 161, 164, 170 f., 173, 179, 184, 191, 200, 202, 208 f., 211, 218, 258, 261
Knochen-*bì* 136
Knochenerkrankungen 208
Knochenmark 50, 170, 179, 191, 211
Koagulationsneigung, erhöhte 197
Kochmethoden 220
Kochprozess 205
Kochsalzzufuhr 107
Kohl 216
Kohlehydrate 209, 212
Kohn, Livia 27, 51, 123, 210
Kollaps 183
Kollateralen 35 f., 137
Kommunikation 49, 58, 221
Kompetenz 23, 228
  der Ärzte 23
  psychosoziale 91, 126, 228, 230
Komplementärmedizin 118, 225, 244
komplementärmedizinische Methoden 244
Kompott 215
konfliktscheu 108
Königskraut 193
Konjunktivitis 78
Konsequenzen 19, 109, 150
konserviert 209
Konsistenz 65, 209
Konstitution 38, 51, 68, 90, 151, 204, 258
Kontaktdermatitis 145
Kontaktekzem 145
Kontraindikation 208
Kontraktionen 140, 143, 170
Kontraktions- und Krampfzustände 140
Kontrazeptiva 129
Kontrolle 23, 35, 55, 63, 73, 103 f., 136, 138, 264
Kontrollzyklus 63, 141, 276
Konzentration 19, 63, 97, 119, 129, 168,

182, 194, 198
Konzentrationsschwäche 198
Konzentrationsstörungen 119, 129, 168
Konzept 16, 26, 30, 36, 55, 58, 135, 190, 200, 221, 231, 245, 250, 263
chinesischen Heilens 26
der evidenzbasierten Medizin 190
Konzeptionsgefäß 36, 263
Koordinationsstörungen 168
Kopfbedeckung 125, 151
Kopfsalat 215
Kopfschmerz 73, 84, 139, 148 ff., 153, 181, 199, 207 f., 214, 219, 267
plötzlicher 84
Körfers, Angela 250
Koronararterien 44
Körperausdünstung 205
Körperbehaarung 170
Körperflüssigkeiten 47 ff., 53, 59, 103, 114, 130, 143, 169 f., 173, 176, 186, 199, 256, 261, 263
Körpergeräusche 38
Körperhaare 83
Körpermotorik, Sprache der 163
Körperöffnungen 36, 49
Körpersäfte 48 f., 55, 170, 182
Körpertemperatur 78, 83 f., 91 f., 262
Körperübungen 230
Kortikotropin 96
Releasing-Hormon (CRH) 96
Krabben 80, 112
Kraft 13, 21, 26, 29, 34, 56, 58, 124, 131, 152, 162, 185, 203, 206, 232 f., 243, 268, 275
des Heilens 232
geistige 203
Kräfteverfall 177, 266
Kraftlosigkeit 77, 168, 255
Krampfadern 70, 106, 158, 207
Krampfanfälle 139
Krampfanfall, epileptischer 101
Krämpfe 101, 129, 139 f., 202, 208
Krampfzustände 140
Krankenpflege 225
Krankheit – *passim*
der Knochen 104, 171, 179, 258
des Kindes 129
erschöpfende 182
febrile 175, 199
Fülle- 29, 132
geriatrische 146
korrespondierende 159
Leere- 132
Mangel- 77, 99, 106, 127, 152 f., 155, 202, 218, 259
mentale 75
psychische 72 f.
rheumatisch-arthritische 188
senile 55, 157
Krankheitsbild 14, 35, 40, 43, 45 f., 73, 84, 86, 119, 139 f., 169, 173, 235 ff., 242 f., 268
psychopathologisches 73
selbständiges 235
tromboembolisches 46
Krankheitsfaktor 29
Krankheitsformen 163, 204
Krankheitsgenese 242
Krankheitsmechanismen 71, 185
Krankheitsneigung 24
Krankheitssignale 97
Krankheitssymptome 141
durch Kälte 141
durch Wind 141
Krankheitsursachen 146
Krankheitsverlauf 14, 24, 97, 232, 243
Krankheitszeichen 22, 24, 69, 78, 80, 111, 176

klinische 78
systematische 69
Kränkungen 108, 171
Kratzen 79, 145
Kräuter 16, 21, 59, 136, 147, 150, 162 f., 171, 189 ff., 195 f., 204, 211, 229, 232, 240, 244, 252
antibiotische 244
bittere 192
chinesische 147, 162, 171
hochwirksame 244
milde 192
süße 192
Kräuterbäder 193
Kräutermedizin 20, 22, 159, 195, 223
Kräutertherapie 158
Kreativität 74, 221, 233
Krebs 18, 102, 111, 129, 158, 198, 248
Brust- 111
Dickdarm- 111
Endometrium- 111
Speiseröhren- 111
Krebszellen 109, 197, 248
Krebszellenwachstum 197
Kreislauf 40, 81, 96 f., 103, 108, 188, 197, 203, 239, 268
Kreislaufprobleme 239
Kreislaufregulationssystem 108
Kresse 215
Kribbelgefühle, in Armen und Beinen 168
Kribbeln 117 ff., 128 f., 139, 169, 236, 239
Krieg 126
Krieger, Susanne 101, 119
Kriterium, gemeinsames 14
Krustentiere 80
Kryotherapie 90
Kuan, Hin 14, 62 f., 102, 203, 264
Kuhmilch 212, 215, 219
Kultur 25, 148, 246
Kulturrevolution 25
Kummer 55, 93, 96, 99 f., 103 f., 228
Kumquat-Frucht 216
Kumulation 28, 147
der Materie 28
von schlechtem *qì* 147
Kupfer 164
Kurkuma 112
Kurzatmigkeit 63, 81, 105, 142, 197, 256, 265
Kurzzeitgedächtniss 159

L

Labilität, emotionale 159
Laboruntersuchungen 189
Lachen 38, 159, 218, 264
Lachs 216
Lachsöl 213
Lähmung, spastische 168
Lähmungszustand
der Gliedmaßen 85, 173
des Gewebes 179
lăo fēng-Syndrom 105
lăo nián bān (Altersflecke) 157
lăo nián bìng (Alterskrankheiten) 155
lăo nián chī daī (Demenz) 260
Laozi (Laotse) 250
Lauch, chinesischer 219
Lauchsaft 219
Lauchzwiebel 216
Laune, schlechte 73, 75
LDL 187
Lebedewa, Tamara 172
Leben – *passim*
Lebensenergie 58, 76, 260, 262
Lebensführung 104, 155, 262

ungesunde 104
Lebensgewohnheiten 19, 187
Lebenskraft 29 f., 51, 58 ff., 65, 91, 261, 268
Lebensmittel 23, 93, 145, 174, 212, 215, 217
cholesterinreiche 174
Lebensmittelallergie 145
Lebensmittelunverträglichkeiten 145
Lebenspraxis 245
Lebensraum 73
Lebenssaft 48
Lebenssinn 56
Lebenssituation 126
Lebensstil 26, 41 f., 107, 115, 155, 174
Lebenssubstanz 243
Lebensvorgänge, im Körper 44
Lebensweise 13 f., 23, 26, 51, 64, 82, 114 ff., 125
gesunde 14, 82, 114, 125
ungesunde 14, 114, 125
Leber – *passim*
Leberblut 213
Leber-Blut-Mangel 77, 211
Leber-Energie 73, 148, 262
Leberentzündung 78
Leber-Feuer 104
Leber-Funktionskreis 131
Leber-Hitze 104
Leber-Nieren-Yin-Mangel 169
Leberorgan 132
Leber-*qì* 71, 74, 99, 101, 134, 144, 170, 185, 187, 206, 216
Leber-*qì*-Mangel 92
Leber-*qì*-Stagnation 13 f., 43, 73, 75 f., 101, 104, 121, 133, 164, 189, 207, 241 f., 258
Leber-*qì*-Stauung 134
Leberschäden 213
Leberstörung 179
Leber-Wind 85, 141, 144, 213
Leber-Yang-Krankheiten 97, 104
Leber-Yin-Leere 77, 130, 258
Leber-Yin-Mangel 120, 211
Leberzirrhose 188
Leere – *passim*
energetische 34
im Gehirnmark 173
Leere-Erkrankungen 77, 152 f., 155
Leere-Hitze 77 f., 182, 268
Leere-Kälte 69, 253
Leere-Krankheit 132
Leere-Symptomatik 136
Leichnam 64
Leiden 20, 90, 190, 217, 226, 229, 232 f., 243
chronisches 233
klinisches 190
Leidensdruck 229
Lei Gong 55, 223
Leistungsabbau 159
Leistungsdruck 95 f.
Leitbahnen 35 f., 48, 51, 59, 63, 65, 69, 73, 103 f., 132 f., 135 ff., 140 f., 146 f., 150, 177, 181, 200 f., 229, 253
blockierte 177
Leitbahnsystem 35 f., 260
Leitbahnverläufe 158
Lenkergefäß 36
Lethargie 98
Lethinin 117
Leucorrhoe 179
Leukämie 18, 198, 255
Leukozyten 45, 191, 262
Leung, P.-C. 250
Levodopa 116
Lexikon, der Termini und Maximen der

TCM 170, 252, 254
Lichtblitze, vor den Augen 181
Li, Ding 57
Liebe 15, 62, 91, 126, 207, 230, 233, 263
Liebesleben 96
Linolensäure 213
Linsen, schwarze 215
Lippen 39, 71, 80, 143, 207 f., 255
Liquor 48, 259
Liu Zhanwen 127, 210 f., 214, 220
Livores 64
Logorrhoe 179
Löwenzahn 112
Lumbago 76
Lumbosacralgie 130
lumbosakral 66
Lumbricus / Pheretima-Regenwurm 192
Lungen 34 f., 38, 47, 89, 97, 103, 105, 130, 134, 141 f., 144 f., 147 f., 170, 196, 217 f., 230, 239, 241, 254, 256, 263, 266, 269, 275
Lungenenergie 134, 148
Lungenentzündung 34, 97, 239
Lungenfacharzt 230
Lungenfibrosebildung 196
Lungenkrankheiten 218
Lungenprobleme 145, 218
Lungenpuls 130
Lungen-*qì* 89, 103, 256, 263
Lungen-*qì*-Mangel 103
Lungen-Wind 141 f.
Lustgefühl 133
Lymphgefäßerkrankungen 34
Lymphknoten 39
Lymphozyten 45
Lyrika 128 f.

M

Machbarkeitsdenken 20
Maciocia, Giovanni 53
Mackenzie, J. N. 22
Maclure, Kenneth 83
Magen 21, 29, 32, 40, 47 f., 59, 90, 94, 113 f., 131 f., 143, 173, 180, 182, 197, 206, 208 f., 217 f., 220, 254, 260 f., 265, 274
Magenbeschwerden 118
Magendruck 214
Magengeräusche 63, 140
Magenschmerzen 74, 187, 207, 265
Magenverstimmung 151
Mahlzeiten 109, 113, 206, 210
maì (Puls) 36, 44, 103, 248, 260 f., 263
Mais 215
Makrele 216
Makula, purpurfarbene 70
Malaria-Erreger 17
Manaka 65, 157
Mandarinen 215, 254
Mangel – *passim*
  an geistiger Herausforderung 161
  an Körperflüssigkeiten 169, 173, 186
  an renaler Essenz 160, 173
  an Yang 137, 185
  an Yin 86, 137, 180, 182
  von *qì* und Blut 68, 243
Mangelernährung 165, 211
Mangelkrankheiten 124, 132
Mangelsymptome 214
Mangelzustand 48, 99, 102, 144, 152, 170, 202
Manie 72, 80, 104, 181, 188, 257
Manifestationen, klinische 25, 72
Männliche, das 28
Mao Zedong 25

Mark, Meer des 50, 55, 161
Massage 25, 59, 71, 74, 100, 193, 249
Massen, abdominale 74, 187, 208
Mäßigung 26
Materie 28 f., 57 f., 63, 122, 243
materiell quantitativ 13, 17
Mattigkeit 53, 207
Maulbeeren 218
Medikamente 59, 68, 93, 103, 115 ff., 120, 129, 166, 176, 182, 189, 229 ff., 239 ff.
  allopathische 189
  anticholinerge 240
Medikamentenkonsum 166
Meditation 62, 89, 230, 249
Medizin – *passim*
  abendländische 231
  anthroposophische 84
  blutdrucksenkende 117
  deduktive 15
  etablierte 229, 241
  evidenzbasierte 190
  ganzheitliche 223, 231, 250
  individuelle 15, 244
  Komplementärmedizin 118, 225, 244
  männliche 113
  maßgeschneiderte 16
  moderne 189
  naturwissenschaftlich-orientierte 15
  östliche 14, 43, 167
  philosophie der TCM 23, 237, 243, 245
  psychosomatische 107, 229
  symptombezogene 19, 243
  traditionelle, chinesische 13, 16, 21, 53 f. 122, 244, 248 ff., 252
  traditionelle, indische 163
  weibliche 113, 249
Mediziner 14, 58, 116, 165, 174, 189, 236, 242
Medizinkonzept 88
Medizinphilosophie 26
Medizinwissenschaft 14
Meer 41, 50, 55, 62, 132, 161, 221, 263
  des Blutes 132
  des Marks 50, 55, 161
  des *qì* 62, 263
Meeresfrüchte 145
Meerestiere 112
Melancholie 103
Melasse 211
Menschenbild 20, 232
  des Arztes 232
Mensch, im Mittelpunkt der Beziehung 224
Menschsein 226
Menschsein, mein 226
Menstruation 34, 37, 49, 51, 71, 74, 76 ff., 82, 92, 94, 99, 158, 169, 187 f., 199
Menstruationsblutungen 169
Menstruationsfluss 199
Menstruationsstörungen 34, 74, 78, 187 f., 199
Menstruationszyklus 99
mental 19, 49, 72, 75, 87, 89, 140, 150, 156
Meridiane 36, 39, 57, 59, 88, 128, 145, 148 ff., 169, 178, 237, 253, 257, 262 f., 265
  Extra- 36
Messbarkeit 14, 19
Messbarkeitsdogma 14
Messung, des Blutdrucks 235
  metabolisch 101, 135, 159, 170, 254
Metall 30 ff., 38, 42, 64, 85, 131, 141, 147, 256, 259, 274, 276
  -Element 34 f., 77
  -Phase 64
Methode 22, 39, 41 f., 66, 91, 171, 193, 202, 223, 231, 241, 244

antipyretische 91
komplementärmedizinische 244
Methylphenidat 240
Migräne 75, 85, 107, 134, 153, 207, 267
Migräneanfälle 107
Mikroalgen 213
Mikrozirkulation 191
mikrozytär 93
Milchprodukte 111, 146, 215
Milz – *passim*
Milzfunktionskreis 149, 219
Milz-Leere 131
Milz-*qì*-Yang-Mangel 169
Milzschwäche 113, 255
Milz-Wind 141, 143
Mimik 86
mìng mēn (Pforte des Lebensloses) 91, 261
Minister 193, 195
Ministerkräuter 193
Missbrauch 70, 75
Missempfindungen 12 f., 44, 82 f., 94 f., 104, 116 f., 119 ff., 124 f., 130 f., 133 f., 139, 236, 242
Mitgefühl 23, 99, 223 f., 230
Mitmensch 13, 61, 100, 225, 230
Mittagessen 124, 213
Mittel 24, 28, 34, 117, 134, 194, 196, 224, 232, 240, 244, 249, 255, 257, 264
acetylsalicylsäurehaltige 194
blutdrucksenkende 117
cumarinhaltige 194
heparinhaltige 194
hirudinhaltige 194
Mittelohrentzündung 34
Möglichkeiten, heilsame 221
Möhren 205, 215
Mönchspfeffer (Agnus castus) 93
Mond 28, 53
Monozyten 45
Morbus Parkinson 139
Mosaiksteinchen (Symptom) 237
Motorik 239
mottenzerfressen 209
Moxa 65, 94
Moxabehandlung 65, 223
Moxawolle 65
Moxa-Zigarre (oder Moxa-Kegel) 94
Moxa-Zylinder 65
Moxibustion 57, 65 f., 250, 253
Müdigkeit 96, 103, 113, 119, 142 f., 154, 168, 185, 255 f.
Müller, Josef Viktor 25, 53
Multiinfarktdemenz 188
Multiple Sklerose 12, 102, 119, 165, 168, 171 ff., 229, 257
Mundgeruch 183, 205
Mundschleim 47
Mundwinkel, eingerissene 207
Muschelkalk 211
Muskelaktionen 92, 100
Muskelatrophie 138, 177
Muskelbewegungen 92, 100, 139
Muskelfasern 92
Muskelfleisch 111, 211
Muskelkrämpfe 94, 139, 169
Muskelleiden 177
Muskelrelaxanzien 240
Muskelrheuma 35, 135
Muskelrheumatismus 35
Muskelschmerzen 139
Muskelschwund 174, 177 ff., 266
Muskelverkrampfungen (Spastik) 168
Muskelverspannungen 73
Muskelzittern 139

Muskelzuckungen 100
Muskulatur, segmentale 150
Muße 95, 115, 124
Muster, energetische 16, 195, 210, 246, 255, 259
Mut 32, 54, 229
Mutationen 184
Mutterleib 98, 126
Myasthenia gravis pseudoparalytica 177
Myelin 168 ff., 172 ff.
Myelinschicht 168 ff., 172 ff.
Myocarditis 197
  endotoxische 197
Myodystrophie 177
Mystiker, Rumi 53

N

Nach-innen-Schleusen, das 206
Nachlassen 68, 159, 168, 182
  der Aufmerksamkeit 182
  der Gedächtnisleistung 168
  der Hygiene 159
  des Verantwortungsgefühls 168
Nachtkerzenöl 211
Nacken 73, 140, 149 f., 158, 179, 258
Nackenbeschwerden 149 f.
Nackenschmerzen 73
Nadelung 96, 158, 202
  des Yang 178, 183, 196 f., 219, 269
Nägel
  blasse 154
  brüchige 77, 154, 207
  stumpfe 77
Nährstoffe 43, 45, 54, 173, 177 f., 180, 211, 220, 268
Nahrung – *passim*
  bittere 208 f.
  heiße 112
  kalte 114, 143
  proteinreiche 111
  rohe 209
  zu salzige 208 f.
  zu süße 208
Nährung
  des Blutes 199
  von Yin 199
Nahrungsangebot 113
Nahrungsaufnahme 114, 176, 204
Nahrungsempfehlungen 211, 214, 216 f.
Nahrungsergänzungsmittel 211
Nahrungskette 23
Nahrungsmittel 19, 42, 59, 63, 88, 91, 94, 109, 111 ff., 118, 124 f., 146, 195, 204 f., 209, 211, 213 ff., 219 f., 241, 248, 258
  chlorophyllhaltige 212 f.
  denaturierte 111
  heiße 112
  kalte 112
  kräftigende 211
  saure 217
  zinkhaltige 211
Nahrungsstagnation 205 f.
Nahrungstransformation 114
Nahrungsumstellung 93
Narbenbildung 145
Nasenbluten 79, 142
Nasenschleim 47, 141
Nasenwege 84
Nässe 13 f., 24, 65, 69 f., 82 f., 88, 90 f., 113, 126, 146, 170, 207 f., 254 f., 265, 267
  äußere 146
Nässebildung 113
Nässegehalt 91
Nässen 145
Nässesymptome 114
Natrium 209
Naturbeobachtung 148

Naturheilkunde 93, 224
Naturheilkundeschule 224
Naturkatastrophen 63
Naturmedizin 145, 251
Naturreis 212
Naturwissenschaft 58, 228
Nebel 24, 42, 52
Nebenleitbahnen 85, 100, 115, 141, 182
Nebennierenrinde 97
Nebenwirkungen 20, 117 f., 194 f., 239 f., 244
Neeb, Gunther R. 13
Nehls, Michael 167
Nei Jing 29 f., 69, 72, 85, 89, 115, 185 f., 200, 211, 231, 245 f., 251, 262
Nephritis 199
Nerven 17, 44, 80, 108, 113, 121 f., 139, 145 f., 153, 163 ff., 168 ff., 173, 177, 182, 214
Nervenfasern 168 ff.
Nervenimpulse 17, 44, 121 f.
Nervenkrankheit 177
Nervenschmerz 139
Nervensystem 80, 108, 145 f., 164, 168, 170 f., 182
  sympathisches 108
  zentrales (ZNS) 36, 128, 168, 171, 206
Nervenzellen 113, 163, 165
Nervosität 119, 146, 269
Nervus phrenicus 149
Netzgefäße 135, 158, 266
Netzleitbahn 36
Neuralgie 139
Neurasthenie 185, 197
Neurodermitis 188, 213
Neuroleptika 117 f., 139, 239
Neurologie 117, 171, 188
Neuropathie 13, 18, 116
Neurotransmissionen 121
Neurotransmitter 55
Neurotransmitterstoffwechsel 324
Neurowissenschaftler 164
Nicht-Loslassen-Können 131
Nichtsichtbare, das 26
Niedergeschlagenheit 99
Nieren – *passim*
Nierenarterien, Verkalkung der 108
Nierenenergie 64, 134, 164
Nierenerkrankung 107, 121 f., 126 f., 153
Nierenessenz (*jīng*) 30, 49 f., 173
Niereninsuffizienz, chronische 107
Nierenkoliken 228
Nierenkrebs 111
Nieren-Leere 130
Nierenpuls 130
Nieren-*qì* 77, 102, 144, 146, 201, 263
Nierenschwäche 17, 77, 127, 149, 152 f.
Nierentumore 108
Nierenversagen 188
Nieren-Wind 141, 143
Nieren-Yang-Leere 98
Nieren-Yin-Leere 98
Nieren-Yin-Schwäche 201
Nierenzyste 108
Nikotin 113, 187, 212
Nikotinamid 212
Noll, Andreas 96
Noradrenalin 97
Norden, der 42
Nukleinsäurebildung 197
Nullpunktsfeld 58
Nüsse 212, 215
Nystagmus 168

O

Oberbauchbereich 219
Objektivität 233
Obst 112, 131, 210
Obstbäume 141
Obstgarten 217
Obstipation 78, 211, 255, 265
Obstruktion 86, 133, 135, 140, 170, 173, 254
Obstruktionssyndrom, schmerzhaftes 135
Ödeme 81, 91, 113, 196
Offenheit 227, 246
  gegenseitige 246
Ohnmacht 53, 140, 183, 259 f.
Ohnmachtsanfälle 53
Ohnmachtszustände 183, 259 f.
Ohrenkrankheiten 104
Ohrensausen 34, 77, 85
Ökologie 195
Öldispersionsbad 84
Öl, leicht rauchiges 220
Omega 3 (Fettsäuren) 163, 213
Onkologen 230
Onkologie 188
Operation 12, 24, 59, 78, 82, 92, 94, 96, 127, 228, 230, 261
Organbeziehungen 140
Organe – *passim*
  resorbierende 216
  Yang- 29
  Yin- 29, 165
Organisation 32, 110
Organismus 15, 19, 39, 44, 58, 69, 72, 93, 109, 117, 123, 136, 170 f., 205, 230 f., 240, 243, 268
Organschäden 129
Organstrukturen 230
Orientierung 26, 53, 56, 156
Orientierungshilfe 26
Orientierungsstörungen, räumliche 53
Osten, der 41
Osteoarthritis 135
Osteopathie 150, 230

P

Paeonia radix alba (Weisse Pfingstrosenwurzel) 192
Palpation 38 f.
Panikattacken 201
Pankreatitis 34
Paracelsus, Theophrastus 22, 120, 244
Paradigma 19, 125
Paradigma, der Messbarkeit 19
Parästhesien 119, 168
  vorübergehende 168
Parkinson 117, 139, 240
Parkinsonmittel 240
Partnerbeziehungen 118
Pastinaken 212
Pathogene 23, 76, 150, 182 f., 217 ff.
  Hitze- 186
  Kälte- 217
Pathologie 16, 31, 35 f., 93, 101, 119, 140, 250
PCA 225
Pericarpium Citri Reticulatae 196
Peridural-Anästhesie 129
Periode 93, 130, 263
Persönlichkeit 19, 51, 53, 180, 224, 232, 313
Persönlichkeitsbildung 224
Persönlichste, das 225 f., 249
person-zentriert 224 ff., 234, 249

Pest 165
Pesto 216
Petechien 38, 70
Pfeffer 93, 145, 216
Pfefferminze 216
Pfingstrosenwurzel, weiße 192, 253
Pfirsich 216
Pflanzen 58, 141, 189 f., 207
Pflanzenheilkunde, chinesische 189
Pflaumen 218
Pflegeheim 239
Pforte, des Lebensloses 91
Phagozyten 191
Phänomene, beweisbare 243
Phänomenologie 30
Pharmaka 116, 118, 163, 239, 241
Pharmakologie 191 f.
Pheretima (Regenwurm) 192, 257
Philosophie 20, 23, 26, 220 f., 224 f., 237, 243, 245, 249, 256
  der Gesundheit 220
  der Mitte 26
  der TCM 23, 237, 243, 245
  person-zentrierte 224 ff., 234, 249
pH-Wert 46
Physik 15, 58
Physiologie 31, 35 f., 43, 56, 58, 93, 102
Phytotherapie 189 f., 204, 244, 252
  chinesische 189, 244
  europäische 189
Pigmentflecke 157 f.
Pigmentierung 158
Piloarrektion 22
píng bú (Tonisierung) 201 f., 262
píng xiè (Sedierung) 201 f., 262
Pinienkerne 213
pí weì (Geschmack) 114, 261
Plaques, senile 162
Plasmakortisonspiegel 199
Plasmaspiegel 197
  cAMP- 197
  T4 197
Plasmaviskosität 194
Platsch, Klaus-Dieter 20, 26, 60, 100
Pneumonien 239
Polarität 29 ff., 256, 262
Polyarthritis 35
Polydipsia 174 ff.
Polyneuropathie 13, 18, 43, 116, 119, 121, 128
Polypen 88
Polyphagie 174, 176
Polyphem 53
Polyurie 174
Porkert, Manfred 251
Prädiabetes 174
prãna 30
Präparate 194
Präsentsein, das 224, 226
Präsenz 52
Prävention 22, 25, 90
Präzision 223
Preiselbeeren 215
Prinzip, ernährendes 49
Prinzipien 23, 58, 155, 193, 223 f.
  der Behandlung 23
  ethische 223
Probleme 19, 39, 53, 70, 78, 130 f., 145, 147, 158 f., 162, 165, 182, 222, 228
  emotionale 70, 130 f., 147, 165
  gynäkologische 39
  psychische 162
  seelische 21, 91, 95, 98, 108, 131, 145, 171, 174, 236
Produkte, aus Soya 215

Prognose 38, 40, 221, 245
Progredienz 152
Prophylaxe 25
Propolis 212
Prostaglandin, E- und F-Werte 197
Prostatahyperplasie 179, 242, 263
Prostatahypertrophie 179
prostatic hyperplasia 162
Prostatitis 188
Protein 163 f., 209, 212
  LRP[1] 164
Prozesse, physiologische 48, 59, 187, 243
Pruritus, seniler 146
Psoriasis 103, 144, 188, 199
Psyche 53, 61, 131, 162, 188, 229 f., 239, 242, 245, 250
Psychiater 120, 229 f., 233
Psychiatrie 117, 121, 239
Psychologe, humanistische 224
Psychologie 26, 224, 232, 249
Psychoneuroimmunologie 54 f.
Psychopharmaka 116, 118, 163, 239, 241
Psychose 160, 166, 188, 197, 260
  depressive 160
  senile 166
Psychosomatik 20, 50, 69, 250 f., 270
Psychotherapeuten 224, 233
Psychotherapie 12, 146, 222, 224 ff., 234, 240
  begleitende 146, 240
  person-zentrierte 234
Psychotherapietätigkeit 222
psychotrop 117
Puffersysteme 46
Puls 35, 39 f., 47, 53, 63, 69, 86, 91, 182, 201, 218, 229, 264
Pulsdiagnose 13, 19, 40, 130 f.
Pumpleistung, des Herzens 97

Q

qì-Bildung, zentrale 206
qì-Blockaden 150
Qi Bo 22 f., 40 f., 48, 52, 55, 63, 85 f., 90, 99, 105, 132, 137 f., 140 f., 178, 180 ff., 192, 195, 201 f., 245
qì (Energie, Lebenskraft) – *passim*
qì-Fluss 20, 56, 58, 60 f., 73, 88, 100, 149 f., 153, 219
qì gōng 20, 25, 116, 134, 146, 147, 262
qì-Leere 12, 70, 113, 130, 153, 156, 162 f., 166, 185, 187
qì-Mangel 56, 63, 83, 92, 94, 103
qì-Schwäche 110, 154, 256, 257, 259
qì-Stagnation 13 f., 16, 43 f., 70 f., 73 ff., 92, 99, 101, 104, 121, 132 f., 164, 185, 187, 189, 207, 216, 241 f., 255, 257 f.
qì-Stasen 158, 219
qì-Vibrationen 58
Qualifikation 224
  zweifache 224
Qualität 32, 34, 38 f., 43, 48 f., 52, 60, 93, 180, 209 f., 217, 219, 223, 235, 242
  des Blutes 43, 52, 93, 180, 235, 242
  geistige 32
  kalte 219
  kühle 217
  menschliche 223
  seiner Sprache 38
qualitativ 13, 19, 93, 95
qualitativ-ganzheitlich 13, 19, 93
Quantifizierung 14
Quantität 13, 17, 43, 58, 95
Quelle 24, 46 f., 50 f., 59, 63 f., 114, 182, 233, 258, 261
  der Nahrung 182
  der Wärme 59
Quetschungen 202

Quintessenz 58
Quittenbaum 141

R

Rachitis 84
Radieschen 215
Radikale 209
Radix Codonopsitis Pilosulae 197
Radix Panax Ginseng 197
Radix Rehmanniae 199, 265
Rajendran, Lawrence 163
Rashid, Deane 164
Rastlosigkeit 69, 108, 181, 201
Ratschläge 223, 232
  ärztliche 232
Rauchen 107
Raucher 114
Raynaud-Krankheit 129
Raynaud-Syndrom (Gefäßkrämpfe der Finger / Zehen) 129
Reaktion, niedrige 159
Reaktionsketten, im ZNS 96
Rechenstörungen 159
Reduktion, des Gehirnmarks 159
Reflexzonen 22, 248
Regelblutungen 186
Regelung, der Mahlzeiten 210
Regen 29, 55, 85, 88 f., 125, 142, 148
Regeneration 124, 218, 324
  von Körpersäften 218
Regenwurm 192, 257
Regulationsmechanismen 324
Regulationssysteme, der Niere 108
Reifungsprozess, psychischer 155
Reis 57, 205 f., 212, 215, 217
Reizbarkeit 32, 75, 80, 99, 104, 146, 200
Rekonvaleszenz 104, 182, 198
Repräsentationszonen 230
Reproduktionsorgane 88
Reserven 152
Resilienz 167, 232
Resistenz 39, 74, 80, 187
Respekt 106, 162, 233
Restless Legs-Syndrom (RLS) 13, 118, 235
  idiopathisches 120
  RLS-Symptome 153, 191, 242
  symptomatisches 120
Rezept 24, 192 f., 196 f., 199 f., 204, 219, 229, 255 ff., 259, 265, 267
  großes 193
  kleines 193
  medizinisches 24, 115, 223
  mittleres 193
Rezeptur 24, 192 f., 196 f., 199, 200, 204, 219, 255 ff., 259, 265, 267
Rhabarber 112
Rheuma 90, 135, 254, 265
Rhinitis 197
Rhizoma pinelliae 196
Rhizoma zingiberis Recens 196
Riechen 37, 39, 266
Rigidität 139
Rillen 154
Risiko 17, 97, 107, 110, 113, 163 f., 225
Risikofaktoren 17
Ritalin 238 f.
Rivotril 129
Robertson, Jason 145, 160
Rogers, Carl, R. 224 ff., 251
Rohkost 93, 205 f., 214
Rohkostanteil 205
Röntgenbild 15
Rosmarin 112
Rot 32, 38

Rotation 195
Rote Datteln 192
Röteln 140, 257
Rötungen 136
Rotwein 163
ròu guì (Cortex Cinnamomi) 196, 263
Royal Jelly 212
Rückenmark 17, 121, 168, 177, 198, 269
Rückenmarkentzündung 198
Rückenmarknerv 177
Rückenschmerzen 130, 143, 150, 213, 219
Rückzug 72, 159
Ruhe 21, 27, 57, 89, 108, 115, 124, 133, 149, 153, 205, 213, 223, 241, 253
ruhelos 236
Ruhelosigkeit 129, 239
Ruhepausen 13, 95, 129
Ruhezeiten 182
Rumpf 36, 80

S

Säfte 46 f., 114, 206, 211, 216, 241, 254, 262, 268
Säftemangel 91, 211, 215
Salami 112, 125
Salbei 215
Saller, Reinhard 145
Salpetersäure 198
Salutogenese 15
Salz 42, 112, 153, 207, 213 f., 217
salzig 112, 192, 195, 208 f., 214, 267
Salzige, das 195
Salzkonsumenten 214
Salzkonsum, übermäßiger 153, 207
Samenverlust 140
sān jiāo (Dreifacher Erwärmer) 47, 180, 264
Saponin 212
Sardine 216
Sättigungsgefühl 176
sauer 191 f., 206, 208, 216, 266
Sauerstoff 45, 103, 271
Saure, das 207
Schädigung, des Blutes 14, 90
Schäffler, Arne 92, 251
Schafmilch 212
scharf 37, 55, 65, 123, 145, 195 f., 208, 214, 216 f., 254, 267
Scharfe, das 32, 192, 208
Schatten 28, 266
Scheider, Karin 238
Schilddrüse 84, 120, 122, 153
Schilddrüsenerkrankung 120, 122, 153
Schilddrüsenfunktion 153
Schinken, roher 112
Schlacken 70
Schlaf 18, 37, 42, 54, 79, 88, 105, 107, 120, 123 f., 128, 134, 140, 146, 173 f., 177 f., 181, 201, 240, 263, 266
Schlaffheit 42, 88, 140, 174, 177 f., 266
Schlaffheitssyndrom 177
Schlaflosigkeit 105, 124, 134, 201, 240
Schlafmangel 173
Schlafstörungen 18, 79, 128, 146, 181, 263
Schlaganfall 12, 46, 85, 97 f., 104, 107, 140, 161, 179, 239, 242, 255, 257
  Risiko 17, 97, 107, 110, 113, 163 f., 225
Schleim *passim*
  dünner 196
  profuser 196 f.
  stark fließender 197
Schleimausscheidung 172
Schleimbildung 169
Schleimblockaden 160
Schleimhäute 77, 84, 114, 154, 268

trockene 154
von Hals, Nase und Magen 114
Schließen von Türen 159
Schluckauf 81, 197
Schmerzen – *passim*
abdominale 39, 74, 80, 187, 199, 208
dumpfe 132
fixierte 184
gastrointestinale 196 f.
neuropathische 128, 135
schneidende 132
stechende 132
Schmerzmittel 240
schmerzstillend 192, 263
Schmerzzustände 14, 135, 148
Schmincke, Christian 172, 241
Schmorgerichte 210
Schnaps 182
Schnupfen 206
Schock 64, 70, 75, 95, 104, 197
Schokolade 124 ff., 215
Schreck 20, 74, 90, 95, 100 f., 260, 263
Schreckhaftigkeit 74
Schriftzeichen, chinesische 140
Schröpfen 146, 158
Schublade, psychosomatische 229
Schulterbeschwerden 73, 149 f.
Schultergelenksentzündungen 149
Schultergelenksschmerzen 149
Schulterkompressionssyndrom 150
Schultze-Florey, Christian 172
Schuppenflechte 103
Schüttelfrost 83, 148, 267
Schutz 30, 83, 88, 151, 170, 259, 266
vor kosmologischen Störeinflüssen 88
vor Wind 85, 125, 151, 172
Schutzfunktion 30
Schutzmechanismen 83
Schwäche – *passim*
der Nieren 150
des Herzblutes 89
des Magens 218
in Armen und Beinen 168
in Muskeln und Sehnen 154
von *qì* und Blut 173
Schwangerschaft 98, 101, 113, 126, 146, 181, 196
ungewollte 126
Schwangerschaftserbrechen 196
Schwangerschaftstoxikose 181
Schwarz 32, 38, 210 f., 213, 215, 251
Schwarzkümmel 211
Schwarztee 210
Schweinefleisch 215
Schweiß 22, 32, 37, 47 f., 50, 84 f., 119, 129, 140, 144, 146, 148, 183, 192, 206, 208, 259, 267
Schweißabsonderung 129
Schweißausbruch 84, 119, 140, 148
Schweißdrüsenfunktion 146
Schweißsekretion 22
Schwellungen 65, 90, 135 f., 140
des Bauches 140
Schweregefühl 113, 143, 169, 207
der Gliedmaßen 143, 169
Schwerhörigkeit 104
Schwertfinger 62 f.
Schwierigkeiten 52, 105, 226
Schwindel 85, 119, 140, 149, 154, 169, 211, 219, 256
Schwindelanfälle 85, 211
Schwingungsfelder 61
Schwingungsmedizin 55
Schwitzen 48, 50, 63, 71, 85, 89 f., 102, 105, 142 ff., 153 f., 208
abnormales 154

nächtliches 71, 153
reichliches 144
spontanes 71
übermäßiges 48
Seborrhö 188
Sectio 126
Sedieren 202 f.
Sedierungstechniken 201
Seele 19, 30, 48, 60, 108, 155, 162, 231, 242, 259, 264
Seelsorge 225, 230
Seelsorger 230
Sehen, verschwommenes 154
Sehnen 47, 77 f., 106, 115, 136, 138, 140, 154, 170, 173, 177, 202, 208 f., 261
Sehnenkrämpfe 140
Sehnenscheidenentzündung 78
Sehnenverletzungen 154
Sehnsüchte 226
Sehstörung 168
Sein, das 56, 60, 85, 139, 233
Sekretion der Lunge 103
Selbstbewusstsein 53
Selbstheilung 25, 54, 233, 249
Selbstheilungskräfte 25
Selbstmordgedanken 119
selbstmordgefährdet 227
Selbstwerdung, eigene 224
Sellerie 215, 219
Senilität 76, 155 f., 243, 266
Sensibilitätsstörungen 168
Sequenzen, im Genom 121
Sesam 212 f., 215
schwarzer 215
Sexualität 184
Sexualleben, exzessives 178
Sexualstörungen 168, 197
Sheldrake, Rupert 15, 58
shén (Geist) 16, 23, 26, 38, 41, 50, 52 ff., 72, 93, 103, 124, 134, 155, 159, 161 f., 180 f., 191 f., 197, 209, 255 f., 259 f., 263 ff.
shēng jiāng (Rhizoma Zingiberis Recens) 196, 265
shēng-Zyklus (Zyklus der Erzeugung) 33
shén-Mangel 155
Sicca-Syndrom 78
Sich-Ausruhen, das 213
Sichtbare, das 26
Signalübertragung 168, 173
Sinn 82, 232, 236, 246, 260
Situation 73, 83, 94, 107, 125, 161, 227, 229, 245
Skalpell 56
Skelettsystem 158
Skleren 80
Somatotopien 22, 230, 237, 248
Sommer 21, 29 ff., 50, 63, 125, 127, 141, 148, 206, 210, 217 f., 276
Sommerhitze 21, 29, 217 f.
Sonne 28, 53, 89, 125, 203
Sonnenschein 125, 148, 209
Sorgen 23, 93, 95, 102, 215, 222
Sorgfalt 223
Soya 129, 215
Soyabohnen 212 f.
schwarze 212
Soyakäse 215
Soyaöl 112
Soyaprodukte 212
Soyasauce 112
Sozialarbeit 225, 227
Sozialarbeiter 227
Spannungen 214, 219
Spannungsgefühl 74, 79, 81, 105, 119, 236

Spannungsschmerz 74
Spargel 112
Spasmen 42, 129, 133, 154, 158, 199, 208
der Beinmuskeln 199
Spasmolytikum 199
Spastik 168
Spätsommer 31, 141, 276
Spätsommerhitze 141
Speichel 47 f., 217 f., 259
Speicherorgane 29, 36, 132, 171, 217, 269
Speiseeis 205, 212
Speisen 21, 29, 83, 93, 114, 145, 153, 183, 199, 205 f., 208 ff., 214 f., 220
erhitzende 214
Speiseröhrenkrebs 111
Sperma 206
Spider naevi 66, 70
Spiegel, der Seele 108
Spinalmark 119, 121
Spinat 213
Spirale 70, 74, 130
spirituell 16, 19, 103, 156, 270
Spontaneität 32, 233
Sport 105, 115, 137
Sportaktivitäten 118
Sportliebhaber 137
Sprache 16, 38, 52 f., 159, 163, 168, 233, 237, 246
skandierende 168
Sprachprobleme 116
Sprachstörungen 159
Sprechen, aus dem Sein 233
Sprossen 211
Stagnation – *passim*
Stagnierung 215
Stammzellen 324
adulte 324
spezifische 234
Stangensellerie 219
Status, geistiger 38, 40, 209
Staudensellerie 215, 216
Stauungen 41, 44, 83, 132 f.
Stauungszeichen 106
Steckrübe 213
Steifheit 79, 140, 169
Steifigkeit, der Muskeln 139
Steinsplitter 200
Stenosen 171, 207
venöse 207
Sterberisiko 97
Sternanis 112
Sterne 58, 203
Stimmungslabilität 159
Stimmungsschwankungen 147
Stirnhöhle 230
Stoffwechsel 45, 83, 113, 120, 175, 197, 206
Stoffwechselfunktionen 83
Stolze, Cornelia 164 f., 239
Stomachicum 196
Störeinflüsse 14, 19, 27, 67, 82 ff., 90, 124, 126, 141, 144, 147, 246, 276
klimatische 246
kosmologische 14, 19, 27, 67, 82 ff., 90, 124, 126, 141, 147, 276
Störungen – *passim*
anorektische 114
der Leber 101
der Lunge 64
der Milz 112
des Gleichgewichts und des Bewegungsablaufs 168
des Magens 29, 47, 64, 218
des *qì* 69, 73, 99
des Windes 140
körperliche 84, 90, 139

malaria-ähnliche 50
mentale 49, 72, 75, 87, 140, 150
metabolische 101
neurologische 44, 117
sensible 119
Streit 96, 99, 126, 200
Stress – *passim*
emotionaler 125
Stressbelastung 125
emotionale 125
Stressfaktoren 95, 107
Stresshormone 97 f.
Stresshormonspiegel 98
Stresskrankheiten 96, 251
Stresspegel 97, 210
Stressreaktion 96
physische 20, 38, 100
Stresssituation 96, 118
Stresstoleranz 199
Strukturen, des Universums 231
Studien, kalorimetrische 58
Stuhlgang, unregelmäßiger 91
Sturm 83, 89, 148
Substantia nigra 121
Substanzen 40, 47 ff., 111, 117, 121, 146, 187, 197, 209, 212, 259
geschmacks-neutrale 212
milde 212
östrogenartige 197
Substrate, dopaminerge 118, 239
Süden, der 42
Suizid 121
Sun Simiao 115, 220
Supervision 233
Suppe 113, 205
süß 174, 191, 208 f., 216, 258
Süße, milde 210, 212, 216, 218, 231
Süßigkeiten 124 ff., 215
Sympathikus 97
Symptomatik 13, 94, 121, 135 f., 169, 190, 219, 238, 242
calor-humidus 136
Leere- 136
Symptomatologie 25
Symptomenkomplex 235 f.
Synapsen 15
Syndrom – *passim*
klimakterielles 75
prämenstruelles 73
System 13, 15, 24 f., 36, 46, 51, 58, 61, 66, 78, 80 f., 84, 91, 121, 134, 164, 197, 239, 243, 248, 251
adrenokortikales 197
dopaminerges 118, 121, 239
endokrines 197
medizinisches 24
noradrenerges 121
respiratorisches 81
urogenitales 81

T

Tabak 214
Tabakgenuss 145
taì jí quán 20, 25, 134, 266
Tan Yong 155
Taubheit 42, 65, 79, 85, 93, 104, 119, 128, 131, 133, 136 f., 139, 154, 168 ff., 179, 188, 254
der Gliedmaßen 85
der Muskeln 170
des Fleisches 170, 179, 208
Taubheitsgefühle 65, 79, 93, 119, 128, 131, 133, 154, 169, 254
TBC (Tuberkulose) 39
TCM-Kongress 13, 131, 221
TCM-Regeln 200
TCM-Theorie 24, 204, 242

TCM-TherapeutInnen 224, 229
Technik 23, 41 f., 147, 158, 200 ff.
sedierende 202
tonisierende 202, 255
Tee, grüner 215
Teint 38, 80, 105
bläulich-zyanotischer 80
schwärzlicher 80
Temperament 107, 114, 148
ängstliches 114
aufbrausendes 148
Temperatur 24, 28, 39, 45, 78, 83, 91, 141, 158, 191 f., 204, 254
Temperatureigenschaften 28
Temperatureinflüsse 83
Temperaturverhalten 191 f., 204, 254
Tetanie 84
Therapeuten 20, 38 f., 65 f., 93, 196, 198, 205, 222, 225 ff., 232, 242
Therapie 15 f., 20, 24 f., 36, 45, 51, 53, 59, 64 f., 117, 136, 146 f., 190, 193, 195, 200, 204, 221 ff., 231, 240, 248, 250, 262
unterstützende 193
Therapieformen 147
Therapieprinzipien 193
Thermorezeptoren 92
Thermo- und Kryotherapie 90
Thich Nhat Hanh 226
Thoracic-outlet-Syndrom 150
Thorax 62, 135, 150, 171, 219
Thorax-*bì*-Syndrom 135
Thorax-outlet-Syndrom 150
Thoraxvenen 171
Thrombose 70, 74, 188, 268
Thrombozyten 45, 194, 197
Thrombozytenaggregation 194, 197
Thunfisch 216
Thyrotoxin 197
TIA 188
Tick 139
Tinnitus 104, 181, 188, 211
Tintenfisch 112
Tod 20, 22, 44, 83, 95, 150, 161, 165, 217, 232, 243
Tofu 213, 215
Tomate 112, 145, 219
tòng bì (schmerzhaftes *bì*) 135, 200, 266
tonisieren 150, 194, 202, 213, 254 ff., 259, 261, 263
Tonisierungstechniken 201
Totenflecke (Livores) 64 f.
Totenstarre 65
Totes Blut 65
Toxine 212
Tradition, hermetische 60
Trägheit 159, 206
Trance 132
Tränen 47 f., 55, 74, 103 f., 259
Transpiration 39
Transportfunktion 45, 196
der Milz 196
Transport von Nährstoffen 54
Trauben 218
Trauer 85, 95, 99, 100, 102 ff., 121, 131, 147, 172, 263
plötzliche 147
unerklärliche 147
Trauergefühle 131, 172
Traumata 68, 70, 75, 95
emotionale 68, 70, 75
seelische 95
Träume, heftige 181
Traumen 104, 115, 186
Traurigkeit 32, 64, 93, 99, 102 f., 178, 222, 264
Traversier, Rita 131

Tremor 139
Trenkwalder, Claudia 120, 153
Triggerpunkte 230
Trimenon 146
Trinker 114
Trockenheit 13 f., 19, 24, 29, 48, 63, 77 ff., 82 f., 86, 88, 129, 131, 137, 143, 147, 160, 169 f., 173, 176, 186, 193, 195, 208, 255
 der Lippen 143
 exogene 160, 186
Tschachter, Elisabeth 249
Tsunami 63
Tuberkulose 39, 66
Tumor 91, 101
Tumorbildungen 188
Tumorgewebe 91
Turgor 114

U

Übelkeit 59, 81, 94, 118, 140, 196, 207 f., 219, 254, 265
übelkeitssenkend 117
Überaktivität 133, 141, 276
Überanstrengung 14, 82, 90, 104 ff., 124, 153
 Arten der 106
Überarbeitung 82, 104 f., 131, 153
Überbelastung 130
Überernährung 111
Übererregbarkeit 84, 153
 neuromuskuläre 84
Überfluss 109
Übergang 243
Übergewicht 109 ff., 118, 126, 149, 163, 174, 176, 206
Überhitzung 162
 des Blutes 162
Überlagerung 33, 35
Überleben 98
Übermaß 29, 64, 99, 100, 102, 111, 113, 115, 137, 141, 147, 153, 187, 206 f., 241, 276
 an Gefühlen 99, 100
 an Hitze 241
 an Kälte 241
 an Niere (Wasser, Feuchtigkeit) 141
 an *shén* 53, 55, 139, 265
 an Wind 147
Übermüdung 179 f.
Überschuss 19, 55, 86, 106, 132 ff., 137, 153, 170, 180, 184, 194, 201, 243, 264, 265
 Yang- 86, 133 f., 153, 265
 Yin- 86
Überschusszustand 86, 99, 106, 202
Übertragung 17, 44, 63, 121 f., 165, 173, 227
ubiquitär 30
Übungen 20, 25, 133 f., 210, 266
 meditative 134
 Yoga- 133
Ulcus gaster 199
Ulkusmedikamente 240
Ultrafiltrate, des Blutes 50
Umeboshi Pflaume 213
Umgebungsluft 144
Umwandlung 114, 146, 203
Umwelteinflüsse 98, 145, 151, 172, 237
Umweltexzesse 155
Umweltfaktoren 90
Umweltgifte 113
Umweltmedizin 90
Umweltveränderungen 24
Unaufmerksamkeit 238
Unausgewogenheit 86, 209
Unempfindlichkeit 79

Unfähigkeit, wahrzunehmen 125
Unfälle 12, 70, 74, 92, 94, 121
Unfassbare, das 26
Unfruchtbarkeit, der Frau 76, 81, 250, 263
Ungleichgewicht – *passim*
Universum 23, 31, 231
Unkonzentriertheit 181
Unordnung 63, 104, 137, 195, 266
Unruhe 20, 69, 74 f., 86, 107, 116 f., 119, 124, 145, 169, 174, 181, 209, 235 f., 239, 241, 257
  der Beine 116 f.
  innere 69, 145, 169
  körperliche 181
  psychomotorische 235
unruhig 40, 99, 116, 121, 134, 162, 235 ff., 241 f., 248, 251
Unterbauch 81, 127, 196
Unterdrückung 241
  der Gefühle 241
  der Symptome 241
Unterernährung 14
Unterhautblutungen 72
Unterscheidung 16, 57, 125, 176, 236
  von *qì* und Blut 57
Untersuchungen 173, 228
Untersuchungsmethoden 189
Unterzungenvenen 38, 41
Unvermögen, richtig zu gehen 170, 254
Unvoreingenommenheit 227
Unzufriedenheit 147
Urin 32, 39, 48, 71, 78 f., 81, 178, 183, 259
Urogenitales System 81
Urogenitaltrakt 180, 188
Ursachen – *passim*
  einer Erkrankung 195
  emotionale 74, 101, 187
  neurologische 237
  seelische 171
  von Krankheiten 122
  von Schmerzen 132
Ursachenfindung 12, 73, 229, 236, 240
Ursprung 26, 28, 76, 183, 220, 256, 258, 269
  von Kosmos 26
Urteilsfähigkeit 53

V

Van Nghi 102, 251
Varizen (Venen) 71
  blau-grüne 70
  gewundene 41, 80
ventus 136
Veränderung 18, 22, 31, 39 f., 42, 47, 56, 69, 98, 117, 123, 125, 140 f., 155, 158 f., 164, 168, 175, 181, 188, 195, 268
  depressionsartige 168
  der visuellen Wahrnehmung 181
  des Muskeltonus 158
  epigenetische 98
  pathologische 56, 268
Verankerung, des Geistes 162
Veranlagungen 223
Verantwortungsbewusstsein 23
Verantwortung, subjektive 227
verantwortungsvoll, zu antworten 229
Verausgabungen 104
Verbrauchskoagulopathie 188
Verbrennung 56, 158, 262
Verdauung 37, 47, 58, 71, 81, 91, 114, 125, 130, 158, 185, 197, 199, 205, 207, 210, 219 f., 241, 258, 261
Verdauungsarbeit 205
Verdauungsinsuffizienz 114
Verdauungsprobleme 91, 125
Verdauungsschwäche 199

Verdauungsstörungen 197, 207
Verdauungssystem 81, 125, 210, 219, 241
Verdauungstrakt 71, 185, 219
Verengung der Blutgefäße 171
Verfahren, bildgebende 162
Verfärbung
der Augen 53, 80, 144, 269
des Gesichts 158, 239
Verfügbarkeit des Eisens 216
Vergessen, das 163
Vergessenwerden 228
Vergesslichkeit 154, 159, 236
Vergewaltigung 70, 75
Vergiftung 68, 101, 213
Verhalten 12 f., 19, 26, 28, 37, 40, 65, 72, 74, 107, 124 f., 161, 195, 227 f., 231, 237, 241, 266
thermisches 19
Verhaltensauffälligkeiten 241
Verhaltensmuster 125
Verhaltensweisen 13, 227, 231
Verhältnis,harmonisches 223
Verhütungsmittel 70, 74
Verkalkung 108
Verklumpung (des Blutes) 64, 194, 241
Verknotung, des *qì* 100
Verlangen nach Saurem 207
Verletzte, der 56
Verletzungen 12, 70, 78 f., 82, 85 f., 92, 94, 96, 104, 124, 158, 174, 186, 202
der Emotionen 99, 101 f.
der Meridiane 39, 59, 128, 149, 178, 262
Verlust, von Herz-*qì* 161
Vermeidung, von Stress 246
Vermutung 13, 119, 131, 227
Vernetzungen, von Organen 230
Versagen 225
Verschlusskrankheit 135
arterielle 135
periphere 66, 108, 128, 135, 191
Verspannungen 70, 76, 153, 158, 207
Verstehen, einfühlendes 226
Verstopfung 81, 91, 140, 145, 158, 199, 207, 211
Verstopfungsprobleme 145
Verträglichkeit der Nahrungsmittel 219
Vertrauen 22, 201, 221, 225, 227 f., 230
Verwirrtheit 140, 161 f., 240
Verwirrtheitszustände 161 f., 240
Verzweiflung 226
Viel-bewegen-Krankheit 237, 257
Virus 26, 61, 246
Virusinfektion 90
Vitalität 115, 148, 261
Vitamin B_{12} 120
Vitamin C 206, 212, 216
Vitamine 129, 205
Vitaminmangel 190
Volk, chinesisches 127
Völlegefühl 79, 81, 197
Vollkommenheit 27
Vorbeugung 25, 88, 163, 246, 259
von Demenz 163
von Krankheiten 246
Vorgänge, autoimmunologische 169
Vorgeburtliche Essenz 51

W

Wachstum 31, 50, 86, 207, 240, 243
eingeschränktes 207
verzögertes 240
Wadenkrämpfe 119
Wadenschmerzen 119
Wahrheit 52, 54, 164, 239, 251
Wahrnehmung 55, 72, 181, 223 f.

Walnüsse 213
Walnusskerne 213
Wandel 20, 23, 98, 142, 196
Wandlungsphasen *(wŭ xíng)* 19, 26 f., 30 ff., 35, 37 f., 60, 151, 162, 241, 251, 256, 266, 274, 276
wàng (Beobachtung) 38, 266
Wang Chong 115
Wang, Ju Yi 50, 145, 160, 252
Wang Ken Tang 187
Wang Qing Ren 78
Wärme 17, 24, 39, 49, 59, 65, 71 f., 79, 83, 91, 93 f., 111, 122, 125 f., 128, 132, 134, 142, 181, 184 f., 193, 205, 210, 227, 248, 262
Wärmeanwendungen 71
Wärmehaushalt des Körpers 84
Wärmeregulationsfunktion 45
Wärmeressourcen 91
Warnsystem 99
Wasser – *passim*
Wasserkresse 213
Wassermelone 112
Wasserorgan 179
Wasser-Phase 64
Wechselwirkung 58, 231
Wehrlosigkeit 108, 171
Weibliche, das 28
Wein 182 f., 214
Weinen 38, 55, 75, 103, 131, 145, 159
wèi qì (Abwehrenergie) 71, 137, 203, 266
wĕi (Schlaffheit) 42, 88, 140, 174, 177 f., 266
Weise, der 30, 215
Weisheit 27
Weiß 32, 38, 158
Weißdornfrüchte 215
Weiße Perle des Ostens 215
Weisskittelhypertonie (WKH) 107
Weisskittelhypertoniker 107
wĕi-Syndrom (wei zheng) 174, 177
Weiterbildung 224, 233
Weiterleben, des Menschen 232
wĕi-Zustände 171, 174, 178 f., 258
Weltanschauung, materialistische 28
wén (Hören, Riechen) 37, 39, 266
Wertschätzung, bedingungslose 225, 227
Wesen 96, 98, 195, 221
Wetter 41, 88, 125, 141 f., 148, 203, 228, 276
  ungewöhnliches 148
Wettereinflüsse 141
Whitehouse, J. 165
WHO 15, 107, 110
Widerstandskraft 137, 167, 268
Wieser, Wolfgang 91
Willenskraft 201, 266, 270
Wind 14, 19, 29, 52, 55, 63, 82 ff., 89 ff., 105, 125 f., 130 ff., 169, 172, 195 f., 213, 218, 255, 257, 259, 265, 267 f.
  Arten des Windes 141
  äußerer 146
  bösartiger 148
  innerer 147
  krankmachender 151
  pathogener 150
  Schutz gegen Wind 151
Windeinflüsse, schädigende 55, 77, 84
Windempfindlichkeit 140
Wind-Hitze 105, 131
Wind-Kälte 86, 131, 255, 267
Windkrankheiten 84, 138
Wind-Nässe 255
Windpocken 217
Windschädigungen 219
Windschlag (Schlaganfall) 161
Windsymptome 181

Wind-Teufel 145
Winter 24, 30 f., 63, 88 f., 91 ff., 125, 127, 134, 141, 205, 207, 210, 212, 220, 259, 276
Winterkälte 91
Winterkürbis 212
Wirbelsäule 104, 161, 170, 179
Wirbelwind 148
Wirkkraft 216
Wirksamkeit 189 f., 238
  pharmakologische 193, 196, 239 f.
  von Ritalin 238
Wirkung – *passim*
  absenkende 219
  analgetische 96, 193
  antipsychotische 117, 239
  auf die Gesundheit 220
  bluthamonisierende 193
  blutnährende 194
  des Beruhigens 207
  positive 204
  psychomotorische 117, 235
  schmerzlösende 219
  sedierende 117, 202
  verdauungsfördernde 209
  von Alkohol 214
  wechselseitige 28, 80, 104, 262
Wirsingkohl 215
Wirtschaftlichkeit 232 f.
Wiseman, Nigel 270
Wissen 12, 15, 17 ff., 24, 37, 44, 46, 55, 83, 95, 118, 121 f., 162, 189, 221 ff., 226 f., 233, 238 ff., 242 ff., 250 ff., 269
  objektives 227
Wissenschaft 15, 18 f., 44, 83, 121 f., 162, 189, 242 f., 250 ff., 269
  medizinische 44, 83, 243, 269
  offizielle 122
Wissenschaftsgläubigkeit 243
Wissenschaftswahn 15, 243, 251
Wissensstand, pharmakologischer 239
Wissensvorsprung 244
Wittmaak-Eckborn-Syndrom 235
Wunden 217
Wünsche 178, 221
Wurst 214
Wurstwaren 214 f.
Wurzel 13, 19, 43 f., 50, 76, 139, 150, 156, 177, 182, 216, 258 f., 261, 264 f.
  allen Übels 150
  aller Krankheiten 139
  der Senilität 76, 156
Wurzelgemüse 216
Wut 32, 64, 73, 75 ff., 85, 98 f., 102, 104, 133, 147
  heruntergeschluckte 73
  unterschwellige 77
Wutanfälle
  explosive 147
  heftige 143, 149, 181, 183, 219
  irrationale 219
wŭ xíng (Fünf Wandlungsphasen) 30, 33, 241, 266, 274, 276
Wu, Yanping 204

X

xíng bì (bewegendes *bì*) 135, 268
xīn (Herz) 49, 208, 252, 254, 267 f.
Xiu Zongchang 219
xuè (Blut, Körperflüssigkeiten) – *passim*
xuè qì (Lebenskraft) 262
xuè rè (Bluthitze) 180
xuè xū (Blutmangel) 268
xuè yū (Blutstase) 78, 132, 185, 188, 269

Y

Yan de Xin 46, 67

Yang – *passim*
hochschlagendes 219
Yang-Energie 89, 148, 180, 183, 260
Yang-Fülle 134, 180, 237
Yang-Hitze 220
Yang-Leere 134, 185
Yang-Leitbahnen 140, 181
Yang-Mangel 134, 169, 241, 259
Yang-Nadelung 202
Yang-Nahrung 209 f.
Yang-Pathogene 182 f.
Yang-*qì* 42, 65, 99, 113, 137, 150, 178, 183, 185, 187, 196 f., 210
Yang-Überschuss 86, 133 f., 153, 265
Yin – *passim*
Yin-Fülle 134, 210
yíng (Nahrungsenergie) 258, 260, 266, 271
Yin-Leere 48, 77, 130, 160, 169, 176, 181, 186, 199, 258
Yin-Mangel 86, 91, 94, 99, 120, 153, 169, 180, 183, 211, 218, 265, 268
Yin-Nahrung 210
Yin-Organe 29, 165
Yin-*qì* 86, 99, 137, 181 ff.
Yin-Schwäche 89, 201, 253
Yin-Tonika 212 f.
Yin-Überschuss 86
Yin-Yang-Theorie 237
Yoga 58, 133 f.
Yoga-Übungen 133

Z

Zähe 194
Zähne, fehlende 164
Zamboni, Paulo 171
Zangengeburt 126
zàng-Organe 68, 74, 100, 178, 187, 208
zàng (Speicherorgan) 29, 36, 51, 132, 171, 217, 269
Zehen 129, 133, 181, 183
Zeitdruck 233
Zeiteinteilungen 28
Zeit für das Gespräch 223, 226
Zellen 18, 36, 45, 65, 165, 173, 182, 197 f., 271
Zentren 230
emotional-instinktive 230
intellektuell-geistige 230
Zerstörung 24, 31, 33, 35, 148, 165, 174
Zhan, Bing-chun 190
Zhang Hong-pin 190
Zhanwen 116, 127, 210 f., 214, 220, 250
zhèng qì 64, 72, 203, 270
Zhuang, Master 23
zhù bì (hartnäckiges *bì*) 135, 201, 270
Ziegenmilch 212
Ziehen 119, 128
an den Beinen 119
stechendes 128
Zimtrinde 112, 263
Zirkulation 56, 70, 135, 170, 190, 208 f., 262 f.
Zirkulationsstörungen 135
Zitronen 206 f., 218
Zitronensaft 206
Zitronensäure 207
Zitrusfrüchte 145, 206
Zittern 63, 85, 131, 140, 154, 169, 208
Zong-xin 252, 254
Zorn 32, 64, 75, 99, 102, 104, 131, 133, 138, 144, 226, 263
zornig 82, 98, 130, 133, 143
Zucchini 215
Zucker 109, 110, 174, 191, 207, 217, 219,

262
brauner 219
Zuckerkrankheit 174
Zuckerstoffwechsel 191
Zuckungen 84 f., 129, 139, 202
Zugang 13, 17, 19
ganzheitlicher 230 f.
qualitativer 13, 19, 93
Zugluft 144
Zuhören, einfühlendes 223, 249
Zunge 38, 40, 41, 63, 69, 71, 77, 80, 91, 113, 130 f., 143, 259, 268
Zungenbelag 41, 131, 262
Zungendiagnose 35, 39, 41, 130, 229, 250
Zungenkörper 40, 78, 80, 130
Zungenspitze 130 f.
Zungentopographie 41
Zurückhalten von Nahrung 151
Zustände 55, 63, 88, 128, 137 f., 158, 165, 177, 202, 208, 214, 260
geistig-seelische 236
Zuwendung 18, 33, 55, 227 ff.
Zweifel 223, 238
Zwiebeln 145, 205
Zwischen, das 28, 62, 96, 233
Zyklen 35, 195
Zyklus, der Erzeugung 34
Zysten 24, 130
Zystitis 131

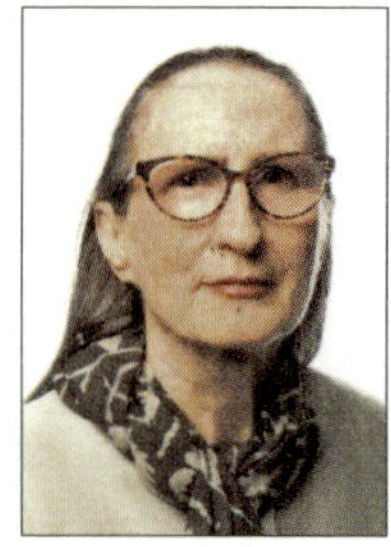

Curriculum

Gerti Heindler-Weinlich

geb. 1942 in Brünn/Mähren studierte Theologie mit Abschluss eines «magister theologiae» 1970 und Kinische Psychologie an der Universität Salzburg. 1971 studierte sie Anthropologische Psychologie mit Abschluss «lic.phil.» 1978 an der Universität Zürich.

1972 – 1974	Weiterbildungen in klienten-zentrierter Beratung von Carl Rogers, Universität Zürich. Ausbildung in Ehe- und Familientherapie an der Universität Zürich und am Institut für Ehe- und Familie in Zürich.
1969 – 1971	Psychologische Praktika am Jugendamt Basel-Stadt.
1969 – 1970	Erzieherin in einem Heim für schwer erziehbare Mädchen, Basel-Stadt.
1978	Heirat mit Dr. phil. Erich Heindler aus Graz, Österreich.
1981 – 1982	Zweijährige Ausbildung in person-zentrierter Gruppentherapie/Encounter (mit Carl R. Rogers et al.) in Königswinter, Lugano und Paris. Expressive Therapy bei Natalie Rogers (Center for Studies of the Person, California) in Lugano, Bodyfacilitating bei Michael Tophoff (Holland) in Lugano und Paris.
1985	Gründung des Instituts für person-zentrierte Psychotherapie und Ausbildung (PCAI). Förderung der person-zentrierten Philosophie in Humanwissenschaften und helfenden Berufen.
1990 – 1992	Zweijährige praxisbegleitende Ausbildung in TCM mit Taiji , Schwert-Taiji und Qi Gong bei Dr. Kuan Hin (Paris) in Zürich und Brienz/Bern. Weiterbildungen in Schwert-Taiji, Fächer-Taiji, Kolibri-Seminare, Winterthur.
Seit 2007	Regelmässige Teilnahme an Internationalen TCM-Kongressen u.a. TAO-Kongresse in Graz und Wien
1973 – 1980	Studium der Japanologie, Universität Zürich
1992 – 1996	Studium der chinesischen Sprache und Kultur, Universität Zürich und ETH Zürich.
1999 – 2000	Studium der Naturheilkunde bei Prof. Dr. med. Reinhard Saller, Universität Zürich.
2001 – 2002	Medizinisch-therapeutische Grundausbildung mit Zertifikat bei PARAMED, Diplomfachschule für Naturheilkunde, Baar/Zug.
09/2015	Wang Ju Yi, Applied Channel Theory, Clinical Acupuncture Training mit Wang Ju Yi und Robertson, Jason, Chi-way, Winterthur.

Berufliche Tätigkeiten

1979 – 1980	Tätigkeit als Spitalseelsorgerin am Kantonsspital Winterthur und Stadtspital Waid in Zürich.
1980 – 1981	Dozententätigkeit im Fach «Psychologische Gesprächsführung» an Krankenpflegeschulen in Basel, Königsfelden und Solothurn.
1981 – 1982	Leitung von Encountergruppen zur Entwicklung der Persönlichkeit.
2003 – 2004	Dozententätigkeit im Fach «Medizinische Grundausbildung: Anatomie, Physiologie und Pathologie, Pharmakologie, Psychologische Gesprächsführung, Einführung in die TCM und Phytotherapie» an der GAM-Schule, Bern.
Seit 1981	Leitung von person-zentrierten Encountergruppen und Kursen in Yinhua-Massage (Kuan Hin) Taiji, Qi Gong, Puls-und Zungendiagnose zusammen mit Zhou Qu-Li und Friedrich Weinreb-Seminare (Meditationen zu Texten aus seinen Büchern: «Legende zu den beiden Bäumen» und «Traumleben»)

Sie führt zusammen mit ihrem Mann eine Praxis für TCM und Psychotherapie in Zürich.

Anmerkung zu Seite 97: «Dauerstress»

Dauerstress stört den Schlaf, wodurch die Regeneration des Körpers verhindert wird. Im Schlaf werden die adulten, spezifischen Stammzellen regeneriert. Bei Dauerstress können die Stammzellen nicht aus dem Knochenmark herauswandern, um den Körper dort, wo sie gebraucht werden, zur Verfügung zu stehen.

Ein erhöhter Cortisolspiegel stört das Gleichgewicht des Neurotransmitterstoffwechsels. Dadurch wird zu wenig Serotonin gebildet, was z.B. ein Risiko für die Entwicklung einer Depression bedeutet.

Dies alles ist eine Folge von Blutstase, weil diese die Regulationsmechanismen des Körpers stört.

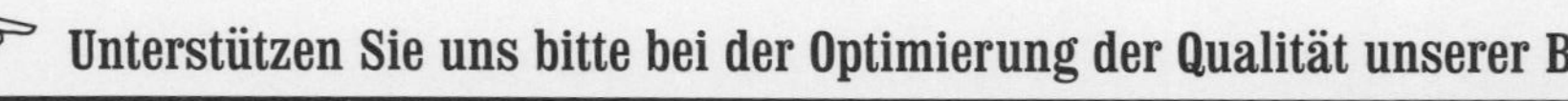

Unterstützen Sie uns bitte bei der Optimierung der Qualität unserer Bücher!

Bitte bewerten Sie nach dem Schulnotensystem (1= sehr gut, 5 = nicht genügend). Wenn Sie die Karte ausgefüllt an uns zurücksenden, nehmen Sie an unserer alljährlichen Weihnachts-Bücher-Verlosung teil – Vielen Dank für Ihre Mithilfe!

1. Ich habe diese Karte folgendem Buch entnommen (Autor, Titel):

....

2. Wie finden Sie das Buch inhaltlich? ① ② ③ ④ ⑤
3. Wie gefällt Ihnen das Layout, die Aufmachung? ① ② ③ ④ ⑤
4. Wie finden Sie das Preis-Leistungs-Verhältnis? ① ② ③ ④ ⑤
5. Ihr persönlicher Kommentar dazu - Wünsche, Anregungen, auch Beschwerden ...

....

....

....

Bitte senden Sie mir gratis und unverbindlich:

- ☐ BACOPA Versandkatalog
- ☐ BACOPA Verlagsverzeichnis
- ☐ BACOPA Bildungszentrum/Seminare
- ☐ BACOPA e-mail-Newsletter

In Blockbuchstaben bitte: Vorname . . . .

Familienname . . . .

Adresse . . . .

PLZ/Ort . . . .

. . . .

Land . . . .

E-Mail . . . .

Datum, Unterschrift . . . .

BACOPA HANDELS- & KULTURGES.M.B.H., 4521 Schiedlberg/Austria, Telefon 07251-22235, Fax: DW-16, e-mail: verlag@bacopa.at

Bitte
frankieren

An den
BACOPA Verlag
Waidern 42
4521 Schiedlberg
Österreich